Mangez mieux
selon votre groupe sanguin

Catalogage avant publication de Bibliothèque et Archives nationales du Québec et Bibliothèque et Archives Canada

Vago, Karen

Mangez mieux selon votre groupe sanguin: 120 recettes faciles et étonnantes pour acquérir et garder la forme.

Traduction de: The blood type diet cookbook.

1. Cuisine santé. 2. Groupes sanguins – Système ABO. 3. Alimentation 4. Cuisine. I. Degrémont, Lucy. II. Titre.

RM219.V3314 2003 641.5'63 C2003-940628-8

DISTRIBUTEURS EXCLUSIFS:

Pour le Canada et les États-Unis:
MESSAGERIES ADP*
2315, rue de la Province
Longueuil, Québec J4G 1G4
Téléphone: 450 640-1237
Télécopieur: 450 674-6237
Internet: www.messageries-adp.com
* filiale du Groupe Sogides inc.,
filiale du Groupe Livre Quebecor Media inc.

Pour la France et les autres pays:
INTERFORUM editis
Immeuble Paryseine, 3, Allée de la Seine
94854 Ivry CEDEX
Téléphone: 33 (0) 1 49 59 11 56/91
Télécopieur: 33 (0) 1 49 59 11 33
Service commandes France Métropolitaine
Téléphone: 33 (0) 2 38 32 71 00
Télécopieur: 33 (0) 2 38 32 71 28
Internet: www.interforum.fr
Service commandes Export - DOM-TOM
Télécopieur: 33 (0) 2 38 32 78 86
Internet: www.interforum.fr
Courriel: cdes-export@interforum.fr

Pour la Suisse:
INTERFORUM editis SUISSE
Case postale 69 - CH 1701 Fribourg - Suisse
Téléphone: 41 (0) 26 460 80 60
Télécopieur: 41 (0) 26 460 80 68
Internet: www.interforumsuisse.ch
Courriel: office@interforumsuisse.ch
Distributeur: OLF S.A.
ZI. 3, Corminboeuf
Case postale 1061 - CH 1701 Fribourg - Suisse
Commandes:
Téléphone: 41 (0) 26 467 53 33
Télécopieur: 41 (0) 26 467 54 66
Internet: www.olf.ch
Courriel: information@olf.ch

Pour la Belgique et le Luxembourg:
INTERFORUM BENELUX S.A.
Fond Jean-Pâques, 6
B-1348 Louvain-La-Neuve
Téléphone: 32 (0) 10 42 03 20
Télécopieur: 32 (0) 10 41 20 24
Internet: www.interforum.be
Courriel: info@interforum.be

Le présent ouvrage contient de l'information qui a pour but de vous aider à faire des choix éclairés concernant votre santé. Vous ne devez pas vous en servir pour remplacer un traitement prescrit par votre médecin. Veuillez consulter votre médecin au besoin.

01-11

L'ouvrage original a été
publié par Thorsons,
succursale de HarperCollins Publishers
sous le titre *The Blood Type Diet Cookbook*

Dépôt légal: 2011
Bibliothèque et Archives nationales du Québec

ISBN 978-2-7619-3071-0

Gouvernement du Québec - Programme de crédit d'impôt pour l'édition de livres - Gestion SODEC - www.sodec.gouv.qc.ca

L'Éditeur bénéficie du soutien de la Société de développement des entreprises culturelles du Québec pour son programme d'édition.

Le Conseil des Arts du Canada
The Canada Council for the Arts

Nous remercions le Conseil des Arts du Canada de l'aide accordée à notre programme de publication.

Nous remercions le gouvernement du Canada de son soutien financier pour nos activités de traduction dans le cadre du Programme national de traduction pour l'édition du livre.

Nous reconnaissons l'aide financière du gouvernement du Canada par l'entremise du Fonds du livre du Canada pour nos activités d'édition.

Karen Vago
Lucy Degrémont

B A

Mangez mieux
selon votre groupe sanguin

O

120 recettes
faciles
et **étonnantes**
pour **acquérir**
et **garder**
la forme

AB

LES ÉDITIONS DE L'HOMME
Une compagnie de Quebecor Media

À Madeleine, avec qui tout a commencé,
et à Pauline, Philippe et Thomas, avec qui tout continue.
LUCY DEGRÉMONT

À Lucy, toute ma gratitude pour l'amitié profonde,
chaleureuse et pleine d'aventure
qui nous a liées pendant trente-cinq ans.
KAREN VAGO

Préface

Lorsque mon livre *Eat Right 4 your Type (4 groupes Sanguins 4 Régimes)* est paru en 1996, j'ai été surpris par la vague de soutien et par l'énorme intérêt suscité par ce concept. Des personnes de partout au monde m'ont écrit pour me raconter l'impact positif qu'a eu ce régime alimentaire sur leur santé ainsi que leur parcours avec cette alimentation. La popularité de l'épeautre, une céréale relativement peu connue à l'époque, a grandi au fur et à mesure que les gens cherchaient des alternatives au blé. La viande provenant d'animaux nourris à l'herbe est devenue très recherchée par les consommateurs qui désiraient éliminer les antibiotiques et les hormones de leur assiette. Des groupes de soutien pour les personnes désireuses de suivre le régime groupe sanguin ont germé partout dans le monde, et ceux qui avaient adopté cette alimentation ont cherché des ressources et des personnes susceptibles de les aider à en appliquer les principes.

En 1998, j'ai écrit *Eat Right 4 your Type (Cuisinez selon votre groupe sanguin)* pour répondre à un besoin grandissant d'information sur ce sujet. En effet, plusieurs de mes lecteurs désiraient suivre le régime groupe sanguin et incorporer les aliments qui leur convenaient à des menus et à des recettes, mais il y avait peu de ressources à leur disposition. Mon livre a connu une grande popularité et a été très apprécié, mais ce n'était qu'un début de réponse aux questions des gens concernant la préparation des aliments et l'élaboration de repas délicieux apportant le plaisir d'une nourriture saine.

Dans la cuisine de toute personne qui aime cuisiner, il y a de nombreux livres de recettes. En 2003, Karen Vago et Lucy Degrémont ont écrit *Mangez mieux selon votre groupe sanguin,* qui offre un grand nombre de recettes saines et nutritives qui conviennent aux différents groupes sanguins. Ce livre est devenu une ressource supplémentaire pour les personnes désireuses de suivre ce régime.

Au cours des années où j'ai appris à connaître Karen, mon appréciation et mon respect pour son travail en tant que nutritionniste et gourmet ont grandi. La profondeur de ses connaissances sur la nutrition et la valeur nutritive des aliments en général, de même que sa grande connaissance des groupes sanguins, offrent un fondement unique à partir duquel les auteurs de ce livre ont pu développer et mettre en valeur, dans un esprit de collaboration, des recettes savoureuses, élégantes et bonnes pour la santé.

Ce livre est facile à consulter et à utiliser. En plus d'expliquer clairement le concept de l'alimentation selon les groupes sanguins, elles offrent de l'information sur les aliments de qualité à consommer : fruits et légumes de saison, volaille, gibier et viandes sans hormones ni antibiotiques. Les recettes sont le reflet de l'élan d'enthousiasme qui les a inspirées et conviennent à la fois aux adultes et aux enfants qui, souvent, ont tendance à faire la fine bouche. Au début de chaque recette, il est indiqué à quels groupes sanguins elle convient ou pas, et à la fin, il y a une liste de toutes les recettes avec la même information. Ainsi, il est possible de composer facilement un menu pour un dîner entre amis ou de planifier des repas pour une famille à multiples groupes sanguins ! Vous trouverez également, pour chaque groupe sanguin, des menus d'une semaine pour chaque saison.

Mangez mieux selon votre groupe sanguin est devenu un « classique » et un « indispensable » dans notre cuisine. Au cours de ces dix dernières années, j'ai appris à connaître et à respecter Karen en tant que collègue et amie. Je suis certain que vous trouverez ce livre inspirant et le résultat, délicieux. Il s'agit là d'un excellent outil qui vous permettra de mettre facilement en pratique l'alimentation selon votre groupe sanguin.

PETER J. D'ADAMO

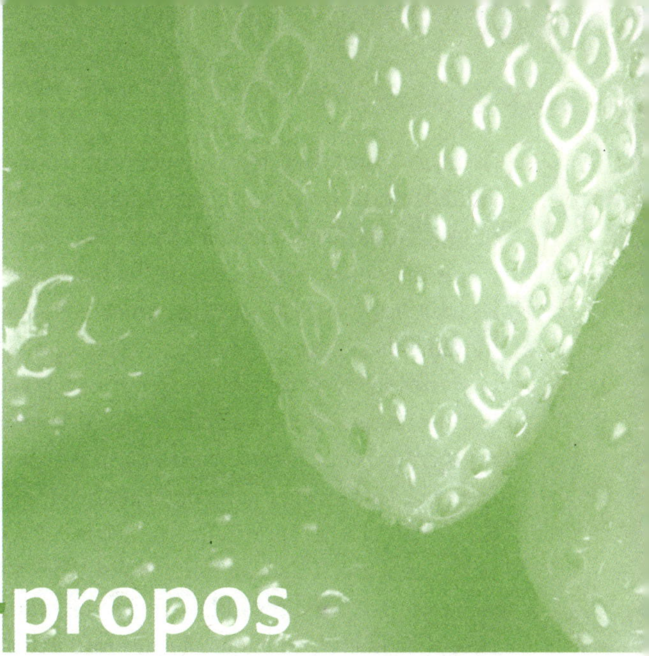

Avant-propos

L'idée du présent ouvrage a germé longtemps avant de prendre sa forme actuelle. Des années de patientes recherches et la consultation d'un grand nombre de livres de cuisine gastronomique et d'ouvrages portant sur une saine alimentation nous laissaient sceptiques : nous pensions qu'il existait un écart énorme entre ces deux aspects de l'alimentation que sont le plaisir et la santé. Nous espérons que ce livre contribuera à combler cette distance.

Il y a vingt ans, lorsque nous étions de jeunes mères, nous avions chacune un enfant qui souffrait de sérieux problèmes d'allergies. Cette difficulté nous a incitées à faire des recherches et à entreprendre des études dans le but de trouver des solutions curatives. La nutrition et la gastronomie furent nos terrains de prédilection.

Nous avons toujours continué, par la suite, à partager ces deux passions. Au cours des trois dernières années, nous nous sommes beaucoup intéressées à la science de l'alimentation en rapport avec le groupe sanguin. Tous les gens de notre entourage, membres de nos familles, amis et clients, ont pu tirer profit d'une importante recherche menée par le Dr Peter J. D'Adamo. Les résultats que nous avons observés sont étonnants et nous nous sentons privilégiées de pouvoir partager aujourd'hui les fruits de cette connaissance ainsi que les diverses expérimentations qui ont pris la forme des recettes que nous vous présentons dans ce livre.

Au cours de la dernière année, nous avons souvent quitté nos familles respectives pour élaborer nos recettes dans la vallée de la Loire. Nous avons rencontré des producteurs de fromage de chèvre, nous avons suivi l'arôme des fraises dans les champs où elles s'épanouissaient, nous avons visité une fabrique de yogourt biologique entourée de fleurs de tournesols. Nous avons profité au maximum de la saison de la chasse pendant laquelle nous avons fait mariner, farci et rôti une étonnante variété de gibier à poil et à plume. Nous avons cueilli les fruits des vergers : de petites mirabelles jaunes et d'énormes coings, des noisettes et des noix. Nos journées étaient consacrées à planifier, à arpenter les marchés, à recueillir des informations scientifiques, à créer des recettes, à mesurer des ingrédients, à faire la cuisine, à écrire, à photographier, à déguster des aliments et à partager nos repas. Nous avons accompli tout cela et nous en avons savouré chaque instant.

Chaque saison orientait le choix des ingrédients qui composaient nos recettes, car nous croyons que la nature est « chrono-biologique », en ce sens qu'elle nous procure précisément les aliments dont nous avons besoin, au moment où nous en avons besoin. En été, des amis nous apportaient des légumes de leur potager, en automne des fruits de leur verger et le gibier de leur forêt. Nous avons l'intime conviction qu'il faut choisir les produits les plus frais possible, utiliser un maximum de fruits et de légumes, des volailles élevées en liberté, du gibier sauvage (qui par nature est biologique), de la viande sans hormones, du poisson sauvage si possible, des herbes aromatiques, des épices et des huiles de la meilleure qualité.

Nos recettes couvrent un large éventail et comprennent des potages et des soupes, des légumineuses, des salades, des légumes, des recettes contenant du fromage de chèvre, des escargots, du poisson, de la viande, de la volaille, du gibier, du tofu et du tempeh, des sauces, des desserts, des boissons, des gâteaux festifs, des recettes de Noël et des recettes de base.

De nombreuses recettes sont accompagnées d'une rubrique appelée « Info ingrédient », qui contient des informations nutritionnelles en rapport avec la science ou la tradition.

Aussi tentant que cela puisse paraître, nous vous recommandons de ne pas céder à la tentation de passer directement aux recettes sans lire d'abord le chapitre qui présente de manière succincte les travaux sur les groupes sanguins, car il propose une information indispensable pour qui souhaite comprendre l'origine des groupes sanguins et la manière dont ces derniers influencent la santé et interagissent avec les aliments que nous mangeons. Vous trouverez aussi des recommandations nutritionnelles ainsi que des listes d'aliments donnant des indications supplémentaires sur ce que chacun peut manger selon son groupe sanguin.

Pour vous faciliter les choses, nous avons créé pour chaque groupe sanguin une semaine de menus pour chaque saison. De plus, sachant que ce serait utile, nous avons établi un menu de sept jours s'appliquant à tous les groupes sanguins, ce qui vous permettra d'accueillir à votre table des personnes des quatre groupes sanguins. Ces menus ont été regroupés à la fin du livre, de même qu'une liste de toutes les recettes grâce à laquelle vous pourrez, en un coup d'œil, voir à quels groupes sanguins convient chaque recette. Et pour les sceptiques qui douteraient encore des bénéfices d'un programme d'alimentation établi en fonction des groupes sanguins, nous avons rassemblé des témoignages de clients ayant expérimenté ce mode d'alimentation et constaté une nette amélioration de leur santé.

Pour terminer, nous espérons que ce livre vous incitera à faire vos courses dans la joie, à choisir les ingrédients les plus frais et à prendre plaisir à cuisiner et à déguster les plats que vous avez préparés. Nous souhaitons que vous pourrez quitter la table rassasiés, mais sans lourdeur d'estomac, conscients que ce que vous venez de manger contribuera à garder votre esprit et votre corps sains.

Bonne santé et joyeux appétit !

Treize conseils pour jouir d'une bonne santé

1. Respirer de l'air pur. L'oxygène est notre premier nutriment.
2. Boire beaucoup d'eau de source ou filtrée.
3. Manger selon son groupe sanguin.
4. Manger des légumes et des fruits en abondance.
5. Choisir, si possible, des viandes biologiques provenant d'animaux nourris à l'herbe.
6. Choisir, si possible, du poisson sauvage plutôt que du poisson d'élevage.
7. Éviter de manger dans une ambiance tendue. Attendre un moment plus calme.
8. Bien mastiquer les aliments, une bouchée à la fois.
9. Choisissez de préférence des suppléments alimentaires qui sont compatibles avec votre groupe sanguin (*p. 257*).
10. Vaincre le stress. Si nécessaire, consulter un nutritionniste qui peut aider à renforcer les glandes surrénales.
11. Faire de l'exercice à l'intérieur et à l'extérieur.
12. Entretenir des pensées heureuses.
13. S'accorder chaque jour, seul, des moments de calme.

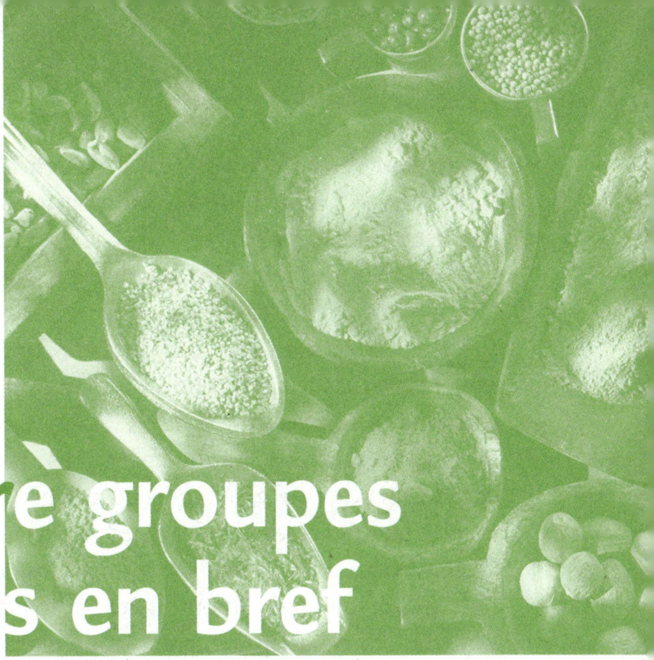

Les quatre groupes sanguins en bref

La nourriture que nous consommons influence grandement notre santé. Jusqu'à tout récemment, nos choix alimentaires se fondaient principalement sur le contenu nutritionnel des aliments : nous avions intérêt à vérifier la quantité de vitamines, de minéraux, de fibres que nous consommions et l'intégrité des acides gras contenus dans notre alimentation. Parallèlement, on porta un doigt accusateur sur la viande et on nous recommanda une plus grande consommation de céréales. Dans ma pratique de nutritionniste, j'ai vu nombre de personnes du groupe O pour qui le régime macrobiotique s'avérait catastrophique. Quel ne fut pas leur soulagement d'apprendre que non seulement elles pouvaient manger de la viande, mais qu'elles devaient en consommer pour rester en bonne santé.

Compte tenu de tout cela, devrions-nous être végétariens ou carnivores, devrions-nous suivre le régime macrobiotique ou paléolithique ? Et qu'en est-il du régime méditerranéen à qui on reconnaît tant de vertus ? La réponse à ces questions ne dépend pas seulement du régime que nous choisissons d'adopter, mais aussi de ce que nous sommes et de notre constitution. En effet, ce que nous mangeons agit sur chacun de nous d'une manière très personnelle et cette relation que nous entretenons avec la nourriture est partiellement régie par notre patrimoine génétique.

Un aliment n'est pas bon ou mauvais en soi pour notre santé. Il interagit avec notre organisme de manière saine ou non. Les travaux des docteurs James et Peter D'Adamo ont permis à des millions de personnes dans le monde de le constater. Le Dr Peter D'Adamo a effectué un travail colossal à partir de la découverte de son père, selon laquelle notre groupe sanguin (O, A, B, AB) constitue la clé de ce que nous devons manger.

Comment cette découverte a-t-elle vu le jour ?

Le Dr James D'Adamo, un médecin naturopathe, a observé que la nourriture végétarienne recommandée par certains spas européens ne réussissait qu'à certaines personnes. Voulant aller plus loin dans ses observations, il a passé de nombreuses années à expérimenter différents régimes alimentaires avec ses patients, jusqu'à ce qu'il soupçonne le rôle du sang comme facteur déterminant dans l'alimentation. Petit à petit, poursuivant ses expériences, des choix alimentaires tenant compte des groupes sanguins de chacun de ses patients se sont révélés efficaces. Aux personnes du groupe A convenait un mode alimentaire pratiquement sans viande, puisant essentiellement les protéines dans le poisson et le soja, tandis qu'aux personnes du groupe O convenait une alimentation à base de viande et de légumes, régime qui écartait les céréales et les produits laitiers. C'est ainsi qu'est née l'idée du régime groupe sanguin.

Ces découvertes ont ouvert la voie aux investigations scientifiques de son fils, Peter D'Adamo, un médecin naturopathe. Ce dernier, qui poursuivait ses études au cours des années 1980, a profité de l'encadrement universitaire pour entreprendre des recherches, choisissant naturellement le domaine d'exploration de son père. Il recueillait toute information susceptible d'établir un lien entre les groupes sanguins et certaines maladies. La prédominance du cancer de l'estomac chez les personnes du groupe A était liée à une faible quantité d'acide gastrique. Cela pouvait expliquer pourquoi les personnes du groupe A avaient intérêt à éviter la viande – elles ne produisent pas suffisamment d'acide gastrique, lequel est essentiel à la digestion complète des protéines animales. Le Dr D'Adamo recueillit également de l'information à propos du groupe O. Les personnes du groupe O étaient plus sujettes aux ulcères gastriques – un problème habituellement causé par le milieu très acide de l'estomac. Comme l'avait découvert James D'Adamo des années auparavant, les personnes du groupe O ont besoin de viande parce qu'elles ont dans l'estomac un milieu suffisamment acide pour la digérer adéquatement.

Ce n'était que le début de recherches, qui se poursuivent encore aujourd'hui, sur les relations entre les personnes des groupes ABO et les maladies qui les affectent et sur les raisons pour lesquelles les bons choix alimentaires et les bons choix de vie peuvent vous protéger.

Évolution humaine et groupes sanguins

Les quatre groupes sanguins, O, A, B et AB, n'auraient pas fait leur apparition en même temps sur la terre. Les trois premiers groupes seraient issus de l'évolution humaine et le dernier est la conséquence de « mariages » entre A et B.

L'homme (*homo sapiens sapiens*) est apparu sur cette planète en Afrique de l'Est, environ 150 000 ans avant J.-C. Il était chasseur-cueilleur et était très probablement du groupe O. Environ 60 000 ans avant J.-C., un accroissement de la population et, par conséquent, une diminution de la faune sur les territoires de chasse le poussèrent à émigrer vers l'Afrique de l'Ouest, en Asie et en Europe. Les peuples harmonisèrent leur alimentation et leur style de vie à un environnement différent. Un nouveau groupe sanguin (A) apparut en grand nombre en même temps qu'un nouvel homme : le fermier. Celui-ci se mit à cultiver des céréales, à élever des animaux et à vivre en communauté. Le groupe sanguin A se développa à partir du groupe O.

Il fallut attendre jusqu'aux environs de 15 000 avant J.-C. pour voir le groupe B apparaître en nombre significatif. Il semble qu'il apparut à la suite de la migration des chasseurs-cueilleurs depuis l'Afrique de l'Est vers les froides régions de l'Himalaya. On pense que le groupe B s'est très bien adapté aux conditions climatiques de ces régions. Ces peuples étaient soit des nomades qui circulaient dans le pays pour trouver de meilleures terres, soit des fermiers qui cultivaient la terre sur laquelle ils s'étaient installés.

Le groupe sanguin AB, qui forme seulement 5 p. 100 de la population mondiale, est le résultat de mariages entre des populations du groupe A et des populations du groupe B. Ce groupe semble avoir fait son apparition il y a seulement 1 000 ans.

Que signifie tout cela ? Simplement que les groupes sanguins ne sont pas apparus arbitrairement, mais que les populations du groupe O, A et B se sont développées majoritairement dans certaines régions et sous certaines conditions de vie en réaction directe à l'environnement physique et alimentaire. Ces modes alimentaires adoptés par chaque groupe sanguin ont encore leur raison d'être aujourd'hui.

Notre groupe sanguin fait partie de notre identité

La génétique a beaucoup à dire sur ce que nous sommes. L'environnement dans lequel nous évoluons, notre style de vie et nos pensées sont peut-être plus significatifs encore, mais notre groupe sanguin fait partie de notre patrimoine génétique et ne saurait être ignoré. La manière dont nous organisons notre vie : le régime alimentaire, les exercices physiques, les pensées, la gestion du stress, etc., fait de notre groupe sanguin soit un ami soit un ennemi. En d'autres termes, si nous suivons les recommandations qui permettent à notre corps de fonctionner adéquatement en accord avec sa chimie interne, nous bénéficierons vraisemblablement d'une santé éblouissante. Si, au contraire, nous faisons des choix qui perturbent notre métabolisme, encrassent notre système avec des toxines et amènent nos cellules à adhérer les unes aux autres, nous devons nous attendre à rencontrer quelques problèmes.

Notre groupe sanguin communique des informations à notre corps, lui suggérant des manières de réagir lorsqu'il doit affronter des conditions telles que le stress, une invasion de virus, de bactéries, de parasites ou d'infections à mycoses, ou des aliments qui sont absorbés par notre organisme. Chaque groupe sanguin réagit différemment – psychologiquement et physiquement – à ces influences : un aliment spécifique peut être bénéfique ou nocif pour notre santé selon que nous sommes du groupe O, A, B ou AB ; un agent infectieux pourra plus facilement s'installer selon notre groupe sanguin ; notre prédisposition à contracter certaines maladies courantes ou d'autres plus sérieuses est liée à notre groupe sanguin; les moyens à mettre en œuvre pour perdre du poids diffèrent selon que vous appartenez au groupe O ou au groupe A.

La plus grande partie de ce qui forme la base de ces informations se trouve dans la documentation scientifique. Pour sa part, le Dr D'Adamo a recueilli plus de 1500 études pour étayer son travail.

Mon expérience personnelle avec le régime groupe sanguin

En tant que nutritionniste, pendant de nombreuses années, je me nourrissais sainement ou, plutôt, d'une manière que je considérais comme saine à l'époque. J'avais réduit ma consommation de viande rouge, tout en augmentant celle du poisson et de la volaille; je remplaçais le blé par des céréales telles que le seigle et l'épeautre (dans le pain) et je mangeais du riz, du quinoa et du millet. Je faisais l'effort de faire cuire des lentilles et des haricots. Je remplaçais les fromages et les yogourts de vache par des fromages et des yogourts de chèvre et de brebis. Je consommais des suppléments alimentaires ainsi que des enzymes digestifs en grande quantité. Malgré cela, je luttais encore pour perdre du poids et, en hiver, mon système immunitaire me donnait du fil à retordre.

Puis un jour, je suis tombée sur un paragraphe du livre *Optimal Wellness,* une bible pour nutritionnistes du Dr Ralph Golan, dans lequel se trouvait un passage qui décrivait très brièvement le travail de Peter D'Adamo avant la parution du livre qu'il préparait sur le sujet, et il me semblait lire enfin quelque chose d'éminemment intelligent sur la manière de choisir ses aliments. Étant du groupe O, quelque chose au fond de moi me disait que je ne pouvais pas être végétarienne. Je savais instinctivement que j'avais besoin de protéines animales.

J'ai suivi les quelques directives données par Ralph Golan et, très rapidement, j'ai commencé à en ressentir les bienfaits. Dès la parution de son livre en anglais, j'ai mis en pratique les conseils de Peter D'Adamo. Le résultat? Mon état de santé est passé à un niveau supérieur. Le régime alimentaire du groupe O me «permettait» de manger de la viande, qu'au fond j'aime beaucoup. Elle m'était même vivement recommandée. Malheureusement, je devais pratiquement abandonner le fromage, ce qui est particulièrement éprouvant pour une personne qui vit en France. Les personnes du groupe O peuvent manger une petite quantité de fromage de brebis et de chèvre (j'en mangeais encore trop). Les céréales doivent être évitées et je ne pouvais qu'être en accord avec cette recommandation. Lorsque je mangeais trop de pain de blé ou même d'épeautre, je ressentais immédiatement la différence – je me sentais lourde et je prenais du poids. Maintenant je sais ce qu'il faut faire pour être en forme, être mince et en bonne santé. Lorsque les tentations me narguent, il me suffit de me rappeler combien je me sens bien avec mes aliments «O» et, la plupart du temps (mais pas toujours!), je choisis de m'en tenir aux aliments qui me conviennent. Bien qu'il m'ait fallu un peu de temps pour m'adapter à ces changements, je prends vraiment plaisir à manger les aliments qui conviennent à mon groupe sanguin.

Après avoir lu le livre de Dr Peter D'Adamo, je me suis empressée de faire découvrir le résultat de ses recherches à mes clients. Pour moi, la preuve la plus convaincante est ma propre expérience et celle de mes patients qui en récoltent les fruits tous les jours.

La clé du régime groupe sanguin : les lectines

Les lectines, bien qu'elles aient fait l'objet de recherches approfondies, sont peu mentionnées par les nutritionnistes ; pourtant, dans les aliments que nous mangeons, elles sont « le lien scientifique » entre les groupes sanguins et l'alimentation. Avant d'aborder leur rôle dans l'organisme, je vais tenter d'évoquer brièvement l'importance de connaître son groupe sanguin, en dehors de l'intérêt qu'il mérite en cas de transfusion sanguine.

Les lectines, une réalité

Comment notre groupe sanguin peut-il influencer nos choix alimentaires ? La réponse à cette question réside en grande partie mais pas uniquement dans la présence de lectines contenues dans les végétaux et les animaux. On en trouve aussi dans les micro-organismes et les virus. Essentiellement, les lectines sont un type de protéine. Tous les aliments ne contiennent pas de lectines, mais celles qui sont présentes dans nos aliments exercent une grande influence sur notre santé.

Les effets bénéfiques et néfastes des lectines ont été étudiés de manière approfondie. Par exemple, on a trouvé que les lectines contenues dans les aliments suivants étaient bénéfiques pour l'organisme : la lectine de l'escargot protégerait contre le cancer les personnes des groupes A et AB ; les arachides auraient pour effet de prévenir le cancer du sein chez les personnes du groupe A ; les lentilles et les fèves auraient aussi un effet anticancéreux chez les personnes du groupe A.

Les lectines néfastes devraient en revanche être considérées comme notre ennemi numéro un. Vous comprendrez bientôt pourquoi. Ces lectines sont comparables à des créatures maléfiques travaillant dans l'ombre. Elles circulent dans notre corps, recherchant les cellules auxquelles elles sont apparentées, les amènent à adhérer les unes aux autres, les empêchant ainsi de fonctionner adéquatement, avant d'aller causer d'autres ravages ailleurs. Le Dr D'Adamo explique ce phénomène ainsi : « dès que la lectine/protéine intacte s'installe quelque part dans votre corps, elle a pour ainsi dire un effet magnétique sur les cellules environnantes, les incitant à s'agglutiner, ce qui les conduit à être ciblées pour la destruction, comme si elles aussi étaient des envahisseurs étrangers. »

Tous les systèmes de l'organisme peuvent être affectés : digestif, nerveux, cardiovasculaire et hormonal. Les lectines sont des protéines qui peuvent se lier à une molécule de sucre à la surface de nos cellules. C'est précisément au moyen de sucres spécifiques qui se trouvent à la surface de nos cellules que s'exprime notre groupe sanguin. Il se trouve que de nombreuses lectines sont spécifiques à tel ou tel groupe sanguin ; autrement dit, elles seront attirées par les cellules de tel groupe sanguin et pas nécessairement de tel autre. Le mot « lectine » vient du latin « choisir », ce qui correspond précisément à la caractéristique essentielle de ces protéines qui est de choisir, en fonction du groupe sanguin, entre autres, les cellules sur lesquelles elles vont agir, les amenant à s'agglutiner. Il peut s'agir de globules rouges ou blancs, de cellules du système digestif, du pancréas, des reins, du foie, etc. Mais les premières cellules que rencontrent les lectines sont celles du système digestif. Leur premier effet se produit ici. D'après le chercheur Arpad Pusztai, les lectines dans notre alimentation ont une influence énorme sur la façon dont notre système digestif va réagir aux aliments avec lesquels il entre en contact, ce qui va bien sûr affecter notre santé en général. J'ai personnellement remarqué que les malaises digestifs disparaissent dans les premiers jours après avoir adopté le régime groupe sanguin. Mes clients se sentent moins ballonnés, souffrent moins de spasmes, de nausées et de lourdeurs d'estomac.

Les lectines des aliments peuvent avoir un effet sur différents aspects de la digestion. Elles peuvent désactiver certaines enzymes digestives et endommager la paroi intestinale, ayant ainsi un effet néfaste sur l'absorption des nutriments. Cela peut également entraîner le passage dans la circulation générale de substances qui normalement resteraient dans l'intestin. La condition ainsi créée s'appelle « perméabilité intestinale ». Lorsque la paroi de l'intestin grêle ne peut plus jouer efficacement son rôle de barrière, les bactéries, les antigènes alimentaires capables de provoquer une réaction de type allergique dans le corps et les toxines peuvent tous passer dans le circuit sanguin. L'inflammation des articulations, la polyarthrite rhumatoïde et la spondylarthrite ankylosante sont souvent liées à une perméabilité intestinale. Les lectines peuvent aussi causer une inflammation douloureuse de la paroi intestinale.

On a trouvé que de 5 à 10 p. 100 des lectines présentes dans les aliments pouvaient passer dans le sang et circuler dans le corps. Là, elles peuvent causer des réactions inflammatoires telles que de l'arthrite et des allergies ; perturber le fonctionnement de la thyroïde (hypothyroïdie ou hyperthyroïdie) et la production d'insuline (diabète) ; interférer avec le fonctionnement normal du système nerveux, du foie et des reins.

Le processus de la digestion peut affecter les lectines de différentes manières. Habituellement, les lectines ne sont pas désactivées par les acides gastriques, arrivant ainsi intactes dans les intestins. La mastication peut même aggraver l'activité de certaines lectines. La cuisson, quant à elle, agit différemment selon les lectines. Les lectines de certains haricots sont désactivées par le trempage et la cuisson, alors que l'effet négatif d'autres lectines est accru par la cuisson (celle des bananes, par exemple). Il est intéressant de noter que la lectine du blé – une céréale que tant des personnes devraient éviter – est désactivée par le processus de germination.

La principale raison pour laquelle il convient d'éviter certains aliments dans le régime groupe sanguin, est la présence de lectines. Une deuxième raison est la responsabilité que peut avoir un aliment dans l'incidence plus élevée d'un problème de santé sur un groupe sanguin particulier. Par exemple, le groupe A montre une incidence plus élevée de maladies cardiovasculaires associées à une élévation du taux de cholestérol sanguin. Comme mesure de protection, l'huile d'olive – qui a des effets bénéfiques sur le taux de cholestérol – devrait remplacer le beurre. La troisième raison pour laquelle on devrait éviter un aliment tient à notre constitution, c'est-à-dire notre individualité biochimique liée à notre groupe sanguin, qui détermine quel aliment ou famille d'aliments ne nous convient pas. Par exemple, les personnes du groupe O ont quelques incompatibilités avec les produits laitiers et devraient les éviter presque entièrement.

Le D^r^ D'Adamo et son équipe ont fait appel à des méthodes d'investigation diverses, ayant recours à la fois à des tests de laboratoire et à des méthodes d'observation clinique pour évaluer les effets des aliments sur le corps. Comme cette recherche est un processus continu, il serait sage de toujours se servir des informations les plus récentes. Le site Web (en anglais) du D^r^ D'Adamo, (www.dadamo.com), constitue une riche source d'informations à la fois pour le profane, le praticien et le chercheur.

Je vous recommande vivement de lire toutes les informations qui suivent et pas seulement celles qui concernent votre groupe sanguin, certains conseils de santé étant bons pour tout le monde.

Les quatre groupes sanguins : l'alimentation et la santé

Le groupe O et l'alimentation

Les ancêtres de l'humanité étaient vraisemblablement du groupe O. Les chasseurs-cueilleurs mangeaient les végétaux et les animaux qu'ils trouvaient dans leur environnement. Ils se nourrissaient de viande, de volaille, de poisson, de feuilles, de racines, de baies, de fruits, de graines et d'oléagineux. En général, ce sont ces aliments qui vous conviennent le mieux si vous êtes du groupe O. Mangez beaucoup de légumes avec de la viande, du poisson et de la volaille, ce sont vos meilleures sources de protéines. Incorporez des oléagineux et des graines (en particulier des graines de lin et des noix) plusieurs fois par semaine, car ils vous fourniront des protéines, en plus de quelques minéraux et des acides gras essentiels. Les fruits frais ou secs satisferont de manière saine votre besoin inné de sucre.

La viande, la volaille et le gibier

Ne vous faites pas de souci quant à la consommation de viande, c'est bon pour vous parce que votre corps est génétiquement fait pour la métaboliser. Votre système digestif possède généralement suffisamment d'acidité dans l'estomac et d'enzymes dans les intestins pour digérer la viande et la graisse animale. Cependant, si vous n'êtes pas habitué à manger des protéines animales, il vous faudra peut-être les introduire progressivement en petites quantités et prendre des enzymes digestives pendant quelque temps.

La consommation de viande est importante pour vous, car elle vous permet d'équilibrer vos niveaux de sucre sanguin et d'apaiser votre attirance pour les glucides. Vous aurez suffisamment d'énergie et vous éviterez de fabriquer du gras à partir du sucre si vous consommez suffisamment de protéines animales. De plus, la consommation de protéines animales vous permettra également de conserver et même d'augmenter votre masse musculaire et contribuera à vous garder mince. Optez pour de la viande rouge, votre meilleur choix, provenant d'animaux nourris à l'herbe. Évitez le porc.

Cette recommandation de consommer de la viande ne signifie pas que vous pouvez en manger en grande quantité. Mangez entre 100 et 180 g (3 ½ à 6 oz) de viande ou de volaille, six à huit fois par semaine.

TAMARA

Groupe O

Âge : 27 ans

Je suis tombée malade à la fin de l'an 2000. Les symptômes étaient très diffus (douleurs musculaires, irritations de la peau) et laissaient sous-entendre une maladie auto-immune. Je n'ai jamais obtenu de véritable diagnostic et, à la fin de mes consultations, les médecins m'ont laissé repartir sans me prescrire de traitement. C'est alors que j'ai décidé de me tourner vers la médecine alternative. Je dois ajouter qu'avant de tomber malade, j'avais suivi pendant un an un régime végétalien.

J'ai consulté Karen Vago et, suivant ses conseils, j'ai adopté l'alimentation selon mon groupe sanguin tout en prenant des suppléments alimentaires adaptés à mon cas, tout cela pendant six mois. Les effets de ce régime sur mon état de santé ont été époustouflants. Je me sens en bien meilleure forme et mon niveau d'énergie s'est accru. Mon sommeil s'est nettement amélioré et j'ai plus de facilité à suivre mon programme quotidien de jogging. Le fait d'avoir écarté le blé de mon alimentation est à l'origine des résultats les plus importants : je me sens beaucoup plus alerte et il me semble que je digère mieux d'autres farines telles que le seigle et l'épeautre. En somme, je me sens légère comme une plume et en bonne santé.

Les poissons et les fruits de mer

Votre groupe sanguin profite pleinement des fruits de mer : les huîtres, le crabe, la langouste, les crevettes, les clams, etc. Profitez-en et consommez-en dès que vous le pourrez. Le choix de poissons est aussi très vaste, particulièrement les poissons gras, car ils contiennent les précieuses huiles de la famille des oméga-3, qui protègent contre l'inflammation.

Les légumes

Les personnes de tous les groupes sanguins ont intérêt à consommer des légumes en abondance. Ils sont la base d'une alimentation saine. Veillez à ce qu'ils soient aussi frais que possible et mangez-en tous les jours aux repas du midi et du soir, crus ou cuits, en jus, sous forme de salades, de soupes et aussi comme en-cas. Vous trouverez des indications sur les effets hautement bénéfiques de ces véritables trésors pour la santé dans la partie consacrée aux recettes. Les légumes à feuilles vertes tels que le chou vert, les bettes, les fanes de navet et les feuilles de pissenlit sont à inclure aussi souvent que possible, car ils sont une source de calcium. Évitez les pommes de terre, que vous pouvez remplacer par les patates douces. Si vous avez l'impression que les légumes à feuilles vertes ne vous nourrissent pas suffisamment, ajoutez un autre légume tel que le céleri-rave, le panais, le kohlrabi, le potiron, les betteraves, les carottes ou les petits pois au lieu de consommer des pommes de terre ou du riz. On a tendance à oublier que les céréales ne sont pas les seuls végétaux contenant des glucides ; les légumes en contiennent aussi. Les glucides ou les hydrates de carbone fournis par les légumes sont meilleurs pour vous que les glucides provenant des céréales.

Les fruits

Les légumes et les fruits ont une teneur en nutriments comparable. Ils sont notre meilleure source de vitamines, minéraux, phytonutriments et antioxydants. Les fruits contiennent en général plus de sucre que les légumes. Cependant, ce sucre est présent sous la forme de fructose qui élève les niveaux de sucre sanguin avec moins de rapidité que le sucrose, contenu dans le sucre de table et les hydrates de carbone raffinés tels que la farine blanche. Il s'agit d'une différence notable. Les fruits peuvent contribuer à stabiliser les niveaux d'énergie alors que le sucre raffiné peut les faire fluctuer sensiblement.

Si vous souhaitez perdre du poids, mangez un fruit une demi-heure avant vos repas. Il a été démontré que cette pratique modère l'appétit et favorise la perte de poids.

Tous les fruits ne conviennent pas au groupe O. Évitez par exemple les kiwis, les oranges, certains melons et les noix de coco.

BRUNO

Groupe O

Âge : 37 ans

Je suis un ancien coureur cycliste de haut niveau. Dès que j'ai dépassé la trentaine, j'ai commencé à prendre du poids, à éprouver des problèmes de digestion et des maux de dos. J'ai essayé divers régimes alimentaires, suivi les conseils de spécialistes et lorsque je parvenais à perdre du poids, je le reprenais aussitôt.

C'est à ce moment-là que j'ai rencontré Karen Vago, qui m'a recommandé de suivre le régime groupe sanguin. Le livre du Dr D'Adamo n'était pas encore traduit en français, mais quelques mois plus tard, je suis tombé dessus par hasard et cette découverte m'a incité à suivre sérieusement le régime.

J'ai perdu 28 kg en 9 mois, mais pour moi le plus grand bénéfice a été une augmentation de mon niveau d'énergie. Je suis maintenant en excellente forme et j'ai recommencé à participer à des courses cyclistes. Mes résultats sont excellents et j'ai gagné récemment une course à laquelle participaient des coureurs plus jeunes que moi. Lorsqu'il m'arrive de faire quelques entorses à mon régime, mon corps me rappelle immédiatement à l'ordre. Si, par exemple, je prends une tasse de café avant une course, j'ai des crampes dans les jambes.

Les noix, les graines, les autres oléagineux et les huiles qu'on en tire

Les oléagineux sont une excellente source d'acides gras essentiels, de protéines et de minéraux. Personnellement je recommande vivement les noix et les graines de lin. Les noix contiennent de l'acide linolénique, un acide gras de la famille des oméga-3, d'une grande valeur pour la santé et qui manque beaucoup dans notre alimentation moderne. Mangez des noix fraîchement décortiquées et utilisez de l'huile de noix dans vos salades, mais ne l'utilisez pas pour la cuisson. Si vous la chauffez, les précieux acides gras seront endommagés. Les graines de lin, très précieuses pour la santé, sont souvent recommandées par les praticiens de médecine naturelle. Elles contiennent des lignanes qui sont transformées dans les intestins en des substances anticancéreuses et qui peuvent réguler les niveaux hormonaux pendant la ménopause ou en cas de syndrome prémenstruel. Son acide gras essentiel, l'acide linolénique, a des effets anti-inflammatoires (le groupe O a tendance à souffrir de phénomènes inflammatoires) qui soulagent les symptômes de polyarthrite rhumatoïde, d'eczéma, de psoriasis, etc. Des recherches ont montré que les graines de lin pouvaient faire baisser le niveau de cholestérol et protéger contre les maladies cardiovasculaires. Elles contiennent également un mucilage très efficace contre la constipation.

Je recommande de faire un usage régulier de noix, de graines de lin et de leurs huiles respectives. Au Canada, on fabrique une excellente huile de lin. En France, cette huile, interdite pendant longtemps, refait son apparition dans les boutiques bios. Vous pouvez consommer les graines de lin de la manière suivante : réduisez-les en poudre dans un moulin à café électrique, et saupoudrez 1 à 3 c. à soupe sur vos salades, yogourts ou compotes ; vous pouvez aussi tout simplement les diluer dans un verre d'eau.

Choisissez toujours des huiles de première pression à froid, qui ont conservé intacts leurs acides gras essentiels. La seule huile de première pression à froid qui supporte la chaleur est l'huile d'olive ; utilisez les autres huiles recommandées pour votre groupe dans vos salades.

MONIKA
Groupe O
Âge : 53 ans

Avant d'essayer le régime groupe sanguin, je souffrais de constipation, ma langue était toujours blanche et j'éprouvais des douleurs dans les bras et les jambes, tout cela pendant dix années consécutives. Je buvais des infusions et des suppléments de plantes sans constater d'amélioration significative. J'ai consulté un naturopathe qui m'a suggéré d'inclure des produits laitiers et des céréales dans mes repas quotidiens. J'ai suivi ce régime pendant quelques années sans que mes problèmes ne disparaissent.

Lorsque j'ai rencontré Karen Vago, sa première question a été de me demander quel était mon groupe sanguin. Comme beaucoup d'autres personnes, j'ai été surprise d'apprendre que le groupe sanguin pouvait influencer les choix alimentaires qui avaient des effets bénéfiques sur la santé. Après lui avoir présenté une liste de mes menus quotidiens, elle me recommanda d'exclure de mon alimentation le blé et les produits laitiers : « Ils ne sont pas pour vous », me dit-elle. Or, c'était précisément ces aliments-là que je m'efforçais d'inclure dans mes repas. Selon ses recommandations, je devais aussi manger de la viande rouge, un aliment que l'on m'avait toujours recommandé d'éviter. J'ai suivi le régime groupe sanguin et j'ai pris les suppléments appropriés. Le résultat ? Deux mois plus tard, j'observais une nette diminution des symptômes décrits plus haut. De plus, mon cholestérol, qui était légèrement plus élevé avec mon régime alimentaire précédent, se maintenait à présent à l'intérieur des normes.

Les céréales

Bien que votre corps puisse tolérer certaines céréales en quantité modérée, n'en faites pas une partie importante de votre alimentation. Vous pouvez manger de petites quantités de riz, de seigle, de millet, d'épeautre, d'avoine, de quinoa, de kamut et de sarrasin. Le blé, le maïs et l'orge (et pour certains l'avoine) peuvent favoriser la prise de poids. Elles sont souvent responsables de maladies inflammatoires telles que l'arthrite et la fibromyalgie. Vous pouvez cependant manger des céréales germées, comme celles qui composent le « pain essène », aussi appelé pain aux céréales germées. Bien qu'il puisse être fait avec du blé, le processus de germination détruit les lectines qui normalement devraient être évitées. Le pain essène est recommandé à tous les groupes sanguins.

Qu'est-ce que le pain essène (ou essénien) ?

Le mot « essène » est le nom d'une communauté qui vécut à l'époque du Christ en Palestine. Les esséniens menaient une vie austère et croyaient aux bienfaits des aliments « vivants ». Ils fabriquaient leur pain à partir de céréales germées, qu'ils faisaient cuire ou plutôt sécher au soleil. Aujourd'hui, le pain essène est fabriqué à l'aide de différentes céréales germées telles que le blé, le seigle, l'épeautre ou le kamut. La consistance, l'apparence et le goût ont peu de choses à voir avec le pain que nous connaissons. Il est humide et légèrement sucré et il faut le manier délicatement, car il est très friable. Si vous aimez le pain grillé, coupez-le en tranches épaisses avant de le faire griller. Certains de mes clients aiment beaucoup ce pain tandis que d'autres ne l'aiment pas du tout. Il est très digeste et contribue grandement à vaincre la constipation.

Les produits laitiers

Le fromage et les yogourts provenant du lait de vache, tout comme le lait de vache lui-même, doivent être évités. Cependant, vous pouvez manger du fromage de chèvre, de la mozzarella, de la feta et du fromage blanc bien égoutté, en petite quantité. Si vous souhaitez maigrir ou si vous souffrez d'une maladie inflammatoire telle que l'eczéma, l'asthme ou l'arthrite, ou encore si vous avez des mucosités dans les voies respiratoires, évitez tous les produits laitiers jusqu'à ce que votre condition s'améliore. Après cela, votre corps pourra peut-être les tolérer en petites quantités.

Si vous pensez ne pas obtenir suffisamment de calcium, sachez que les vaches ne boivent pas de lait bien qu'elles produisent un lait très riche en calcium. D'où vient-il ? De leur alimentation végétarienne. Voici quelques aliments bons pour votre groupe sanguin et qui contiennent des quantités appréciables de calcium, pour un même poids, que le lait entier : les légumes verts (le chou vert, les fanes de navets, le pissenlit), les figues, les amandes, les algues, le tofu et le cresson. Le brocoli, les graines de sésame et les noix contiennent aussi une quantité appréciable de calcium. Si vous ne consommez pas régulièrement de ces aliments, il serait sage de prendre un complément de calcium. Si vous êtes enceinte ou si vous allaitez, prenez un complément de calcium de toute façon.

Les haricots et les lentilles

Au cours des dernières années, il fut recommandé de diminuer la consommation de viande rouge et de consommer plus de protéines de source végétale. Pour obtenir des protéines complètes, il fallait associer légumes secs et oléagineux, légumes secs et céréales, ou légumes secs et laitages. Ces pratiques alimentaires, comme d'autres, peuvent sembler bonnes lorsqu'on envisage la nutrition du seul point de vue des aliments. Si vous êtes du groupe O, il ne s'agit certes pas là d'une bonne source de protéines. Votre corps a besoin, de la bonne viande provenant d'animaux élevés à l'herbe comme celle que mangeaient vos ancêtres du même groupe sanguin. Vous pouvez consommer deux ou trois portions de légumineuses par semaine, mais ne les utilisez pas pour remplacer la viande. Vous pouvez aussi manger des produits à base de soja tels que le tofu ou le tempeh, mais ne comptez pas sur le soja comme principale source de protéines.

ANNE
Groupe O
Âge : 36 ans

Lorsque j'ai appris que j'avais la sclérose en plaques, j'ai consulté une nutritionniste sur les conseils de mon ostéopathe. Ses recommandations alimentaires s'inspiraient des travaux sur les groupes sanguins. En abordant cette approche, je ne m'attendais pas à guérir, je souhaitais surtout dissiper les effets négatifs de certains aliments sur mon organisme.

Je consommais d'énormes quantités de produits laitiers, beaucoup de céréales et très peu de légumes et de protéines. Je portais une grande attention aux quantités, mais j'avais encore des problèmes de poids. De plus, presque chaque jour, je souffrais de gaz intestinaux, de ballonnements et de constipation. J'avais régulièrement une envie irrépressible de manger du sucre. Depuis que je choisis les aliments qui conviennent à mon groupe sanguin, ma relation à la nourriture a entièrement changé. J'ai découvert le plaisir de choisir les aliments et de les préparer. Je me sens beaucoup moins fatiguée malgré ma maladie et mon traitement médical, et bon nombre de mes symptômes ont disparu. Les cernes sous mes yeux se sont considérablement atténués et la texture de ma peau s'est améliorée.

Je pensais qu'il serait difficile et contraignant de me plier à cette discipline alimentaire, mais petit à petit, le désir de manger des repas riches, des gâteaux, des biscuits et d'autres aliments sucrés a disparu et j'ai redécouvert le plaisir de me nourrir sainement.

Que puis-je boire ?

De l'eau, de l'eau, de l'eau. Un livre fascinant, *Votre corps réclame de l'eau,* écrit par le Dr F. Batmanghelidj, explique que plusieurs des signaux du corps que nous interprétons comme des besoins de manger ou de consommer un médicament sont en réalité des manifestations de la soif. Avec l'âge, le corps perd sa capacité de nous signaler ses besoins en eau. Pourtant, de nombreux problèmes de santé peuvent être soulagés simplement en buvant ce liquide bienfaisant : mal de dos, maux de tête, articulations douloureuses, brûlures et douleurs à l'estomac, tension élevée, cholestérol, excès de poids et allergies. L'eau est nécessaire pour que les réactions chimiques basiques puissent s'effectuer dans le corps : elle active les enzymes, transporte les nutriments dans les cellules et les déchets hors des cellules. Notre corps est composé de 60 p. 100 d'eau, il n'est donc pas étonnant que cette dernière soit si vitale.

Le Dr Batmanghelidj recommande de boire au moins 2 litres (8 tasses) d'eau par jour, en plus d'autres boissons. Si vous n'avez pas soif, cela ne signifie pas que vous n'avez pas besoin d'eau ; cela signifie que vos mécanismes de déclenchement de la soif sont déréglés.

Le groupe O et la santé

Le régime groupe sanguin n'est pas le remède à tous les maux et ne vous prémunira pas entièrement contre la maladie. Mais c'est un moyen puissant de construire les fondations qui permettront à votre corps de fonctionner au mieux de sa capacité. Les idées de base qui étayent ce régime concordent avec la recherche actuelle sur la manière dont la nutrition influence l'expression de nos gènes.

Nos gènes contiennent une information pouvant indiquer la présence d'une maladie potentielle. Cette information ne signifie pas nécessairement que la maladie va se développer. Elle le fera seulement si certaines conditions sont réunies. Elle ne se manifestera pas si les conditions qui empêchent nos gènes d'exprimer cette maladie sont présentes. Le Dr Jeffrey Bland a écrit *Genetic Nutritioneering,* un livre portant sur ce concept. Dans un hommage au docteur D'Adamo il écrit : « Il est véritablement fascinant d'observer que la médecine est en train d'évoluer ; au cours des cent dernières années, on a cru que la maladie était fixée dans nos gènes. Aujourd'hui, nous prenons conscience du rôle que nous pouvons jouer dorénavant pour renforcer notre héritage génétique dans notre vie quotidienne. » C'est exactement ce que fait le régime groupe sanguin. Mangez selon votre groupe sanguin et vous réduirez fortement les risques de problèmes de santé cachés dans vos gènes.

La digestion

Comme nous l'avons vu auparavant, les lectines présentes dans les aliments à éviter jouent un rôle de premier plan dans la digestion. Les problèmes digestifs associés au syndrome des intestins irritables – ballonnements, gaz, douleurs, spasmes, constipation et diarrhée – se dissipent considérablement grâce au régime groupe sanguin et souvent même les symptômes disparaissent complètement. S'ils persistent, c'est probablement parce que la flore intestinale est déséquilibrée. Dans ce cas, prenez un bon probiotique (de préférence formulé pour votre groupe sanguin, voir p. 257), qui procure des bactéries dont les effets sont bénéfiques pour les intestins. Ces symptômes peuvent aussi être causés par la présence de parasites indésirables, de bactéries ou de levures (candida par exemple). Il sera peut-être nécessaire de consulter un thérapeute et un laboratoire utilisant des méthodes de diagnostic avancées si les modifications alimentaires ne diminuent pas ou ne suppriment pas vos symptômes.

Les personnes du groupe O produisent généralement une dose suffisante d'acide gastrique pour digérer la viande. Cependant, si certaines conditions sont réunies, par exemple un excès de stress et la consommation d'aliments qui ne conviennent pas à votre groupe, votre estomac peut produire une trop grande quantité d'acide gastrique. Vous pouvez alors souffrir de brûlures ou d'ulcères d'estomac. En suivant les recommandations qui s'appliquent à votre groupe sanguin, les choses peuvent rentrer dans l'ordre. Si ce n'est pas suffisant, adoptez une méthode de relaxation et procurez-vous des plantes ayant la propriété d'apaiser le système digestif.

Le poids

Bon nombre de mes clients du groupe O ont constaté une perte de poids sensible en suivant ce régime, s'ils ont eu la précaution de l'associer à un programme d'exercices physiques. Consommez des protéines animales non grasses et beaucoup de légumes. Le blé et les produits laitiers sont en grande partie responsables de la prise de poids des personnes du groupe O. J'en suis la preuve vivante.

Une autre méthode qui favorise la perte de poids consiste à prendre un petit-déjeuner consistant, un en-cas dans la matinée, un vrai repas à midi, un en-cas dans l'après-midi et un repas léger, tôt en soirée. Une étude a montré que des personnes ayant pris leur dernier repas de la journée tard dans l'après-midi plutôt qu'en soirée, ont perdu du poids. C'était le seul changement apporté à leurs habitudes alimentaires. Rappelons qu'un excès de poids est une surcharge pour le corps. Ce n'est pas simplement une question d'esthétique. Aussi une prise de poids peut-elle être le résultat d'un dysfonctionnement au niveau de la digestion, de la thyroïde, du métabolisme du sucre, ou encore causée par le stress.

Assurez-vous d'absorber des protéines, sous une forme ou une autre, à chacun de vos repas. Au petit-déjeuner, vous pouvez manger un œuf ou du poisson ainsi que des fruits (évitez les céréales sous toutes les formes). Aux repas du midi et du soir, mangez des légumes (cuits et/ou crus) avec du poisson, de la viande ou de la volaille. Les en-cas devraient aussi inclure des protéines. Essayez les oléagineux ou un yogourt de soja avec un fruit. Évitez les céréales et le fromage si vous souhaitez perdre du poids.

L'exercice physique est indispensable aux personnes du groupe O. Vous avez besoin de pratiquer des exercices vigoureux afin que votre corps parvienne à brûler les graisses. Si vous faites partie du groupe O, votre métabolisme est plus lent, sauf si vous vous adonnez à trois ou quatre séances d'exercice par semaine, d'une durée de 30 minutes environ. Vous verrez que cette pratique vous permettra également de voir la vie de manière plus positive et d'avoir de meilleures réactions dans les situations stressantes.

AGATHE
Groupe O
Âge : 9 ans

Je voulais voir un nutritionniste parce que je voulais perdre du poids. Mais surtout je voulais me sentir mieux. Dans ma classe, presque tout le monde pèse 39 kg et moi, je pesais 10 kg de plus. Quand je les voyais je me disais : « Si seulement je pouvais être comme eux ! »

En compagnie de ma mère, j'ai vu une nutritionniste qui m'a remis une liste d'aliments convenant à mon groupe sanguin. Lorsque j'ai vu la liste, je me suis dit que jamais je n'y arriverais ; mais j'y suis arrivée et je me sens beaucoup mieux. Je pouvais aller à la selle chaque jour, je buvais de l'eau et je faisais attention à ce que je mangeais. Je sentais que mon ventre devenait plus petit et j'étais moins fatiguée. Cela m'a vraiment aidée et je suis contente.

La thyroïde

Si vous faites de l'exercice et mangez les aliments qui vous conviennent, et que vous avez encore des difficultés à perdre du poids, cela vaudrait la peine de vérifier l'état de votre thyroïde, un point faible des personnes du groupe O. L'hypothyroïdie peut aussi être responsable de la fatigue chronique, d'une prise de poids et de difficultés à en perdre, de la dépression, d'une absence ou d'une défaillance de la libido, de problèmes au niveau du cycle menstruel, d'un système immunitaire défaillant et de bon nombre d'autres symptômes.

Voici un test simple que vous pouvez faire vous-même. Dès votre réveil le matin, avant de vous activer, prenez votre température basale. Placez un thermomètre traditionnel (non électronique) sous votre aisselle pendant 10 minutes. Restez tranquille pendant ce temps. Répétez durant trois jours consécutifs. Les femmes ayant leurs règles devront prendre leur température les deuxième, troisième et quatrième jours du cycle. Une température inférieure à 36, 6 C° est une indication très probable d'une insuffisance de la thyroïde.

Les analyses sanguines seules ne procurent pas suffisamment d'information sur l'état de votre thyroïde. Si les analyses indiquent un sous-fonctionnement, soit. Si elles sont normales selon le laboratoire, alors il sera nécessaire de prendre en considération vos symptômes et votre température avant de conclure à un bon fonctionnement de la thyroïde. Un praticien connaissant bien le fonctionnement de la thyroïde pourrait vous aider à déterminer si vos symptômes sont bel et bien dus à une insuffisance de la thyroïde ou à un autre problème.

L'inflammation

Les personnes du groupe O souffrant de douleurs musculaires ou articulaires ou de tout autre type de manifestation inflammatoire voient leurs symptômes s'améliorer après plusieurs semaines de ce régime. L'inflammation est un autre point faible des personnes du groupe O. Ce problème peut leur être largement évité si elles consomment des aliments qui leur conviennent. Les aliments responsables de ces phénomènes chez les O sont les céréales et les produits laitiers. Je peux en témoigner moi-même. Il y a de nombreuses années, je me suis fait mal au genou en faisant du ski. La douleur a persisté pendant des mois, puis a disparu petit à petit, pour réapparaître par moments, sans raison apparente. Cependant, depuis que j'ai cessé de manger du blé et des produits laitiers, mon genou ne me fait plus souffrir. Mais lorsque je me remets à manger des produits laitiers ou des céréales, je ressens de nouveau la douleur dans mon genou.

NATHALIE
Groupe O
Âge : 27 ans

Pendant plusieurs mois, je me suis sentie très fatiguée. J'éprouvais une sensation persistante de fourmillement dans les bras et les jambes et mes muscles étaient très affaiblis. Un examen médical a révélé la présence d'une inflammation de la moelle épinière dans la région cervicale, que l'on a traitée avec des injections intraveineuses de cortisone. Les problèmes musculaires se sont estompés, mais j'étais encore très fatiguée, je ressentais encore des fourmillements dans les mains et mon teint était brouillé.

Mon ostéopathe m'a conseillé de voir une nutritionniste. Cette dernière m'a proposé un régime en accord avec mon groupe sanguin, que j'ai suivi à la lettre. Après seulement deux ou trois jours, j'ai perçu une amélioration. Ma fatigue, mon irritabilité, mes problèmes musculaires et ma constipation se sont évanouis. En plus j'ai perdu un excès de poids qui résultait de plusieurs mois d'inactivité.

Le groupe A et l'alimentation

Les chasseurs-cueilleurs durent migrer lorsque le gibier, leur plus importante source de nourriture, devint rare. Dans leurs nouvelles terres, ils se retrouvèrent rapidement dans la même situation de rareté et durent s'adapter à de nouvelles conditions de vie. Leur nouveau style de vie et leur nouvel environnement entraînèrent en tout cas le développement en grand nombre du groupe A et peut-être l'émergence de celui-ci. Ce type de vie avec la consommation de céréales lui convenant bien.

Les aliments que les personnes du groupe A peuvent consommer aujourd'hui, et qui leur apportent la santé, ont beaucoup à voir avec le conditionnement passé de ce nouvel homme. Parmi les quatre groupes sanguins, le groupe A est le plus végétarien de tous. Il n'est pas recommandé aux autres groupes sanguins de suivre un régime végétarien en raison de leur constitution.

Aux personnes du groupe A conviennent le poisson, les haricots et les lentilles, le tofu, les produits à base de soja fermenté comme le tempeh, le miso et le natto, les oléagineux et les graines, les fruits et, évidemment, beaucoup de légumes. Elles devraient éviter la plupart des produits à base de lait de vache, mais peuvent consommer quelques produits à base de lait de chèvre et de brebis. Voici les grandes lignes de ces choix alimentaires.

Les poissons et les fruits de mer

En ce qui concerne les protéines, les meilleurs choix proviennent de la mer. Comme vous pourrez le lire dans la section Le groupe A et la santé, vous courez (avec le groupe AB) plus de risques de souffrir de maladies cardiovasculaires que les personnes des groupes O et B. Le poisson vous en protège. Vous pouvez choisir parmi une grande variété de poissons, mais évitez les fruits de mer. Veillez à manger régulièrement des poissons gras tels que le maquereau, la sardine, la truite, le saumon, etc. Lorsque vous mangez du poisson, limitez-vous à de petites portions, car vous pourriez éprouver des difficultés à digérer de grandes quantités à la fois. Cependant, vous allez pouvoir en juger par vous-même dès que vous apprendrez à répondre aux besoins de votre corps.

La viande et la volaille

Les meilleurs choix de protéines sont déterminés par le niveau d'acidité dans l'estomac, qui a tendance à être faible chez les personnes du groupe A. Pour bien digérer les protéines animales, il faut que l'estomac sécrète de l'acide chlorhydrique en quantité suffisante. En conséquence, consommez modérément du poulet, de la dinde et de la pintade, et tirez la plus grande partie de vos protéines du poisson et des produits à base de soja. Vous pouvez aussi inclure des œufs. J'ai remarqué dans ma pratique que certaines personnes du groupe A consommaient déjà ces aliments avant de connaître le régime groupe sanguin. Ce sont en général des personnes qui sont en voie d'être en bonne santé parce qu'elles ont découvert les aliments que leur corps préférait. Si vous mangez de la viande, vous encrasserez votre organisme, vous vous sentirez lourd et prendrez du poids. Lucy (coauteur de ce livre), qui est du groupe A, connaît bien cette sensation.

Les haricots, les lentilles et les produits à base de soja

Les haricots et les lentilles sont une autre bonne source de protéines pour les personnes du groupe A. Ils apportent des glucides complexes et des fibres. Tous les effets bénéfiques attribués aux légumineuses s'appliquent particulièrement à vous si vous êtes de ce groupe. Les légumineuses contiennent des phytostérols et des fibres qui ont la propriété d'abaisser le taux de cholestérol sanguin et de protéger contre le cancer (ce groupe court un plus grand risque de souffrir du cancer que d'autres groupes, ce dont nous parlons plus en détail à la page 40). De plus, les légumineuses favorisent un bon transit intestinal, ce qui aide à prévenir le cancer du côlon et les hémorroïdes. Les fibres régulent à la fois les niveaux de sucre sanguin et la sensibilité à l'insuline, apportant ainsi une protection contre le diabète.

Le soja possède approximativement les mêmes qualités que les autres légumineuses. Cependant le soja et les produits à base de soja ont une teneur en matières grasses supérieure avec, en plus, des acides gras essentiels. Ils contiennent aussi plus de protéines tout en ayant un excellent profil d'acides aminés. Le soja est une bonne source de lécithine, qui réduit le taux de cholestérol sanguin (les A courent plus de risques d'avoir un taux élevé de cholestérol sanguin), et favorise le bon fonctionnement du foie et de la vésicule biliaire.

Le soja contient aussi des phytœstrogènes qui ont un effet à la fois œstrogénique et anti-œstrogénique. En d'autres termes, ces composés ont pour effet d'équilibrer le système hormonal.

ROBERT

Groupe A

Âge : 56 ans

C'est souvent sur la recommandation de son épouse qu'un homme consulte un spécialiste en nutrition. Depuis des années, je souffrais de problèmes digestifs et articulaires. Ma vie professionnelle est bien remplie et stressante, mais elle me procure aussi beaucoup de plaisir.

Les conseils s'appliquant à mon groupe sanguin excluaient la consommation de viande et de produits laitiers. Ce n'était pas facile, mais j'ai pu compenser en mangeant du poisson que j'aime. Après un mois, avec l'aide de divers suppléments, ma digestion s'est améliorée et j'ai noté une nette diminution de mes douleurs articulaires.

Quant au stress, j'ai décidé de faire un test salivaire qui a révélé un niveau élevé d'hormones du stress, le cortisol et la DHEA. On m'a dit que le fait que ma DHEA soit elle aussi élevée me protégerait pendant un certain temps contre les effets néfastes d'un cortisol élevé. Cependant, je devais éviter les situations stressantes, celles-ci pouvant, à la longue, fatiguer mes surrénales. Pour réduire ma réponse physiologique au stress, je consomme des plantes et des nutriments spécifiques recommandés par la nutritionniste.

Les céréales

De manière générale, les personnes du groupe A peuvent manger des céréales. Toutefois, limitez votre consommation de blé et évitez le son et les germes de blé. Écartez complètement le blé de votre alimentation si vous avez un problème inflammatoire tel que l'arthrite et la formation de mucosités dans les voies respiratoires. Le blé et le maïs peuvent favoriser la prise de poids chez certaines personnes; dans ce cas, il vaudrait mieux les écarter de votre alimentation.

De tous les groupes sanguins, c'est le groupe A qui est le plus en mesure de profiter des bienfaits des céréales. Attention, consommez-les toutefois avec modération. De nos jours, nous avons tendance à manger trop de céréales – trop de pain, de pâtes, de gâteaux et de biscuits. Elles constituent un moyen commode et rapide de se nourrir: le pain est vite coupé, la pizza, vite réchauffée au four, les pâtes, cuites en un rien de temps. Bon nombre de gens consomment ces aliments plusieurs fois par semaine, pour ne pas dire tous les jours alors qu'ils devraient manger des légumes et des protéines de qualité. Alors soyez vigilant et changez vos habitudes dès aujourd'hui pour cause de santé.

Cela étant dit, les céréales ont tout de même des effets bénéfiques sur la santé. Elles s'associent aux légumineuses pour former une protéine complète. Il manque aux légumineuses deux acides aminés, la méthionine et la cystéine, alors que les céréales manquent de lysine. Les céréales sont une bonne source de fibres (nous avons tendance à oublier que les légumes le sont aussi), de minéraux et de vitamines du groupe B.

Vous pouvez manger des céréales germées, car la germination détruit les lectines que vous devez éviter. Le pain essène, fait avec des céréales germées, est bénéfique pour tous les groupes sanguins. Pour plus d'information sur le pain essène, voir à la page 24.

Les oléagineux et les graines

En plus d'être des sources de protéines, les oléagineux et les graines contiennent des fibres et des minéraux. Les noix ont un effet détoxifiant sur les intestins et sont une bonne source d'acide linolénique (acide gras de la famille des oméga-3), un acide gras qui manque beaucoup dans notre alimentation. Il est à noter que la graine de lin est la plus riche en acide linolénique et qu'elle contient aussi des lignanes qui, une fois converties dans notre intestin, ont des effets anticancéreux. Les huiles oméga-3 contribuent à baisser les niveaux de cholestérol et à traiter des états inflammatoires tels que l'arthrite et l'eczéma. Il a été montré que les graines de lin améliorent les cycles féminins, en augmentant le rapport progestérone/œstrogène, et en favorisant l'ovulation et la bonne santé des ovaires. Vous pouvez moudre les graines de lin dans un moulin à café électrique (éliminez toute trace de café) et les saupoudrer sur les aliments ou les prendre dans un verre d'eau ou de jus de fruits. Conservez les graines de lin au réfrigérateur. Moulues ou non, elles s'avèrent un excellent remède contre la constipation. Consommez de 1 à 3 c. à soupe par jour selon vos besoins. Les arachides, qui sont en fait une légumineuse, contiennent une lectine qui aurait un effet anticancéreux. Mangez-en régulièrement, c'est aussi une bonne source de protéines.

MADELEINE

Groupe A

Âge : 88 ans

À 85 ans, j'ai décidé qu'il n'était pas trop tard pour suivre sérieusement la méthode du Dr D'Adamo, qui consiste à s'alimenter selon son groupe sanguin. Durant la plus grande partie de ma vie, j'ai souffert de problèmes d'allergies : nez qui coule, yeux qui grattent et, le plus souvent, manque d'énergie. Je me suis demandé pendant quelque temps si le blé n'était pas la source de mes problèmes, mais je me suis convaincue du contraire.

J'ai lu et relu, *4 régimes, 4 groupes sanguins* du Dr D'Adamo. Au début, je croyais être du groupe O, car je pensais partager de nombreuses caractéristiques de ce groupe. J'ai cessé de manger du blé et la majorité des autres céréales et je me suis sentie mieux. En fin de compte, j'ai fait faire une prise de sang qui a révélé à ma grande surprise que j'étais du groupe A. Les dissemblances dans les choix alimentaires entre le groupe O et le groupe A firent toute la différence. J'ai ressenti un bien-être total. J'ai commencé par diminuer la viande et augmenter les produits à base de soja. Mon praticien m'a recommandé de prendre, en plus d'un complément de multivitamines, des vitamines B et C, de la vitamine B_{12} et du gingko biloba. À partir de ce moment, mes réactions au stress se sont calmées et je me suis mise à dormir profondément, ce qui était nouveau pour moi, qui dormais mal depuis des années. Je fais de l'exercice tous les jours à l'extérieur lorsque le temps le permet, je fais des exercices de respiration et de relaxation de Qi Gong, du jardinage, je range mon bois, je tricote, je lis et je profite de ce que la télévision câblée a de meilleur à offrir. Ma vie est très remplie.

Aujourd'hui, à 88 ans, je me sens très bien, j'ai beaucoup d'énergie, de la joie et de l'enthousiasme pour vivre. Cela a bien valu la peine que j'abandonne quelques-uns de mes aliments favoris – y compris certains fruits et légumes. Il est toujours agréable d'entendre les amis me saluer en disant que j'ai très bonne mine.

Les produits laitiers

Comme pour les personnes du groupe O, veillez à inclure les produits laitiers en très petite quantité dans votre alimentation. Vous pouvez cependant en consommer un peu plus que ceux du groupe O. Comme pour les personnes de tous les groupes sanguins, l'excès de mucosités dans les voies respiratoires devrait être considéré comme un signal d'alarme pour réduire votre consommation. Écartez la majorité des produits à base de lait de vache sauf le yogourt, le fromage blanc, la ricotta et la mozzarella. Cependant, aucun aliment de cette catégorie ne peut être considéré comme bénéfique. Lorsque vous lirez les informations sur les groupes B et AB, vous verrez que ce sont les seuls groupes sanguins qui peuvent vraiment bénéficier des bienfaits des produits laitiers.

Les légumes

Tous les groupes sanguins ont intérêt à consommer de grandes quantités de légumes. Ils constituent la base d'une alimentation saine. Assurez-vous de leur fraîcheur et mangez-en chaque jour aux repas du midi et du soir, crus ou cuits, sous forme de jus, de salades, de soupes et en guise de collation. Vous trouverez une description des immenses bienfaits des légumes dans la section des recettes. Étant donné que vous ne pouvez compter sur les produits laitiers comme source de calcium, mangez régulièrement des légumes à feuilles vertes tels que le chou frisé (chou vert), les fanes de navet et les feuilles de pissenlit.

Évitez les tomates, car elles contiennent une lectine qui est néfaste pour le groupe A. Lorsque vous faites des sauces à salade, utilisez du jus de citron à la place du vinaigre. La muqueuse de votre estomac vous en sera probablement reconnaissante. Écartez toutes les sortes de poivre. Les meilleures huiles à salade sont les huiles de lin, d'olive et de noix. Évitez l'huile d'arachide et de maïs. Donnez du goût à vos salades en ajoutant des herbes, du tamari (sauce soja japonaise) et beaucoup d'ail. Si vous éprouvez des difficultés à digérer l'ail, cela peut vouloir dire que votre foie ne parvient pas à effectuer correctement son travail de détoxication. Dans ce cas, ce n'est pas l'ail qui est à mettre en cause, mais votre foie. Voyez un nutritionniste ou un naturopathe pour remédier à ce problème.

Les fruits

Les fruits et les légumes ont une teneur équivalente en nutriments. Ils constituent notre meilleure source de vitamines, de minéraux, de phytonutriments et d'antioxydants. Les fruits contiennent en général plus de sucre que les légumes. Cependant ce sucre, présent sous la forme de fructose, élève les niveaux de sucre sanguin avec moins de rapidité que le sucrose, contenu dans le sucre de table et les hydrates de carbone raffinés tels que la farine blanche. Voilà une différence importante. Les fruits peuvent aider à stabiliser le niveau d'énergie alors que le sucre raffiné peut le faire fluctuer de façon notable.

Si vous souhaitez perdre du poids, mangez un fruit 30 min avant les repas. Il a été démontré que cette pratique modère l'appétit et favorise la perte de poids.

Tous les fruits ne sont pas bons pour vous. Les oranges sont trop acides pour votre estomac sensible. Beaucoup de mes clients du groupe A ont pu le remarquer par eux-mêmes. Évitez aussi les fruits tropicaux tels que les bananes, les goyaves, les mangues, les noix de coco et les papayes.

MARIE
Groupe A
Âge : 58 ans

Le régime groupe sanguin m'a plu au plan intellectuel. Je me suis aperçue que depuis mon enfance j'avais une forte attirance et beaucoup d'appétit pour les aliments que je dois consommer. J'étais contente de constater que cela allait être confirmé par une approche scientifique des aliments. J'ai toujours eu la viande rouge en horreur.

Si je m'écarte un tant soit peu du régime groupe sanguin, je ressens immédiatement une lourdeur digestive et physique, un gonflement abdominal et général et mon corps a besoin de plusieurs jours pour éliminer l'aliment en question. Dans le passé, j'assistais à des séminaires sur le développement personnel où on recommandait une alimentation végétarienne comprenant beaucoup de blé sous toutes ses formes. Invariablement, je rentrais chez moi avec trois kilos en plus. Maintenant je sais pourquoi.

Que puis-je boire ?

De l'eau, de l'eau, de l'eau. Un livre fascinant, *Votre corps réclame de l'eau,* écrit par le Dr F. Batmanghelidj, explique que plusieurs des signaux du corps que nous interprétons comme des besoins de manger ou de consommer un médicament sont en réalité des manifestations de la soif. Avec l'âge, le corps perd sa capacité de nous signaler ses besoins en eau. Pourtant, de nombreux problèmes de santé peuvent être soulagés simplement en buvant ce liquide bienfaisant : mal de dos, maux de tête, articulations douloureuses, brûlures et douleurs à l'estomac, tension élevée, cholestérol, excès de poids et allergies. L'eau est nécessaire pour que les réactions chimiques basiques puissent s'effectuer dans le corps : elle active les enzymes, transporte les nutriments dans les cellules et les déchets hors des cellules. Notre corps est composé de 60 p. 100 d'eau, il n'est donc pas étonnant que cette dernière soit si vitale.

Le Dr Batmanghelidj recommande de boire au moins 2 litres (8 tasses) d'eau par jour, en plus d'autres boissons. Si vous n'avez pas soif, cela ne signifie pas que vous n'avez pas besoin d'eau ; cela signifie que vos mécanismes de déclenchement de la soif sont déréglés.

Vous vous ferez aussi beaucoup de bien en buvant régulièrement du Thé vert au gingembre, dont vous trouverez la recette à la page 178. Une simple gorgée contient les antioxydants bénéfiques du thé vert et les propriétés digestives du gingembre. Apprenez-en davantage sur les propriétés de ces deux plantes en lisant la rubrique Info ingrédient aux pages 178 et 179.

Un verre de vin rouge par jour peut aider votre système cardiovasculaire à demeurer en bon état. Pas n'importe quel vin rouge, cependant. Des études menées en France ont montré que les vins renommés, fabriqués selon les méthodes traditionnelles et ayant un peu vieilli, avaient plus de propriétés antioxydantes que les autres.

Le groupe A et la santé

Le régime groupe sanguin n'est pas le remède à tous les maux et ne vous prémunira pas entièrement contre la maladie. Mais c'est un moyen puissant de construire les fondations qui permettront à votre corps de fonctionner au mieux de sa capacité. Les idées de base qui étayent ce régime concordent avec la recherche actuelle sur la manière dont la nutrition influence l'expression de nos gènes.

Nos gènes contiennent une information pouvant indiquer la présence d'une maladie potentielle. Cette information ne signifie pas nécessairement que la maladie va se développer. Elle le fera seulement si certaines conditions sont réunies. Elle ne se manifestera pas si les conditions qui empêchent nos gènes d'exprimer cette maladie sont présentes. Le Dr Jeffrey Bland a écrit *Genetic Nutritioneering*, un livre portant sur ce concept. Dans un hommage au docteur D'Adamo il écrit: « Il est véritablement fascinant d'observer que la médecine est en train d'évoluer; au cours des cent dernières années, on a cru que la maladie était fixée dans nos gènes. Aujourd'hui, nous prenons conscience du rôle que nous pouvons jouer dorénavant pour renforcer notre héritage génétique dans notre vie quotidienne. » C'est exactement ce que fait le régime groupe sanguin. Mangez selon votre groupe sanguin et vous réduirez fortement les risques de problèmes de santé cachés dans vos gènes.

La digestion

Une bonne digestion est essentielle à la santé. Tenez compte de vos caractéristiques digestives afin d'être au meilleur de votre forme. Vous avez tendance à avoir peu d'acide dans l'estomac (acide chlorhydrique) et par conséquent peu d'enzymes digestives. La consommation d'aliments provoque la production d'acide dans l'estomac, opération qui indique à son tour au système digestif qu'il doit produire des enzymes digestives. En conséquence, si votre estomac ne contient que peu d'acide, vous n'aurez que peu d'enzymes digestives. En suivant les conseils des rubriques portant sur la consommation de protéines, vous pourrez éviter de surcharger votre organisme.

La digestion incomplète des protéines produit une toxicité qui, à son tour, va entraîner des signes de dysfonctionnement pouvant affecter tous les systèmes de l'organisme. Voici quelques-uns des symptômes que peut manifester un organisme intoxiqué : maux de tête, problèmes aux yeux, aux oreilles, difficultés respiratoires telles qu'un excès de formation de mucosités et une envie fréquente d'éclaircir sa gorge, variations du taux de sucre sanguin, douleurs musculaires et articulaires, problèmes cutanés, anxiété et irritabilité.

En absorbant des aliments qui conviennent à votre groupe sanguin et en évitant ceux qui contiennent les lectines qui vous font du tort, vous optimiserez vos performances digestives et éviterez les gaz, les ballonnements, les flatulences ainsi que les douleurs à l'estomac.

Le poids

Si vous avez un problème de poids, vous prendrez d'autres moyens que ceux qu'utilise une personne du groupe O pour le régler. Respectez les choix alimentaires recommandés, évitez la viande, tout en veillant à obtenir suffisamment de protéines à chaque repas sous la forme de poisson, de volaille, de tofu, d'œufs et de légumineuses. Faites les bons choix de céréales, évitez le blé et mangez peu de produits laitiers – un ou deux yogourts et un ou deux morceaux de fromage de chèvre ou de brebis par semaine. Consommez beaucoup de légumes, comme toujours. Rappelez-vous que la perte de poids est plus une question de choix alimentaires que de calories.

J'ai observé que le stress était un facteur significatif dans les problèmes de poids. Envisagez de faire un test qui vous permette de mesurer le taux des hormones du stress produites par les surrénales : le cortisol et la DHEA (déhydroépiandrostérone). J'ai effectué des centaines de tests du stress sur mes clients, qui ont révélé que les personnes du groupe A ont définitivement les taux de cortisol les plus élevés. Si cet état d'anxiété dure depuis longtemps, les glandes surrénales sont affectées, amenant une baisse d'énergie et une difficulté à gérer toute forme de stress.

Des niveaux élevés de cortisol peuvent provoquer une diminution de la masse musculaire et une augmentation du taux de sucre sanguin, deux facteurs qui entraînent une augmentation de poids – en particulier autour de la taille. Si vous avez du mal à maigrir, vous avez peut-être intérêt à investiguer votre taux d'hormones du stress. Il ne leur faut pas grand-chose pour que leur taux augmente considérablement. Voyez un nutritionniste qui connaît bien ce problème et qui pourra vous aider avec des substances naturelles telles que le ginseng sibérien, la vitamine B_5, la phosphatidylserine, la vitamine C, etc. Ces substances sont très efficaces pour restaurer la santé des surrénales et vous assister dans le processus de perte du poids.

CONSTANCE
Groupe A
Âge : 26 ans

J'ai toujours dû me battre avec mon poids. Depuis l'adolescence, j'ai essayé plusieurs régimes, qui ont marché jusqu'à un certain point, mais je n'ai rien trouvé qui me convenait parfaitement. Je pourrais comparer ma démarche à une personne qui essaie de trouver la bonne serrure pour y introduire sa clé. Parfois la serrure semble être la bonne, mais elle ne convient jamais parfaitement. En adoptant cette hygiène alimentaire, j'ai enfin trouvé la bonne serrure. J'ai appris à écouter ce que mon corps cherche à me dire. Cette hygiène alimentaire (j'utilise ce terme plutôt que « régime », qui a une connotation quelque peu restrictive) m'a permis de profiter d'un plus grand bien-être. Je souffrais d'acné et je ressentais beaucoup de ballonnements après les repas ou par temps chaud. Après avoir mangé, il m'arrivait de devenir apathique et d'avoir envie de dormir. Je souffrais aussi d'une tendinite aux genoux que ni la médecine traditionnelle, ni la médecine alternative n'avaient réussi à guérir. Après plusieurs mois de ce nouveau mode d'alimentation, tous mes problèmes ont peu à peu disparu.

Les maladies cardiovasculaires

Prenez soin de votre cœur et de vos artères. En médecine officielle, un niveau élevé de cholestérol sanguin est considéré comme un facteur de risque de maladies cardiovasculaires. En y regardant de plus près, on peut s'apercevoir que les maladies cardiovasculaires ne sont pas nécessairement liées à un niveau élevé de cholestérol sanguin. Des études ont démontré que toutes les personnes souffrant d'une maladie cardiovasculaire n'ont pas nécessairement un niveau élevé de cholestérol sanguin. D'après des recherches portant sur les liens entre groupes sanguins et maladies cardiaques, les groupes A et AB ont tendance à avoir des niveaux plus élevés de cholestérol sanguin que les groupes O et B, ainsi qu'une plus grande probabilité que les maladies cardiovasculaires aboutissent à une issue fatale. Un taux élevé de cholestérol sanguin peut être un facteur de risque plus important pour les groupes A et AB que pour les groupes O et B. Voici précisément un de ces « liens » avec le groupe sanguin qui pourrait expliquer le succès partiel des recommandations alimentaires officielles « bonnes pour le cœur » faites pour réduire le niveau de cholestérol et l'incidence des crises cardiaques. Ces recommandations ressemblent à celles destinées aux personnes du groupe sanguin A ; ainsi, une personne de groupe A aura vraisemblablement de bons résultats avec ce régime « officiel ». Par contre, une de mes clientes du groupe O a suivi un régime alimentaire riche en légumineuses et en céréales, et pauvre en viande. Son cholestérol est passé de 1,99 g/l à 2,33 g/l en moins de trois ans. Après cinq mois d'un régime correspondant au groupe O, donc qui comprend de la viande rouge et très peu de céréales et de fromage, son cholestérol est passé de 2,33 g/l à 1,71 g/l. Je tiens à mentionner le cas de cette cliente du groupe O, parce que celle-ci avait une alimentation appropriée au groupe A, pendant la période où son taux de cholestérol a augmenté. Le régime qui lui a permis de baisser son niveau de cholestérol était le régime qui convenait à son groupe sanguin et non pas le régime généralement recommandé pour diminuer le taux de cholestérol dans le sang.

Les aliments conseillés pour les personnes du groupe A vous aideront à réduire votre cholestérol sanguin, s'il est élevé. Mangez des haricots et des lentilles, des légumes (artichaut, carotte, betterave, ail, oignon, poireau), des fruits (pomme, avocat, pamplemousse, ananas), des poissons gras avec leurs huiles bénéfiques (maquereau, sardine, saumon, thon, hareng), des produits à base de soja, du riz complet et de l'avoine, de l'huile d'olive, des noix et des amandes. Des études scientifiques ont démontré que tous ces aliments peuvent abaisser le cholestérol sanguin. Même si vos niveaux sont normaux, vous bénéficierez de ce régime, car il empêchera votre taux de cholestérol de monter. Vous pouvez aussi manger des œufs; bien qu'ils contiennent du cholestérol, il a été montré que leur consommation n'augmentait pas de manière significative le taux de cholestérol. Des niveaux élevés de cholestérol proviennent principalement du fait que notre corps le fabrique à partir du sucre et de certaines graisses. Quelques-uns d'entre nous en fabriquent plus que d'autres, les A et les AB, par exemple.

Un autre facteur qui influence la susceptibilité aux maladies cardiovasculaires est l'épaisseur de notre sang. Environ 80 p. 100 des crises cardiaques sont dues à un caillot de sang. Les personnes du groupe A possèdent davantage de facteurs qui favorisent la formation de caillots dans le sang que les personnes du groupe O. Parmi les aliments qui aident à contrôler ce phénomène et qui vous sont recommandés, l'ail tient une place importante. Écrasez de l'ail cru dans votre salade et utilisez du jus de citron plutôt que du vinaigre. Le fait d'écraser l'ail et de rajouter du jus de citron aide à libérer une substance qui s'appelle « ajoène », un anticoagulant très puissant. L'oignon, cet aliment étonnant, possède également des propriétés anticoagulantes. Et la bonne nouvelle pour tous les amoureux du vin, c'est qu'un verre de vin de très bonne qualité avec votre repas peut aider à prévenir la formation de caillots sanguins. On a découvert que le resvératrol, une substance produite par la fermentation des peaux du raisin, prévient l'agglutination des plaquettes. Vous pouvez aussi boire du jus de raisin rouge, mais il vous faudra en boire trois fois plus pour obtenir le même effet qu'un seul verre de vin. Une autre excellente boisson est le thé vert, qui contient une substance qui dissout les caillots: la catéchine. Enfin, consommez de l'huile d'olive et du jus d'ananas frais, car eux aussi protègent les artères.

Si vous incorporez tous ces aliments dans votre alimentation quotidienne, vous donnerez à votre corps les meilleures chances de demeurer en bonne santé pendant longtemps.

Le cancer

Il existe un lien certain entre les groupes sanguins A et AB et le cancer. Certaines caractéristiques du groupe A en font un terrain accueillant, nous pourrions dire « amical », pour le développement du cancer. Lorsque des cellules cancéreuses se développent chez une personne du groupe A, elles ont tendance à être accueillies par le système immunitaire comme des amies, au lieu d'être combattues et tuées. Il y a bien sûr beaucoup d'autres facteurs qui entrent en jeu, mais l'alimentation selon le groupe sanguin peut jouer un rôle primordial pour prévenir le cancer.

En plus des aliments dont on a pu démontrer qu'ils avaient un effet anticancéreux et qu'ils pouvaient contribuer à stopper sa propagation, le D^r D'Adamo a découvert au cours de ses recherches que certains aliments exerçaient, spécifiquement sur les personnes des groupes sanguins A (et AB), un effet bénéfique dans la lutte contre le cancer. Les escargots contiennent une lectine qui aide à prévenir le cancer du sein. Les arachides consommées avec leur fine peau rouge ont les mêmes effets bénéfiques. Les lentilles, les champignons de Paris et l'amarante sont aussi recommandés pour leurs propriétés anticancéreuses.

De nombreuses études ont montré que le soja protégeait contre le cancer et qu'il était particulièrement bien adapté aux organismes des groupes A et AB. Les autres aliments très recommandés sont les fruits et légumes. Ils contiennent des nutriments, des phytonutriments et des fibres possédant un effet protecteur. En consommant de grandes quantités de fruits et de légumes, vous pouvez diviser par deux les risques de contracter le cancer. Comptez au moins cinq portions de fruits et de légumes par jour.

Des expériences tentées sur des animaux de laboratoire ayant été exposés à de puissants agents cancérigènes ont démontré que l'ail et l'oignon contiennent des substances qui protègent contre le cancer. Les légumes verts tels que les épinards, le chou vert et le brocoli sont remplis de substances anticancéreuses qui ne sont pas détruites pendant la cuisson. Le pamplemousse et le citron (le fruit entier, y compris la peau blanche) possèdent eux aussi de telles propriétés. Une des meilleures façons de bénéficier de tous ces éléments précieux que contiennent les agrumes est de les ajouter à vos jus de légumes fraîchement pressés. Laissez la fine peau jaune du citron, mais retirez celle du pamplemousse. L'ananas est bien connu pour ses qualités digestives, mais moins pour ses propriétés anticancéreuses. Une enzyme appelée bromelaïne, contenue dans l'ananas, aurait un effet stimulant sur le système immunitaire, aidant le corps à combattre les cellules cancéreuses. Des recherches faites par le Dr Taussig à Hawaï ont révélé que l'ananas inhibait la formation de tumeurs. Les légumineuses, bénéfiques pour les personnes du groupe A, contiennent aussi des éléments qui préviennent contre le cancer.

Le groupe B et l'alimentation

On pense que le groupe sanguin B, le troisième à apparaître en plus grand nombre sur terre, se serait développé à la suite de migrations vers les régions de l'Himalaya puis vers le nord de la Chine. Le régime alimentaire de ces nomades de la première heure comprenait de la viande et des produits laitiers fermentés. Aujourd'hui, les personnes du groupe B ont la chance de pouvoir consommer des produits laitiers. Cependant, si vous êtes de ce groupe, ce feu vert ne signifie pas que vous allez pouvoir faire des excès et consommer des fromages gras en quantité. Il convient là aussi de pratiquer la modération.

Chez de nombreux peuples d'Asie et d'Afrique, les produits laitiers étaient absents de leur alimentation depuis plusieurs générations. Ainsi, si vous faites partie de ces cultures et êtes du groupe B, il sera sans doute préférable d'introduire progressivement les produits laitiers dans votre alimentation tout en prenant une enzyme digestive contenant de la lactase.

Votre organisme apprécie la viande, le poisson, les produits laitiers, les légumineuses, les oléagineux, les céréales, les légumes et les fruits, à condition que vous choisissiez les aliments appropriés dans chaque catégorie. En d'autres termes, votre groupe sanguin vous permet de manger une grande variété d'aliments, ce qui n'est pas le cas des personnes des groupes A et O, lesquelles connaissent des restrictions dans quelques catégories.

La viande, la volaille et le gibier

La viande est bonne pour vous et vous la digérez facilement. Vos meilleurs choix sont l'agneau, le mouton, le lapin et le gibier. Plusieurs de nos recettes vous apprendront à cuisiner le gibier. Cette viande est particulièrement bénéfique parce qu'elle provient d'animaux qui vivent dans la nature. Évitez le poulet, car il contient une lectine néfaste pour votre organisme. Vous pouvez manger de la dinde et du faisan (pendant la période de la chasse) ainsi que du bœuf et du veau. Votre corps possédant les enzymes nécessaires à la digestion des graisses contenues dans ces viandes, vous ne devriez pas vous inquiéter de consommer quelques graisses saturées.

Les poissons et les fruits de mer

Le poisson constitue une autre bonne source de protéines pour les personnes du groupe B. Évitez cependant les anchois et le bar de mer. Faites un effort pour manger des poissons gras (maquereau, sardine, saumon frais, thon, hareng), qui contiennent des acides gras bénéfiques, les oméga-3. Les crustacés et les coquillages ne sont pas pour vous à cause de la présence de lectines qui nuisent à votre organisme.

Les produits laitiers

Vous avez de la chance en ce qui concerne le lait, le fromage et le yogourt, car vous pouvez consommer ces bonnes sources de protéines, mais si vous avez tendance à avoir un excès de mucosités dans les voies respiratoires, évitez ces aliments pendant un certain temps. Si votre organisme n'est pas habitué aux produits laitiers, allez-y doucement. Vous auriez peut-être avantage à commencer avec des formes prédigérées telles que le yogourt et le kéfir.

Comme vous le verrez dans la section Le groupe B et la santé, votre système immunitaire a besoin de précautions particulières. Des recherches ont montré que le yogourt peut stimuler votre système immunitaire, permettant à votre organisme de combattre les bactéries et les virus.

MARIE

Groupe B

Âge : 43 ans

Pendant de nombreuses années j'ai traîné une fatigue chronique comme un boulet au pied, malgré une alimentation biologique et des suppléments. Pendant deux ans, j'ai souffert de symptômes prémenstruels, de quatre à cinq jours chaque mois. Il y a quelques mois, j'ai commencé le régime groupe sanguin et modifié mes suppléments, et depuis, je ne souffre plus du syndrome prémenstruel ; je n'ai plus besoin de faire une sieste chaque jour.

Les légumineuses

À part quelques exceptions notables, les légumineuses constituent une bonne source de protéines pour les personnes du groupe B. Vous pouvez manger une portion de légumineuses presque chaque jour. Les fibres qu'elles contiennent favorisent un bon transit intestinal et aident à régulariser les niveaux de sucre sanguin. Évitez les lentilles, le soja et les produits qui en sont dérivés, ils ne sont pas vraiment pour vous. Pour diverses raisons, ils réagissent négativement dans votre organisme. J'ai remarqué que beaucoup de mes clients de groupe B les évitaient tout naturellement.

Les céréales

Les céréales sont une source concentrée d'hydrates de carbone et les personnes du groupe B feraient bien d'en limiter la consommation. Le blé complet, le maïs, le sarrasin et le seigle sont à écarter. Ces céréales contiennent des lectines qui bloquent l'activité de l'insuline et altèrent le métabolisme du sucre, pouvant entraîner fatigue et « coups de pompe ». Le sucre, plutôt que d'être utilisé pour fabriquer de l'énergie, peut être stocké sous forme de graisse et entraîner un gain de poids. Cet excès de sucre dans le sang peut augmenter les triglycérides, des lipides qui sont un facteur de risque de maladies cardiaques.

Cela ne devrait pas vous empêcher de manger certaines céréales. Essayez l'épeautre à la place du blé. Cette céréale ancienne peut remplacer le blé dans presque toutes les recettes: tartes, gâteaux, pains, pâtes, etc. Le riz et l'avoine sont aussi d'excellentes solutions de rechange. Vous pouvez manger également des céréales germées, par exemple, sous forme de pain essène, que l'on appelle aussi pain de céréales germées. Bien que ce pain puisse contenir du blé, le processus de germination détruit les lectines que vous avez intérêt à éliminer de votre alimentation. Pour en savoir davantage sur le pain essène, voir à la page 24.

Les graines, les oléagineux et les huiles qu'on en tire

Dans notre alimentation, nous manquons de certains acides gras appelés oméga-3. Les noix et les graines de lin étant une bonne source d'oméga-3, il importe de les inclure régulièrement dans votre alimentation. Les huiles de noix et de graines de lin rancissent facilement parce que leurs acides gras, les oméga-3, sont très fragiles et peuvent s'oxyder. Achetez-les chez un fabriquant sérieux et gardez-les au réfrigérateur. Consommez l'huile de lin dans les six semaines suivant l'ouverture du contenant. L'huile de noix se conserve plus longtemps.

Bon nombre d'oléagineux et de graines couramment consommés sont déconseillés aux personnes du groupe B, en raison surtout des lectines agglutinantes qu'ils contiennent. Évitez les arachides, les noix de cajou, les pignons, les pistaches, les graines de courge, les noisettes, les graines de sésame et les graines de tournesol. Écartez de votre alimentation toutes les huiles qui en sont extraites y compris l'huile de colza, de soja et de maïs. Vous pouvez profiter des bienfaits des noix, des graines de lin, des amandes, des noix du Brésil, des noix de pécan et de macadamia. La meilleure huile de cuisson est l'huile d'olive et, pour vos salades, choisissez les huiles de lin, de noix et d'olive.

Les huiles

Les oléagineux et les graines contiennent des acides gras essentiels et, précisément parce que ces acides gras sont «essentiels», leur absence de notre alimentation peut avoir des effets néfastes sur notre santé. Il y a plus de cinquante ans, les oléagineux et les graines étaient pressés à froid dans des moulins où on pouvait se procurer régulièrement une huile toujours fraîche. Aujourd'hui, on consomme couramment des huiles raffinées. Elles ont peut-être une durée de vie plus longue dans la bouteille, mais leurs effets sur la santé sont néfastes d'après les recherches récentes sur les huiles.

Il faudrait plus que quelques pages pour énumérer les effets bénéfiques des huiles. Pour souligner leur importance, nous nous contenterons de dire que chaque cellule de notre corps, afin de fonctionner adéquatement, a besoin de bons acides gras. Comme ce sont nos cellules qui constituent nos tissus, nos organes et le corps que nous habitons, il convient de leur donner la meilleure nourriture possible. Évitez les huiles industrielles raffinées et utilisez des huiles de première pression à froid de la meilleure qualité possible. Gardez les huiles au réfrigérateur (sauf l'huile d'olive). La France étant le pays des noix, on peut facilement y trouver de l'huile de noix pressée à froid. Nous vous recommandons de manger des noix et d'utiliser de l'huile de noix dans vos salades. Le Canada produit une excellente huile de lin. En France, depuis le début de 2009, l'interdiction de vendre de l'huile de lin a été levée et on peut à nouveau en trouver dans les magasins bios. L'huile d'olive, fréquemment utilisée comme seule huile, ne contient pas d'oméga 3.

Les légumes

Tous les groupes sanguins tirent un grand bénéfice de la consommation de légumes. Avec les fruits, les légumes constituent la base d'une alimentation saine. Assurez-vous que vos légumes sont toujours le plus frais possible et mangez-en à midi et le soir, crus ou cuits, en salades, dans des soupes ou sous forme de jus fraîchement pressé. Vous pouvez même en manger comme collation. Dans la section des recettes, vous lirez les très grands bienfaits de ces végétaux.

Les légumes verts tels que le chou frisé, le chou nouveau, la bette, les fanes de navet et les feuilles de pissenlit doivent faire partie d'un régime équilibré ; ils sont très riches en caroténoïdes et en magnésium. Évitez les tomates, car elles contiennent une lectine néfaste pour votre organisme. Le maïs aussi doit être écarté de votre régime alimentaire.

Veillez à inclure régulièrement du magnésium dans votre alimentation. Le corps en consomme beaucoup en période de stress. Le lait et le fromage contiennent du magnésium et surtout du calcium. Le chou frisé, en revanche, contient environ la même quantité de calcium que le lait pour un même volume, mais trois fois plus de magnésium. Une raison supplémentaire de ne pas oublier de manger des légumes à feuilles vertes.

Le système immunitaire des personnes du groupe B peut être leur point faible. Protégez-vous contre les infections bactériennes et virales en mangeant des légumes verts en quantité. Des études ont montré que l'ail, les champignons maitake et shiitake pouvaient stimuler le système immunitaire. On les trouve également sous forme de capsules.

Les fruits

Vous pouvez manger presque tous les fruits. Les fruits et les légumes ont à peu près la même teneur en vitamines, minéraux, phytonutriments et antioxydants. En général, les fruits contiennent moins de minéraux et une plus grande quantité de fructose.

Cependant, même si le fructose est un sucre, il élève le niveau de sucre sanguin moins rapidement que le sucrose que l'on trouve dans le sucre de table et les hydrates de carbone raffinés contenus dans la farine blanche. Il s'agit là d'une différence qui revêt de l'importance. Les fruits peuvent en effet contribuer à maintenir un niveau d'énergie stable, alors que le sucre raffiné peut le faire varier fortement.

Si vous souhaitez perdre du poids, mangez un fruit 30 minutes avant les repas. Cette pratique permet de diminuer l'appétit et favorise la perte de poids. Cependant, si vous mangez un fruit dans la matinée ou l'après-midi, en guise d'en-cas, assurez-vous de prendre une protéine en même temps pour éviter de faire fluctuer votre taux de sucre sanguin. Un yogourt, un morceau de fromage ou quelques noix feront l'affaire. Il est important d'équilibrer les protéines et les glucides (hydrates de carbone) au cours d'un même repas pour maintenir l'équilibre des niveaux de sucre sanguin.

SEHAM
Groupe B
Âge : 37 ans

Le régime groupe sanguin a amélioré plusieurs problèmes de santé qui m'irritaient depuis quelques années. Je digère beaucoup mieux et je ressens de la légèreté au lieu des ballonnements qui survenaient après les repas. Je souffre moins de la fatigue et mon niveau d'énergie est plus stable durant la journée. Ce régime m'a aussi aidée à perdre du poids. Un autre petit problème m'irritait beaucoup : je passais une bonne partie de la matinée à me moucher. Je suis soulagée d'être enfin débarrassée de ma congestion nasale et de mon nez qui coule.

Que puis-je boire ?

De l'eau, de l'eau, de l'eau. Un livre fascinant, *Votre corps réclame de l'eau,* écrit par le Dr F. Batmanghelidj, explique que plusieurs des signaux du corps que nous interprétons comme des besoins de manger ou de consommer un médicament sont en réalité des manifestations de la soif. Avec l'âge, le corps perd sa capacité de nous signaler ses besoins en eau. Pourtant, de nombreux problèmes de santé peuvent être soulagés simplement en buvant ce liquide bienfaisant : mal de dos, maux de tête, articulations douloureuses, brûlures et douleurs à l'estomac, tension élevée, cholestérol, excès de poids et allergies. L'eau est nécessaire pour que les réactions chimiques basiques puissent s'effectuer dans le corps : elle active les enzymes, transporte les nutriments dans les cellules et les déchets hors des cellules. Notre corps est composé de 60 p. 100 d'eau, il n'est donc pas étonnant que cette dernière soit si vitale.

Le Dr Batmanghelidj recommande de boire au moins 2 litres (8 tasses) d'eau par jour, en plus d'autres boissons. Si vous n'avez pas soif, cela ne signifie pas que vous n'avez pas besoin d'eau ; cela signifie que vos mécanismes de déclenchement de la soif sont déréglés.

Le thé vert devrait compter parmi vos premiers choix. En plus de ses effets préventifs contre le cancer et les maladies cardiovasculaires, le thé vert a des effets immunostimulants particulièrement valables pour le système immunitaire sensible des personnes du groupe B. On a découvert que les polyphénols du thé vert, son principe actif, agissaient de deux manières contre les micro-organismes : ils augmentent les mécanismes de défense de l'organisme et ils agissent sur les micro-organismes eux-mêmes, les rendant moins virulents. Pour plus d'informations concernant le thé vert, voir aux pages 178 et 179.

Voir la liste alimentaire, aux pages 64 et 65, pour d'autres boissons convenant au groupe B.

Le groupe B et la santé

Le régime groupe sanguin n'est pas le remède à tous les maux et ne vous prémunira pas entièrement contre la maladie. Mais c'est un moyen puissant de construire les fondations qui permettront à votre corps de fonctionner au mieux de sa capacité. Les idées de base qui étayent ce régime concordent avec la recherche actuelle sur la manière dont la nutrition influence l'expression de nos gènes.

Nos gènes contiennent une information pouvant indiquer la présence d'une maladie potentielle, ce qui ne signifie pas que la maladie va se développer. Elle le fera seulement si certaines conditions sont réunies. Le Dr Jeffrey Bland écrit, dans *Genetic Nutritioneering* : « Il est véritablement fascinant d'observer que la médecine est en train d'évoluer ; au cours des cent dernières années, on a cru que la maladie était fixée dans nos gènes. Aujourd'hui, nous prenons conscience du rôle que nous pouvons jouer dorénavant pour renforcer notre héritage génétique dans notre vie quotidienne. » C'est exactement ce que fait le régime groupe sanguin. Mangez selon votre groupe sanguin et vous réduirez fortement les risques de problèmes de santé cachés dans vos gènes.

Le poids et le métabolisme du sucre

Si vous avez un problème de poids, vous pourrez simplement suivre les conseils qui s'appliquent à votre groupe sanguin, car les lectines de certains aliments peuvent perturber la façon dont votre corps va gérer le sucre. Ces lectines peuvent avoir un effet similaire à celui de l'insuline sur les cellules. Si les cellules sont continuellement stimulées, elles transformeront le sucre en graisse, pour ensuite stocker cette dernière, au lieu de le brûler comme source d'énergie. Un excès de stimulation de type insulinique crée une condition appelée résistance à l'insuline avec, pour effet, que les cellules ne répondent plus à l'insuline comme elles le devraient. Le Dr D'Adamo a découvert que les lectines contenues dans le blé, le maïs, le sarrasin, les lentilles, les graines de sésame et les arachides avaient un effet néfaste sur le métabolisme du sucre chez les personnes du groupe B.

Une autre stratégie consiste à consommer suffisamment de protéines afin de contrebalancer l'ingestion de glucides (hydrates de carbone). Cette précaution permet aux deux hormones qui régulent le taux de sucre sanguin – l'insuline et le glucagon – de travailler en harmonie.

Certaines personnes sont très sensibles au rapport protéines/glucides et il serait bon qu'elles veillent à équilibrer ce rapport dans chacun de leurs repas et collations. Au petit-déjeuner, vous pourriez commencer par remplacer l'habituel pain confiture par du pain et du fromage ou du pain et un œuf brouillé. Pour les repas du midi et du soir, mangez toujours une de vos bonnes sources de protéines avec beaucoup de légumes et un peu de céréales. Voici un truc pour vous aider à équilibrer protéines et glucides. Remplissez le quart de votre assiette avec des protéines (viande, volaille, poisson ou œufs) et le reste surtout avec des légumes et un peu de riz ou une autre céréale. Si vous avez de la difficulté à métaboliser le sucre et que vous mangez des légumineuses à un repas, évitez de manger des céréales en plus, les légumineuses étant déjà moitié protéines, moitié glucides. Je trouve que cette façon d'équilibrer un repas aide bien mes patients à régulariser leur taux de sucre sanguin, ce qui favorise une utilisation efficace de l'insuline.

MICHEL
Groupe B
Âge : 54 ans

Il n'est pas possible pour moi d'affirmer catégoriquement si ma bonne santé et la stabilité de mon poids sont dues essentiellement au régime groupe sanguin, au soin que j'apporte à ce que je mange, aux quelques nutriments qui complètent mon alimentation ou à ma constitution. Cependant, malgré de longues journées de travail, des nuits souvent trop courtes et un bon niveau de stress, je me sens mieux que jamais et je passe l'hiver sans mon rhume habituel.

Ce que je peux dire avec certitude, c'est que pour moi, qui suis du groupe B, le fait de suivre le régime groupe sanguin n'est devenu ni contraignant, ni gênant, ni encombrant. Je choisis tout simplement le bon aliment lorsque j'ai le choix. Si je n'ai pas le choix ou si j'en ressens le besoin, je fais une exception de temps en temps sans culpabilité. J'ai comme règle d'être vigilant avec les aliments qui forment la base de mon régime. Ainsi, personne n'a besoin de s'en apercevoir et je ne me sens pas contraint non plus. Je devrais aussi ajouter que le régime groupe sanguin est un sujet de conversation intéressant et parfois animé autour d'une table.

Votre système immunitaire a besoin de soutien

J'ai constaté que mes clients du groupe B sont fréquemment aux prises avec des infections bactériennes parmi les plus résistantes. En guise de précaution contre l'installation des micro-organismes, je leur conseille de manger en quantité les aliments dont on a pu démontrer qu'ils pouvaient renforcer l'immunité. Les légumes et les fruits en général possèdent cette propriété ainsi que le thé vert (*p. 178-179*). L'ail est particulièrement bon, ajoutez-le chaque jour à votre sauce à salade. Les oignons ont un puissant effet antibactérien et antiviral – des scientifiques russes ont largement étudié ces effets. On a pu aussi faire la preuve que le piment, le poivre de Cayenne et le raifort ont des propriétés anti-infectieuses. Et n'oubliez pas, vous faites partie des chanceux qui peuvent manger du yogourt au pouvoir immunostimulant.

Assurez-vous aussi que vous consommez une quantité raisonnable de lipides et, surtout, que vous consommez les bons. Mangez des poissons gras tels que le maquereau, la sardine et le saumon. Agrémentez vos salades d'huile de lin et de noix. Tous ces aliments vous feront bénéficier des huiles oméga-3.

Le groupe AB et l'alimentation

Le groupe AB est le résultat du mélange entre les groupes A et B. Le groupe AB n'existe que depuis 1000 ans environ et ne représente que 5 p. 100 de la population de la planète.

La psychologue française Léone Bourdel a décrit le groupe AB comme étant « le plus riche des quatre tempéraments puisqu'il possède les avantages des trois autres, mais il est victime aussi de leurs incompatibilités ». En terme de choix alimentaires, cette même trame apparaît. Le groupe AB est complexe, ressemblant tantôt au groupe A, tantôt au groupe B et, par certains aspects, il peut même s'apparenter au groupe O.

J'ai remarqué que parmi mes clients du groupe AB, certains avaient déjà eux-mêmes adopté des habitudes alimentaires compatibles avec les recherches sur les groupes sanguins. Ils ont tendance à prendre des repas moins copieux, plus faciles à digérer, ils mangent de la viande en quantité réduite, prennent un bon petit-déjeuner qui inclut une forme ou une autre de protéines et se sentent au meilleur de leur forme s'ils respectent une certaine régularité quant aux heures des repas. Ces quelques règles contribuent au bien-être des personnes du groupe AB et leur procurent davantage d'énergie.

La viande et la volaille

En ce qui concerne la digestion de la viande, vous avez à la fois des caractéristiques du groupe A et du groupe B. Vous avez tendance à avoir peu d'acide dans l'estomac et, par conséquent, vos enzymes digestives sont un peu faibles aussi. Limitez-vous à consommer occasionnellement de l'agneau, de la dinde et du lapin. Les personnes du groupe AB, comme celles du B, devraient éviter le poulet, le canard et la pintade.

Les poissons et les fruits de mer

Si vous n'avez pas l'habitude de manger du poisson, augmentez votre consommation de cette excellente source de protéines et votre organisme en profitera de manière significative. En effet, votre côté A peut faire de vous un candidat à l'hypercholestérolémie. En consommant des poissons riches en acides gras oméga-3, vous réduirez ce facteur de risque de maladie cardiovasculaire. Les meilleurs poissons pour vous sont le maquereau, la sardine, le thon, le hareng et le saumon (sauvage si possible). Vous pouvez aussi consommer des poissons qui ne sont pas particulièrement riches en acides gras, car ils contiennent d'autres éléments qui apportent des bienfaits au système cardiovasculaire. Vous pouvez manger des moules et des coquilles Saint-Jacques, mais évitez les autres fruits de mer.

Le soja et les légumineuses

Le tofu et le tempeh sont des sources de protéines habituellement faciles à digérer pour vous. Vous pouvez manger des légumineuses presque quotidiennement, toutefois limitez-vous à celles qui ne contiennent pas les lectines à éviter. Les lentilles, les fèves, les haricots cocos, les mojettes, les haricots blancs et les flageolets peuvent apparaître sur votre liste. Ils constituent une bonne source de glucides complexes et de fibres. Les légumineuses contiennent des phytostérols et des fibres qui contribuent à abaisser le taux de cholestérol et à prévenir le cancer. De plus, les légumineuses encouragent un bon fonctionnement intestinal, lequel protège à son tour contre le cancer du côlon et les hémorroïdes.

Le soja et les autres légumineuses ont approximativement les mêmes effets. Cependant le soja et les produits dérivés possèdent une plus grande teneur en matières grasses, en acides gras essentiels, en protéines et un excellent profil d'acides aminés. On reconnaît que le soja, une bonne source de lécithine, peut abaisser le taux de cholestérol et aider le foie et la vésicule biliaire à faire leur travail.

Le soja contient aussi des phytœstrogènes qui ont un effet régulateur sur le système hormonal.

Les céréales

Le muesli, le pain et les pâtes sont tous faits avec des céréales. Les personnes du groupe AB sont adaptées à cette catégorie alimentaire et devraient pouvoir en profiter quotidiennement. Assurez-vous simplement que vous ne réduisiez pas votre consommation de légumes. Comme pour les autres groupes sanguins, évitez le blé si vous avez un problème de poids et si des mucosités se forment dans vos voies respiratoires. Variez vos choix de céréales en fonction de votre tolérance : mangez du millet, de l'avoine, du seigle, de l'épeautre, du quinoa, du riz et du blé si vous estimez pouvoir le faire. Évitez le maïs et le sarrasin.

Dans le cas où vous auriez observé des variations du taux de sucre sanguin qui seraient liées à une prise de poids, il vous faudra limiter votre consommation de céréales.

Vous pouvez manger des graines germées comme en contient le pain essène (aussi appelé pain de céréales germées). Même s'il est fabriqué avec du blé, le processus de germination détruit les lectines que vous devrez normalement éviter. Pour en savoir davantage sur le pain essène, voir à la page 24.

Les produits laitiers

C'est ici que votre côté B entre jeu. Vous pouvez manger des fromages de vache, de brebis et de chèvre, ainsi que du yogourt et du kéfir. Cependant, soyez conscient du fait que le fromage contient des acides gras saturés et que votre corps pourrait fabriquer des quantités excessives de cholestérol à partir de cette graisse. Les produits laitiers peuvent aussi encourager la production de mucosités respiratoires chez les personnes qui y sont sujettes. Si vous souffrez régulièrement de problèmes respiratoires ou si vous avez une maladie chronique telle que l'asthme ou le rhume des foins, évitez les produits laitiers pendant quelques mois. Vous pourrez les réintroduire progressivement dès que votre système immunitaire se sera renforcé.

Les oléagineux et les huiles qu'on en tire

Les oléagineux et les graines sont une source de protéines et de fibres. Certains d'entre eux contiennent des acides gras essentiels et devraient régulièrement faire partie de votre alimentation : les noix et les graines de lin sont mes favoris et conviennent tous deux au groupe AB.

Les acides gras essentiels contenus dans les noix et les graines de lin sont efficaces pour réduire le taux de cholestérol sanguin et favoriser le bon fonctionnement cérébral. De plus, ils nettoient les intestins, qui jouent un rôle majeur dans le système immunitaire. Les graines de lin contiennent des lignanes qui sont transformées dans les intestins en substances ayant un effet anticancéreux. Par ailleurs, les huiles de la famille des oméga-3 que l'on trouve dans les noix et les graines de lin ont un effet bénéfique sur les affections inflammatoires et allergiques telles que l'asthme et l'eczéma.

En résumé, consommez régulièrement des noix et des graines de lin. Pour bénéficier des acides gras contenus dans les graines de lin, réduisez-les en poudre. Après les avoir moulues dans un moulin à café électrique, vous pouvez les mettre au réfrigérateur où elles se conserveront pendant plusieurs semaines. Saupoudrez 1 à 3 c. à soupe sur vos aliments ou ajoutez-les à un verre d'eau et buvez. Les graines de lin sont aussi très efficaces contre la constipation.

AFSANEH
Groupe AB
Âge : 45 ans

Pendant de nombreuses années, j'ai souffert de ballonnements, de migraines, de nausées terribles et de fatigue constante. J'avais aussi un excès de poids et j'ai décidé de consulter une nutritionniste pour obtenir de l'aide. Sur ses conseils, j'ai commencé à suivre le régime groupe sanguin tout en prenant des plantes et des nutriments qui me convenaient.

Au début je trouvais cela difficile et je fus même assez découragée par les premiers résultats, plutôt décevants. Mais je dois admettre que je ne suivais pas les recommandations de très près. Par la suite, j'ai décidé de m'y mettre plus sérieusement et j'ai constaté une amélioration après quelques jours seulement. Mes maux de tête ont disparu ainsi que les nausées dont je souffrais, et j'ai perdu du poids.

Peu de temps après avoir entrepris ce régime, j'ai passé deux semaines de vacances dans ma famille, dans une région où l'on consomme beaucoup de pommes de terre et de porc, et une abondance de gâteaux, de vin et d'alcool. Je ne pouvais pas suivre correctement mon régime alimentaire, mais je l'ai fait au mieux. J'ai mangé autant de salade et de légumes que je pouvais et j'ai acheté mon propre pain de seigle. Je n'ai pas souffert des migraines habituelles et j'étais moins constipée. Alors que certains symptômes sont revenus, j'ai tout de même pu remarquer les bénéfices que je retirais à rompre ma dépendance au café et à tous les produits que j'aimais auparavant (coca, aliments frits et pain blanc) qui ne me plaisaient plus du tout. Après les autres régimes que j'avais expérimentés pour perdre du poids, j'avais toujours des boulimies de chocolat, de sucre et d'aliments sucrés et riches. Maintenant, pour la première fois, mon corps voulait ce qui était bon pour lui.

Les légumes

Mangez des légumes aussi souvent que vous le pouvez. Dans la civilisation qui est la nôtre, nous avons tendance à les bouder pour différentes raisons : il faut du temps pour les préparer (mais en fait pas tant que ça), nous devons faire des courses fréquemment pour qu'ils soient bien frais et bon nombre d'adultes et d'enfants affirment ne pas aimer leur goût.

Les légumes sont la base d'une alimentation saine. Assurez-vous qu'ils sont aussi frais que possible et ajoutez-les à vos menus du midi et du soir, crus ou cuits, sous forme de jus frais, de salades, de soupes et même en guise de collation. Vous trouverez des informations sur les immenses bienfaits de ces végétaux dans la section des recettes. Mangez très régulièrement des légumes à feuilles vertes tels que le chou frisé, les fanes de navet, les feuilles de bette et de pissenlit, et les épinards, car ils sont riches en caroténoïdes et en magnésium.

Le magnésium est un minéral que vous devez inclure régulièrement dans votre alimentation, encore davantage en période de stress. Le lait et le fromage contiennent à la fois du magnésium et du calcium. Le chou frisé contient la même quantité de calcium que le lait, mais trois fois plus de magnésium. Encore une raison pour ne pas oublier de manger ces légumes à feuilles vertes.

Lorsque vous préparez des sauces à salade, évitez le vinaigre, qui peut irriter votre estomac, et remplacez-le par du jus de citron. Utilisez à profusion des herbes aromatiques fraîches et ajoutez régulièrement de l'ail, qui a des propriétés anticancéreuses, antimicrobiennes et qui protège le cœur. Utilisez des huiles de noix et de lin, de première pression à froid. Pour la cuisson des aliments, la seule huile qui supporte la chaleur est l'huile d'olive. Ne faites pas chauffer les huiles de première pression à froid.

Les fruits

Les fruits sont riches en phytonutriments et en vitamines. Certains fruits courants ont fait l'objet d'études qui ont révélé qu'ils contribuaient à prévenir le cancer et qu'ils avaient des effets anti-inflammatoires, antibactériens et antiviraux. Les myrtilles et le cassis contiennent des phytonutriments appelés anthocyanosides, qui renforcent les parois des vaisseaux sanguins, protégeant ainsi les artères contre des dommages pouvant entraîner des maladies cardiovasculaires. Les abricots sont riches en bêta-carotène et protègent donc contre le cancer. Les Japonais ont découvert une substance anticancéreuse dans les figues. On a montré que le pamplemousse (ainsi que d'autres agrumes) pouvait réduire les risques de cancer et abaisser le taux de cholestérol sanguin. Pour profiter de cet effet, consommez le fruit entier et ne vous limitez pas au jus. Les fraises réduisent le taux de cholestérol sanguin et peuvent bloquer les nitrosamines, un puissant composé cancéreux produit dans l'organisme à partir des nitrates.

Vous pouvez manger tous ces fruits et bien d'autres encore. Ils contribueront à prévenir le cancer et les maladies cardiovasculaires, deux problèmes de santé qui vous concernent plus particulièrement.

Que puis-je boire ?

De l'eau, de l'eau, de l'eau. Un livre fascinant, *Votre corps réclame de l'eau,* écrit par le Dr F. Batmanghelidj, explique que plusieurs des signaux du corps que nous interprétons comme des besoins de manger ou de consommer un médicament sont en réalité des manifestations de la soif. Avec l'âge, le corps perd sa capacité de nous signaler ses besoins en eau. Pourtant, de nombreux problèmes de santé peuvent être soulagés simplement en buvant ce liquide bienfaisant : mal de dos, maux de tête, articulations douloureuses, brûlures et douleurs à l'estomac, tension élevée, cholestérol, excès de poids et allergies. L'eau est nécessaire pour que les réactions chimiques basiques puissent s'effectuer dans le corps : elle active les enzymes, transporte les nutriments dans les cellules et les déchets hors des cellules. Notre corps est composé de 60 p. 100 d'eau, il n'est donc pas étonnant que cette dernière soit si vitale.

Le Dr Batmanghelidj recommande de boire au moins 2 litres (8 tasses) d'eau par jour, en plus d'autres boissons. Si vous n'avez pas soif, cela ne signifie pas que vous n'avez pas besoin d'eau ; cela signifie que vos mécanismes de déclenchement de la soif sont déréglés.

Le thé vert compte parmi vos meilleurs choix, car il protège contre le cancer et les maladies cardiovasculaires. De nombreuses études japonaises ont montré que le fait de boire environ 10 tasses (leurs tasses sont petites !) de thé par jour réduit le taux de cholestérol, prévient la formation de caillots sanguins et aide à relaxer les parois des vaisseaux sanguins, réduisant ainsi la tension artérielle. Pour les autres boissons, voyez les listes d'aliments aux pages 66 et 67.

Le groupe AB et la santé

Le régime groupe sanguin n'est pas le remède à tous les maux et ne vous prémunira pas entièrement contre la maladie. Mais c'est un moyen puissant de construire les fondations qui permettront à votre corps de fonctionner au mieux de sa capacité. Les idées de base qui étayent ce régime concordent avec la recherche actuelle sur la manière dont la nutrition influence l'expression de nos gènes.

Nos gènes contiennent une information pouvant indiquer la présence d'une maladie potentielle. Cette information ne signifie pas nécessairement que la maladie va se développer. Elle le fera seulement si certaines conditions sont réunies. Elle ne se manifestera pas si les conditions qui empêchent nos gènes d'exprimer cette maladie sont présentes. Le Dr Jeffrey Bland a écrit *Genetic Nutritioneering*, un livre portant sur ce concept. Dans un hommage au docteur D'Adamo il écrit : « Il est véritablement fascinant d'observer que la médecine est en train d'évoluer ; au cours des cent dernières années, on a cru que la maladie était fixée dans nos gènes. Aujourd'hui, nous prenons conscience du rôle que nous pouvons jouer dorénavant pour renforcer notre héritage génétique dans notre vie quotidienne. » C'est exactement ce que le régime groupe sanguin fait. Mangez selon votre groupe sanguin et vous réduirez fortement les risques de problèmes de santé cachés dans vos gènes.

La digestion

Votre système digestif fonctionne un peu comme celui des personnes du groupe B pour la digestion des protéines. Cela signifie que vous pouvez manger un peu plus de protéines animales que les personnes du groupe A, mais que vous devez quand même limiter les quantités que vous absorbez à chaque repas. Vous n'avez pas suffisamment d'acide dans l'estomac pour digérer de grandes quantités de viande à la fois. Si vous surchargez votre organisme avec des aliments qui ne sont pas métabolisés correctement, il se crée un état de toxicité dans votre système digestif puis dans votre organisme. Cela peut entraîner des symptômes tels que des maux de tête, des problèmes au niveau des yeux, des oreilles, des voies respiratoires, comme la formation de mucosités et un besoin fréquent de s'éclaircir la gorge, des irrégularités dans le métabolisme du sucre, des douleurs articulaires et musculaires, des problèmes de peau, de l'anxiété et de l'irritabilité, pour n'en citer que quelques-uns. La toxicité est aussi un précurseur du cancer auquel les personnes du groupe AB sont davantage exposées.

Une digestion inefficace liée à une trop grande quantité de protéines animales ainsi qu'à des mauvais choix alimentaires peut être un des facteurs menant à un gain de poids.

Le poids

Votre poids a moins à voir avec les calories que vous consommez qu'avec ce qui se passe avec le sucre et les graisses que vous ingérez, en d'autres termes avec votre métabolisme. Le métabolisme se définit comme l'ensemble des réactions chimiques et physiques qui ont lieu dans nos cellules pour transformer les lipides et le sucre en énergie et les protéines en cellules. La vitesse de ces réactions varie d'une personne à l'autre. Certaines personnes ont un métabolisme lent et gagnent facilement du poids. D'autres ont un métabolisme rapide et ne prennent pas de poids, même si elles mangent beaucoup. L'efficacité avec laquelle vous brûlez les glucides et les lipides pour produire de l'énergie au lieu de les stocker dans les cellules adipeuses détermine votre capacité à perdre du poids et à rester mince. Les lectines, l'exercice physique et des nutriments spécifiques impliqués dans la production d'énergie ont tous leur rôle à jouer ici.

Les lectines que vous devez éviter peuvent ralentir votre métabolisme, empêcher le bon fonctionnement de l'insuline dans les cellules et entraîner une insulinorésistance. Cela signifie que, malgré la production d'insuline, vos cellules ne réagissent pas comme elles le devraient et que, si cette situation se prolonge, votre pancréas finira par produire de plus en plus d'insuline qui, en réalité, ne fait pas son travail. Ainsi, le sucre dont les cellules ont besoin pour produire de l'énergie est en fait dirigé dans une autre direction où il est stocké sous forme de graisse, ce qui signifie que l'escalade du gain de poids est commencée. Chez nombre de mes clients, de bons choix alimentaires (évitant les lectines néfastes) leur ont fait perdre du poids sans qu'ils aient eu besoin d'éviter les aliments traditionnellement considérés comme faisant grossir.

À l'instar des personnes d'autres groupes sanguins, vous feriez mieux de cesser de manger des aliments contenant les lectines néfastes pour vous, ainsi que ceux qui ne sont pas digérés correctement. Bien que la plupart des personnes du groupe AB en bonne santé puissent manger du blé, ceux qui souhaitent perdre du poids devraient écarter cette céréale de leur alimentation. Évitez aussi de consommer des protéines animales en grande quantité à chaque repas, car vous aurez des problèmes à les digérer complètement et vous accumulerez des toxines. Souvenez-vous que le côté A de votre groupe réduit la quantité de viande que vous pouvez manger. À la place, consommez du tofu, du tempeh, du poisson et les produits laitiers qui figurent sur votre liste. Ce sont des sources de protéines qui permettent de développer une bonne masse musculaire, ce qui facilite les réactions chimiques qui vont vous permettre de brûler les graisses et de fabriquer de l'énergie.

Les maladies cardiovasculaires

Pour ce qui est de votre santé cardiovasculaire, c'est la part de « A » en vous qui s'exprime. Surveillez votre taux de cholestérol, vérifiez votre tension artérielle, réduisez votre stress et mangez les aliments qui préviennent la formation de caillots de sang.

En suivant les conseils destinés à votre groupe sanguin, vous contribuerez à abaisser votre taux de cholestérol, s'il est élevé. Les aliments suivants ont tous fait l'objet d'études scientifiques ayant révélé qu'ils faisaient baisser le niveau de cholestérol : haricots et lentilles, tofu et tempeh, légumes (carottes, ail, oignons, poireaux), fruits (pommes, pamplemousse, ananas), poissons gras et leurs huiles bénéfiques (maquereau, sardine, saumon, thon, hareng), produits à base de soja, riz complet et avoine, huile d'olive, noix et amandes. Même si vos niveaux sont normaux, vous tirerez profit de ce régime parce qu'il vous évitera une augmentation de votre taux de cholestérol. Vous pouvez manger des œufs, bien qu'ils contiennent du cholestérol. Aucune étude n'a encore fait la preuve que les œufs contribuaient de manière significative à l'augmentation du taux de cholestérol sanguin. Ne vous privez donc pas de cet aliment excellent. Des taux élevés de cholestérol sanguin proviennent essentiellement du fait que notre corps le fabrique à partir du sucre et des graisses. Certains d'entre nous ont davantage tendance à le faire que d'autres, les A et les AB, par exemple.

Vous pouvez continuer à manger de la viande, à condition de vous contenter de trois portions par semaine environ. Mangez des noix du Brésil, car elles contiennent une quantité étonnante de sélénium, entre 200 et 5000 µg/100 g de noix. On a montré que le sélénium peut aider à prévenir l'oxydation du cholestérol et l'agrégation plaquettaire, ce dernier phénomène étant un facteur possible de la formation de caillots sanguins. Une étude finlandaise a démontré que plus vous possédez de sélénium dans le sang, moins vous courez de risques de mourir d'une crise cardiaque. Les autres bonnes sources de sélénium sont le thon, l'espadon, le foie et l'ail.

Une autre caractéristique des maladies cardiovasculaires concerne l'épaisseur du sang. Environ 80 p. 100 des attaques et des crises cardiaques sont dues à un caillot sanguin. La meilleure mesure à adopter pour éviter leur formation consiste à consommer les aliments qui ont donné la preuve qu'ils réussissent à y remédier efficacement.

L'ail en est un très important. Écrasez de l'ail cru dans vos sauces à salade et utilisez du jus de citron à la place du vinaigre ; cette pratique qui consiste à presser l'ail et à l'arroser de jus de citron aide à libérer une substance qui s'appelle l'« ajoène », un anticoagulant très puissant. L'oignon est un autre aliment étonnant qui peut neutraliser les caillots sanguins susceptibles de se former après un repas riche en graisses. Les poissons gras ont aussi leur importance : leurs huiles ainsi que d'autres substances qu'ils contiennent ont des effets anticoagulants. Buvez également un verre de vin de qualité avec votre repas principal pour éviter les caillots. Le resvératrol est une substance produite par la fermentation des peaux de raisin pendant la fabrication du vin rouge. Il a été montré qu'il pouvait prévenir l'agrégation des plaquettes. Vous pouvez aussi boire du jus de raisin rouge, mais il vous en faudra trois fois plus pour obtenir un effet semblable à ce que vous apporte un verre de vin. Le thé vert contient une substance appelée catéchine qui dissout les caillots. L'huile d'olive est un autre aliment pouvant protéger vos artères contre la formation de caillots. Quant à l'ananas frais, on a découvert que lui aussi protégeait les artères.

PATRICIA
Groupe AB
Âge : 42 ans

Depuis l'adolescence, je me bats avec les régimes amaigrissants. Je suis violoniste soliste et, à l'âge de 14 ans, j'ai commencé à préparer mes premiers examens. Ma mère me forçait à manger de la viande, croyant que cela me donnerait des forces. J'avais remarqué que ma digestion devenait lourde et que j'avais envie de dormir après les repas. Je souffrais de douloureuses brûlures d'estomac après mon petit-déjeuner, qui se composait de jus d'orange, de pain et de thé noir.

Pendant 20 ans, je suis passée d'un régime à un autre, perdant du poids puis reprenant plus que ce que j'avais perdu. Ma digestion était toujours difficile. Ma vie de soliste étant captivante, mon niveau de stress était très élevé. À 38 ans, j'ai divorcé et j'ai sombré dans une dépression qui a duré 9 mois. Une autre période de régime amaigrissant m'a fait perdre 20 kg et j'en ai repris 25 kg.

Lorsque j'ai fait la connaissance de Karen Vago, je souffrais d'hypothyroïdie et j'étais dégoûtée de l'alimentation. En suivant les conseils s'appliquant à mon groupe sanguin; j'ai redécouvert les aliments que j'aimais lorsque j'étais enfant et qui m'attiraient naturellement. Au bout de trois mois, ma digestion est redevenue normale ; je ne souffrais plus de brûlures d'estomac ni de ballonnements. Ma vitalité est revenue, j'ai désormais une énergie positive et une facilité à jouer en public. Les crampes dans mes jambes ont presque disparu et mes allergies cutanées se sont évanouies. Je ne ressens pas le besoin irrépressible de manger du sucre, mes boulimies sont choses du passé, l'œdème de mes chevilles s'est résorbé et ma mémoire s'est améliorée. Aujourd'hui, je prends plaisir à manger les aliments qui sont bons pour mon groupe sanguin parce qu'ils correspondent en fait à ce que j'aime. De plus, je suis bien éveillée après les repas !

Le cancer

Il existe une nette association entre les groupes sanguins A et AB et le cancer. Cela ne veut pas dire que vous allez souffrir d'un cancer ou que les groupes O et B n'en souffriront jamais. Cela signifie que le fait d'être du groupe A ou AB constitue un facteur de risque qui s'ajoute à ceux-ci : fumer, être en contact avec des agents cancérigènes de l'environnement, mal se nourrir, etc. Certains facteurs liés au groupe AB font que les personnes de ce groupe sont davantage susceptibles de développer cette maladie. Lorsque des cellules cancéreuses se développent chez les AB, elles ont tendance à être accueillies comme des amies par le système immunitaire au lieu d'être combattues et détruites.

Cependant, avec tout ce que nous savons maintenant sur la prévention du cancer – l'importance de la réduction du stress, l'équilibre hormonal (œstrogène/progestérone), la recherche sur les aliments, les nutriments ayant un effet anticancéreux et, plus récemment, l'alimentation selon les groupes sanguins – il est possible de prendre des mesures afin de prévenir son développement.

En plus des aliments qui sont reconnus pour prévenir le cancer et même stopper son développement, le Dr D'Adamo a découvert que certains aliments sont particulièrement bénéfiques au groupe AB dans la lutte contre le cancer. Les escargots contiennent une lectine ayant des propriétés anticancéreuses particulièrement adaptées au groupe AB. Les arachides (consommées avec leur fine peau rouge), sont un aliment bénéfique pour les AB. Elles contiennent une lectine qui a la propriété de prévenir le cancer, plus particulièrement le cancer du sein. Les lentilles et l'amarante (une céréale) sont aussi recommandées pour les mêmes raisons.

Le soja, dont les effets anticancéreux ont été mis en évidence dans de nombreuses études, est particulièrement adapté au groupe AB. Les autres aliments hautement recommandés sont les fruits et les légumes. Ils contiennent des nutriments, des phytonutriments et des fibres qui ont prouvé leurs effets préventifs. Si vous mangez des légumes et des fruits en quantité, vous pouvez diviser par deux les risques de cancer. D'après l'American National Cancer Institute, il faut manger au moins cinq portions de fruits et de légumes chaque jour.

Des études ont montré que l'ail et l'oignon contiennent des substances qui ont protégé des animaux de laboratoire du cancer après que ceux-ci ont été exposés à de puissants agents cancérigènes. Les légumes verts tels que les épinards, le chou frisé et le brocoli sont très riches en substances anticancéreuses qui ne sont pas détruites par la cuisson. La plupart des nutriments ayant des effets protecteurs contre le cancer sont contenus dans les feuilles de couleur vert foncé ; ne les jetez pas. Le pamplemousse et le citron – à condition de les consommer en entier avec la peau blanche sous le zeste – possèdent aussi des composés anticancéreux. Un des meilleurs moyens de bénéficier de tous ces bons effets que contiennent les agrumes est de les ajouter aux jus de légumes que vous faites vous-mêmes. Vous pouvez laisser la peau jaune des citrons, mais retirez celle des pamplemousses.

L'ananas est bien connu pour faciliter la digestion, mais moins pour ses propriétés anticancéreuses. L'enzyme de l'ananas, la bromelaïne, semble stimuler le système immunitaire afin d'aider l'organisme à combattre les cellules cancéreuses. Des recherches faites par le docteur Taussig à Hawaï ont révélé que l'ananas inhibe la formation de tumeurs. Les choux de Bruxelles et le brocoli contiennent des indoles qui protègent également contre le cancer, plus particulièrement contre le cancer du sein. Les légumineuses, un aliment bénéfique pour les personnes du groupe AB, ont aussi des propriétés permettant de combattre le cancer.

Un dernier mot

Ce livre a pour mission de vous permettre d'appliquer facilement le régime groupe sanguin afin d'en découvrir les bénéfices par vous-même. J'encourage mes clients à suivre les recommandations qui les concernent pendant un mois pour ensuite faire le point. Il n'y a rien de tel que sa propre expérience pour évaluer les effets d'un nouveau mode d'alimentation. Mais ne choisissez pas seulement ce qui vous plaît. Suivez-le rigoureusement, de tout votre cœur. Vous n'avez rien à perdre. Au contraire, vous avez tout à gagner.

Dès que vous aurez apprécié les bénéfices de l'alimentation selon votre groupe sanguin, votre organisme saura ce dont il a besoin pour être au meilleur de sa condition. Certains aliments que vous n'aimiez pas du tout et qui sont bons pour votre groupe sanguin commenceront à vous sembler acceptables et même délicieux. C'est ce que mes clients et moi-même avons découvert. Cependant, ce changement ne se produit pas tout de suite, vous devez suivre ce régime pendant un certain temps avant d'atteindre un certain degré de bien-être. Au fur et à mesure que votre santé s'améliorera, votre organisme reconnaîtra les aliments dont il a réellement besoin et les choix alimentaires qui correspondent à votre groupe sanguin vous sembleront naturels. Sachez cependant qu'une forte attirance pour un aliment signifie rarement qu'il contient ce dont votre corps a besoin. Ce phénomène a plus à voir avec la dépendance. Par exemple, une forte attirance pour le sucre diminue au fur et à mesure que vous éliminez les lectines qui ont un effet sur l'équilibre du sucre sanguin. Donnez simplement à votre corps le temps d'atteindre son équilibre naturel en suivant le régime groupe sanguin. Puis écoutez-le, vous verrez qu'il sait ce qu'il lui faut.

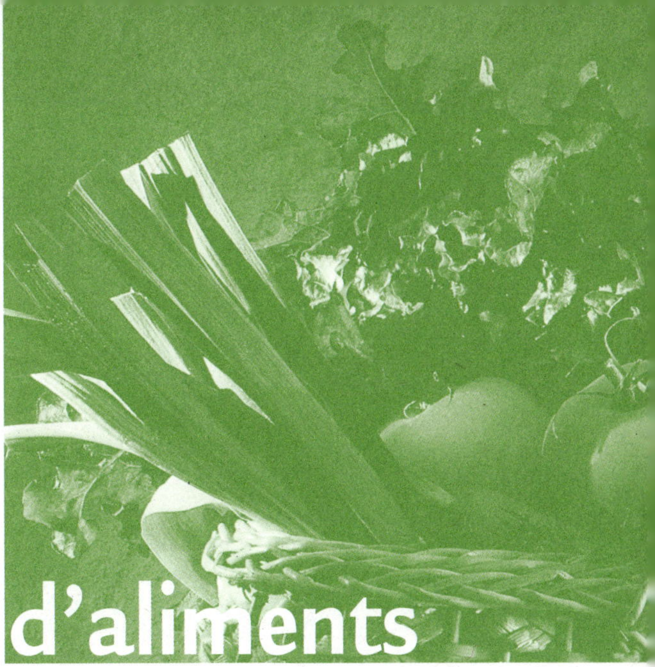

Les listes d'aliments

Les listes qui suivent, bien que simplifiées, sont faites à partir des listes élaborées par le Dr Peter D'Adamo. (Consultez les listes à jour [en anglais] sur son site: <www.dadamo.com/typebase4/typebaseindexer.htm>.)Elles vous aideront à choisir quotidiennement les aliments à inclure dans votre alimentation. Si vous souhaitez en savoir davantage, lisez *4 groupes sanguins 4 régimes* et *4 groupes sanguins 4 modes de vie*, du Dr Peter D'Adamo.

Il y a un aspect du régime groupe sanguin dont nous n'avons pas tenu compte dans ce livre, à savoir si vous êtes de type sécréteur ou non sécréteur. Les sécréteurs, qui représentent 80 p. 100 de la population, transmettent l'information de leur groupe sanguin au moyen des sécrétions de leur corps: salive, mucosités et sperme. Les non sécréteurs, eux, ne le font pas. Comme l'antigène du groupe sanguin constitue la première ligne de défense, cela signifie que les types non sécréteurs sont moins protégés contre certaines infections (bactériennes, fongiques), maladies auto-immunes et états inflammatoires. Les listes qui suivent s'adressent aux sécréteurs. Si vous trouvez que le régime groupe sanguin améliore votre état, mais pas autant que vous le souhaitez, il se peut que vous soyez du type non sécréteur. Un test vous permettra de l'apprendre (voir la section Adresses utiles, à la page 257). Si vous êtes un non-sécréteur, la place qu'occupent certains aliments change. Si vous souhaitez affiner vos choix alimentaires dans ce sens, référez-vous au livre *4 groupes sanguins 4 modes de vie*, du Dr Peter d'Adamo qui étudie cet aspect en détail.

GROUPE SANGUIN O

Catégorie alimentaire	Aliments à consommer	Aliments à éviter	Commentaires
Viande et volaille	Toutes les viandes sauf... Toutes les volailles sauf...	Porc/bacon/jambon Caille	La viande constitue votre meilleure source de protéines. Mangez régulièrement de la viande rouge. Vos meilleurs choix sont : le bœuf, l'agneau, le foie de veau, le veau et le gibier.
Poisson, fruits de mer et escargots	Tous les poissons sauf... Tous les fruits de mer sauf... Escargots	Barracuda, calmar, lieu noir, maskinongé, poisson-chat, poulpe Ormeau, conque Grenouille	Le poisson, en particulier la morue, le bar, le flétan, la truite arc-en-ciel, le vivaneau, la sole et l'espadon, est une bonne source de protéines, mais ne soyez pas tenté de manger du poisson à la place de la viande, les deux doivent figurer dans votre alimentation.
Produits laitiers	Beurre, beurre clarifié (*ghee*), fromage blanc, feta, mozzarella, fromage de chèvre	Tous les autres fromages, yogourt, kéfir, laits animaux	Bien que vous puissiez consommer certains produits laitiers, limitez votre consommation à deux morceaux de fromage par semaine. Certaines personnes de groupe O ne tolèrent aucun produit laitier.
Œufs	De poule, de cane	D'oie, de caille	Jusqu'à six par semaine
Huiles	De lin, d'olive, de colza, de sésame, de noix	De noix de coco, de maïs, de coton, d'arachide, de carthame, de soja, de tournesol, de germes de blé	Utilisez l'huile d'olive pour la cuisson et les salades, et toutes les autres seulement pour les salades. Utilisez du vinaigre de cidre ou du jus de citron dans les vinaigrettes.
Oléagineux	Amandes, graines de lin, noisettes, noix de macadamia, noix de pécan, pignons, graines de courge, graines de sésame, noix	Noix du Brésil, noix de cajou, châtaignes, arachides, pistaches, graines de tournesol, graines de pavot	À inclure régulièrement dans votre alimentation, en particulier les noix et les graines de lin moulues.

Catégorie alimentaire	Aliments à consommer	Aliments à éviter	Commentaires
Haricots, lentilles et soja	Tous les haricots sauf... Soja (fèves, fromage, lait, miso, tempeh, tofu, etc.)	*Copper*, haricots rouges, lentilles (rouges, vertes, brunes), petits haricots blancs, haricots pinto, graines de tamarin	Vous pouvez manger certains haricots et produits à base de soja mais vos meilleures sources de protéines restent la viande, la volaille et le poisson. Les légumes sont votre meilleure source de fibres.
Céréales	Pain essène (pain de céréales germées), sarrasin, kamut, millet, avoine, quinoa, riz, seigle, épeautre, tapioca, riz sauvage	Blé, orge, maïs, sorgho	Le pain essène est composé à 100 p. 100 de céréales germées. C'est de loin la meilleure forme de pain pour vous.
Légumes	Tous sauf...	Germes de luzerne (alfalfa), câpres, chou-fleur, concombre, poireau, champignons de Paris, champignons shiitaké, olives noires, pommes de terre, aloe	Les légumes devraient être « un aliment roi » à votre table. Mangez les oignons comme un véritable légume.
Fruits	Tous sauf...	Poire asiatique, avocat, melon amer, mûres, melon de Cavaillon, noix de coco, melon Honeydew, kiwi, orange, banane plantain, clémentines	Mangez beaucoup de baies rouges en saison. Mangez environ 500 g (1 lb) de fruits par jour.
Épices	Toutes sauf...	Macis, noix de muscade, poivre prémoulu (blanc et noir), tous les vinaigres (sauf le vinaigre de cidre)	Le curcuma et le gingembre sont particulièrement recommandés en raison de leurs effets anti-inflammatoires et digestifs.
Herbes aromatiques	Toutes		Le persil est très bon pour vous. Mangez-en régulièrement et en quantité et agrémentez vos salades de persil plat.
Boissons	Thé vert, eaux gazeuses, vin rouge	Bière, café, alcool, thé noir, vin blanc	

GROUPE SANGUIN A

Catégorie alimentaire	Aliments à consommer	Aliments à éviter	Commentaires
Viande et volaille	Poulet, poulet de Cornouailles, coq de bruyère, pintade, autruche, pigeonneau, dinde	Bœuf, bison, canard, oie, cœur, cheval, agneau, foie de veau, mouton, perdreau, faisan, porc (jambon, bacon), caille, lapin, veau, gibier	Mangez de la volaille en quantité modérée.
Poisson, fruits de mer et escargots	Tous les poissons sauf…	Anchois, barracuda, bar rayé et *bluegill*, béluga, tassergal, poisson-chat, caviar, anguille, grenouilles, carrelet, *gray sole,* mérou, *harvest fish,* aiglefin, merlu, flétan, hareng saur et frais, kippers, saumon fumé, poulpe, *opaleye fish,* spare doré, alose, sole, calmar, poisson-tuile.	Vos meilleurs choix de poissons comprennent : la morue, le maquereau, la lotte, le *pollack,* le vivaneau, le saumon, la sardine, la truite (arc-en-ciel et de mer), le merlan.
	Fruits de mer : ormeau	Évitez tous les autres	
	Escargots		Les escargots sont un excellent aliment pour vous
Produits laitiers	Feta, beurre clarifié (*ghee*), fromage de chèvre, kéfir, lait de chèvre, mozzarella, panir, ricotta, fromage de brebis, crème aigre (pauvre en matière grasse), yogourt, fromage blanc	Beurre, babeurre, lait de vache (écrémé, entier, partiellement écrémé), tous les autres fromages de lait de vache, petit lait	Bien que vous puissiez manger les aliments de la première colonne, aucun ne vous est particulièrement bénéfique. Mangez au plus trois morceaux de fromage et trois yogourts par semaine. Certaines personnes ne toléreront aucun produit laitier.
Œufs	De cane, de poule, d'oie, de caille		Jusqu'à trois par semaine
Huiles	De lin, d'olive, de noix, de colza, de carthame, de sésame, de tournesol, de germes de blé, de soja	De noix de coco, de maïs, de coton, d'arachide	Utilisez de l'huile d'olive pour la cuisson et les salades, et les autres huiles seulement pour les salades. Évitez tous types de vinaigres, à la place, utilisez du jus de citron.

Catégorie alimentaire	Aliments à consommer	Aliments à éviter	Commentaires
Oléagineux	Tous sauf...	Noix du Brésil, noix de cajou, pistaches	À inclure régulièrement dans votre alimentation, en particulier les arachides, les noix et les graines de lin moulues.
Haricots, lentilles et soja	Tous y compris le soja (fèves, fromage, lait, miso, tofu, tempeh, etc.)sauf...	Pois chiches, haricots rouges, haricots de Lima, petits haricots blancs, haricots pinto	Les haricots et le soja sont généralement une excellente source de protéines pour vous.
Céréales et tous produits à base de céréales	Tous y compris le pain essène (pain de céréales germées) sauf...	Son de blé, germes de blé, teff	Dans certaines circonstances, le blé doit être évité : augmentation de poids, inflammation. Dans tous les cas, variez vos céréales et évitez de manger trop de blé.
Légumes	Tous sauf...	Aubergine, chou (chinois, rouge, blanc), câpres, champignons shiitaké, olives (noires), poivrons (verts, rouges, jaunes), piments, pomme de terre, rhubarbe, patate douce, tomate, igname	Les légumes devraient avoir une place de choix à votre table.
Fruits	Tous sauf...	Banane, noix de coco, melon Honeydew, mangue, papaye, clémentine, orange, banane plantain	Mangez environ 500 g (1 lb) de fruits par jour.
Épices	Toutes sauf...	Poivre de Cayenne, piment, poivre (noir, blanc, rouge), tous les vinaigres	Le curcuma et le gingembre sont particulièrement recommandés en raison de leurs effets anti-inflammatoires et digestifs.
Herbes culinaires	Toutes		Le persil est très bon pour les A. Mangez-en en quantité et mettez souvent du persil plat dans vos salades.
Boissons	Café, thé vert, vin (rouge, blanc)	Bière, alcool, eaux et boissons gazeuses, sodas, thé noir	Limitez-vous à une tasse de café par jour, le thé vert devrait être votre premier choix. Choisissez du vin rouge plutôt que du blanc.

GROUPE SANGUIN B

Catégorie alimentaire	Aliments à consommer	Aliments à éviter	Commentaires
Viande et volaille	Bœuf, bison, agneau, foie de veau, mouton, autruche, faisan, lapin, dinde, gibier, veau	Poulet, poulet de Cornouailles, canard, pintade, cœur, cheval, oie, coq de bruyère, perdreau, pigeonneau, porc (bacon, jambon), caille	Vous êtes aussi un mangeur de viande, comme le groupe O, mais votre choix est plus restreint. Les viandes qui vous sont les plus bénéfiques sont l'agneau, le mouton, le lapin et le gibier.
Poisson, fruits de mer et escargots	Tous les poissons sauf...	Anchois, barracuda, bar (*bluegill*, de mer, rayé), béluga, stromatée, anguille, grenouilles, poulpe, lieu jaune, œufs de saumon.	Très bonne source de protéines. Les meilleurs choix comprennent la morue, le carrelet, le flétan, le maquereau, le saumon, l'alose, la sole, l'esturgeon.
	Fruits de mer : coquille Saint Jacques.	Palourdes, conques, crabe, homard, mollusques (calmar, encornet), moules, huîtres, crevettes, escargots.	
Produits laitiers	Tous sauf...	Fromages bleus	La majorité des B peuvent manger des produits laitiers, une bonne source de protéines pour eux. Les meilleurs choix sont le fromage de chèvre, le lait de chèvre, la mozzarella, le fromage blanc, la feta, le lait de vache, le yogourt.
Œufs	De poule	De cane, d'oie, de caille	
Huiles	De lin, d'olive, de noix, de germes de blé	Toutes les autres	Utilisez l'huile d'olive pour les salades et pour la cuisson, et toutes les autres uniquement pour les salades.
Oléagineux	Amandes, noix du Brésil, châtaignes, graines de lin, noix de macadamia, noix de pécan, noix	Cajou, noisettes, arachides, pignons, pistaches, graines de pavot, graines de courge, graines de carthame, graines de sésame, graines de tournesol	À inclure régulièrement à votre régime alimentaire, particulièrement les noix et les graines de lin.

Catégorie alimentaire	Aliments à consommer	Aliments à éviter	Commentaires
Haricots, lentilles et soja	Haricot rouge, petits haricots blancs, haricot de Lima, haricot Soissons, haricots cannellini, *copper bean,* fèves, haricots verts, Jicama, *northern bean,* pois gourmand, graines de tamarin, haricots blancs, haricots mojettes, fèves de soja	Adzuki, haricots noirs, haricots cornille, pois chiches, lentilles (brunes, rouges, vertes), haricots pinto Soja (fromage, flocons, granules, lait, miso, tempeh, tofu)	Une autre bonne source de protéines. Les haricots rouges, haricots de Lima et mojettes sont les meilleurs choix.
Céréales	Pain essène (pain de céréales germées), orge, avoine, quinoa, riz, épeautre, blé (semoule, produits à base de farine blanche)	Amarante, sarrasin/kasha, maïs, kamut, tapioca, seigle, sorgho, blé (son, couscous, germes, produits à base de blé complet), riz sauvage	Cela peut sembler curieux, mais la farine blanche est meilleure pour vous que la farine complète. Consommez les céréales en quantité modérée.
Légumes	Tous sauf...	Artichaut, germes de soja, olives (noires, vertes), maïs, potiron, radis, rhubarbe tomate, topinambour, aloe	Les légumes doivent occuper la première place sur votre table.
Fruits	Tous sauf...	Avocat, noix de coco, kaki, grenade, figue de barbarie, carambole	Mangez environ 500 g de fruits par jour.
Épices	Toutes (y compris le vinaigre) sauf...	Piment de la Jamaïque, cannelle, poivre (prémoulu blanc et noir)	Le curcuma et le gingembre sont particulièrement recommandés en raison de leurs propriétés anti-inflammatoires et digestives.
Herbes aromatiques	Toutes		Le persil est excellent pour vous. Mangez-en beaucoup et agrémentez vos salades de persil plat.
Boissons	Bière, café, thé vert, thé noir, vin (rouge et blanc)	Alcool, eaux gazeuses, sodas	Le thé vert devrait être votre boisson de prédilection.

GROUPE SANGUIN AB

Catégorie alimentaire	Aliments à consommer	Aliments à éviter	Commentaires
Viande et volaille	Dinde, agneau, foie de veau, mouton, autruche, faisan, lapin	Bœuf, bison, poulet, poulet de Cornouailles, canard, oie, coq de bruyère, pintade, cœur, cheval, perdreau, caille, pigeonneau, ris de veau, veau, gibier	Mangez de petites quantités de viande.
Poisson, fruits de mer et escargots	Tous les poissons sauf...	Anchois, barracuda, bar (tous types), béluga, anguille, carrelet, grenouilles, aiglefin, merlu, flétan, poulpe, œufs de saumon, sole, truite (de rivière, arc-en-ciel, de mer), merlan	Une excellente source de protéines pour vous. Les meilleurs choix sont la morue, le maquereau, la lotte, le brochet, le vivaneau, le saumon, la sardine, l'esturgeon et le thon.
	Fruits de mer : ormeau, moules, coquille Saint-Jacques	Palourdes, conques, crabe, homard, huîtres, crevettes	
	Escargots		Les escargots sont excellents pour vous.
Produits laitiers	Tous (y compris les produits à base de lait de chèvre et de brebis) sauf...	Fromages bleus, brie, beurre, babeurre (Canada), lait fermenté (France), camembert, lait de vache (entier), parmesan, provolone	Bien tolérés en quantité modérée. Les produits fermentés (yogourt, kéfir) sont particulièrement bien adaptés ainsi que le fromage blanc, la feta et le lait de chèvre.
Œufs	De poule, d'oie, de caille	De cane	
Huiles	D'olive, de colza, de lin, d'arachide, de soja, de noix, de germes de blé	De noix de coco, de maïs, de graines de coton, de carthame, de sésame, de tournesol	Utilisez l'huile d'olive pour les salades et la cuisson et toutes les autres huiles seulement pour les salades. Évitez le vinaigre et remplacez-le par du citron.
Oléagineux	Amandes, noix du Brésil, noix de cajou, châtaignes, graines de lin, noix de macadamia, arachides, noix de pécan, pignons, pistaches, noix	Noisettes, graines de pavot, graines de courge, graines de sésame, graines de tournesol	À inclure régulièrement à votre alimentation, en particulier les arachides, les châtaignes et les noix.

Catégorie alimentaire	Aliments à consommer	Aliments à éviter	Commentaires
Haricots, lentilles et soja	Tous, y compris le soja (fèves, fromage, lait, miso, tempeh, tofu, etc.) sauf…	Adzuki, haricots noirs, haricots cornilles, fèves, pois chiches, haricots rouges, haricots de Lima	Le soja et les lentilles vertes sont parmi les meilleurs pour vous.
Céréales	Amarante, orge, pain essène (pain de céréales germées), millet, avoine, riz, seigle, épeautre, quinoa, blé, riz sauvage	Sarrasin, maïs, kamut, sorgho, tapioca, germes de soja, teff	Évitez le blé si vous avez un excès de poids ou des troubles respiratoires.
Légumes	Tous sauf…	Artichaut, câpres, piment, olives noires, champignons shiitaké, poivrons (vert, rouge, jaune, *jalapeño*), cornichons, radis, rhubarbe, aloe	Les légumes devraient occuper une place de choix sur votre table.
Fruits	Tous sauf…	Avocat, banane, noix de coco, mûre, goyave, mangue, orange, kaki, grenade, figue de barbarie, coing, carambole	Consommez environ 500 g de fruits par jour
Épices	Toutes sauf…	Anis, piment de Jamaïque, poivre (noir, de Cayenne, blanc, rouge), tous les vinaigres	Utilisez le curcuma et le gingembre régulièrement pour leurs propriétés anti-inflammatoires et digestives.
Herbes aromatiques	Toutes		Utilisez le persil comme un légume, et garnissez vos salades de persil plat.
Boissons	Thé vert, bière, eaux gazeuses, vin (rouge, blanc)	Café, alcool, sodas, thé noir	Le thé vert devrait être votre boisson de prédilection.

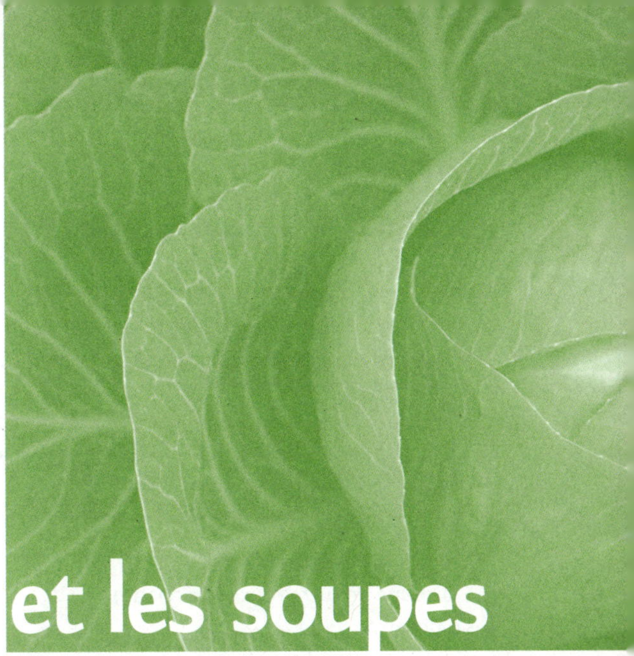

Les potages et les soupes

En Chine, les soupes constituent l'association parfaite entre l'art de manger et l'art de guérir. Souvent, les ingrédients qui entrent dans leur composition sont soigneusement choisis pour améliorer la santé, devenant alors un véritable remède. Dans la vie quotidienne, les soupes apportent une contribution précieuse à la santé des Chinois. En fait, de manière générale, la cuisine traditionnelle chinoise est étroitement liée à la santé, un concept que nous commençons à peine à prendre en considération en Occident.

Mais revenons à ce brouet magique. Il peut contenir des morceaux de viande, de poisson, de volaille, des herbes aromatiques, des légumes, des céréales et des légumineuses ; les ingrédients peuvent aussi être mixés pour obtenir un effet crémeux. En plus des ingrédients principaux, n'oubliez pas que l'utilisation de bouillon à la place de l'eau ajoute des substances hautement nutritives à votre soupe (*p. 199*).

Il existe une multitude de choix de légumes pour confectionner des soupes mixées à base de bouillon et chacune aura un goût différent. Il s'agit d'une excellente façon de consommer les légumes qui restent au fond du réfrigérateur, mais ce serait dommage de ne servir des soupes que pour terminer les restes ; préparées avec des légumes frais et colorés, elles sont délicieuses. Faites des expériences et explorez toutes leurs richesses. Essayez de faire une soupe blanche avec du chou-fleur, une soupe orange avec des carottes, une soupe vert foncé avec des légumes verts et les fanes des légumes racines, une soupe rouge avec des tomates, etc.

Bortsch

6 À 8 PERSONNES

Le bortsch est une soupe traditionnelle russe à base de chou frisé et de betteraves. Chaque région a sa propre recette dans laquelle les ingrédients supplémentaires varient. Dans cette recette, l'éclatante couleur rouge vif ressort encore davantage après avoir ajouté la crème et l'aneth frais.

O remplacer les poireaux par plus d'oignons et ne pas mettre la crème
A ne pas mettre la viande et remplacer l'eau par le bouillon de volaille. Omettre le poivre.
B convient
AB utiliser de l'agneau. Ne pas mettre le poivre.

700 g (25 oz) de betteraves
1 c. à soupe de sucre roux (cassonade)
Jus d'un citron
750 ml (3 tasses) d'eau
2 c. à soupe d'huile d'olive
450 g (1 lb) d'oignons hachés
5 gousses d'ail haché
300 g (10 oz) de carottes en rondelles
450 g (1 lb) de poireaux, émincés
2 litres (8 tasses) d'eau
1 kg (2 lb) de bœuf pour pot-au-feu ou d'agneau maigre à braiser
450 g (1 lb) de chou frisé
Sel de mer
Poivre fraîchement moulu
240 g (8 oz) de crème fraîche
1 bouquet d'aneth frais, haché finement

1. Couper les betteraves en rondelles, puis en julienne de la grosseur d'une allumette.
2. Mélanger le sucre avec le jus de citron et verser sur les betteraves. Laisser macérer pendant 30 min. Transvaser les betteraves dans une casserole, recouvrir avec 750 ml d'eau, amener à ébullition et faire cuire pendant 30 min.
3. Chauffer l'huile dans une grande casserole, ajouter les oignons, l'ail, les carottes et les poireaux et faire sauter à feu moyen jusqu'à ce que les légumes soient tendres. Ajouter le reste de l'eau puis la viande et faire cuire pendant 1 heure.
4. Émincer ou râper grossièrement le chou et l'ajouter à la viande et aux légumes en même temps que les assaisonnements. Cuire pendant 30 min.
5. Égoutter les betteraves et mettre le jus de côté. Ajouter les betteraves au bortsch. Faire cuire pendant 30 min.
6. Retirer la viande, la couper en morceaux de la grosseur d'une bouchée et les remettre dans le bortsch.
7. Juste avant de servir, chauffer le jus de betteraves, sans le laisser bouillir, et l'ajouter à la soupe. Servir avec la crème fraîche et l'aneth.

Info ingrédient: le chou frisé

Le chou vert frisé est un légume appartenant à la famille des crucifères. Les autres sont le chou blanc et rouge, le brocoli, le chou-fleur, les choux de Bruxelles, le navet et les radis. Les chercheurs se sont récemment intéressés à ces crucifères qui, en plus de posséder une haute teneur en phytonutriments, recèlent des propriétés protectrices contre le cancer. Les études épidémiologiques ont démontré que les personnes qui consommaient de grandes quantités de chou vert étaient peu nombreuses à souffrir de cancer. Cependant, les crucifères contiennent aussi des substances appelées « goitrogènes » pouvant entrer en conflit avec la production de l'hormone de la thyroïde. Cependant, cela ne semble causer de problème qu'en cas d'une carence en iode dans l'alimentation. En conséquence, comme toujours, l'équilibre est la clé d'une bonne santé.

Le chou frisé est une excellente source de caroténoïdes et de chlorophylle. Il est riche en vitamines et en minéraux et, parmi tous les légumes à feuillage vert, il a la plus haute teneur en bêta-carotène. Vous serez surpris d'apprendre que 100 g (3 1/2 oz) de chou frisé contient autant de calcium qu'un verre de lait. Ce détail est très intéressant pour ceux qui doivent réduire leur consommation de produits laitiers comme les O et les A.

Le chou frisé cru contient une substance – la vitamine U – qui contribue à apaiser le système gastro-intestinal et à guérir les ulcères d'estomac. Le docteur Garnett Cheney, professeur à l'Université de Stanford aux États-Unis, a traité avec succès 95 patients sur 100 qui avaient des ulcères gastriques, avec le jus de chou frisé cru. Depuis la publication de sa recherche, ce jus est recommandé pour les ulcères gastriques et intestinaux. Si vous êtes du groupe O et que vous êtes sujet aux ulcères d'estomac ou que vous en souffrez, buvez 500 ml (2 tasses) de jus de chou frisé cru réparti dans la journée durant une période de 6 à 8 semaines. La douleur se calme généralement dès les premiers jours.

Le chou vert frisé est une variété de chou compatible avec tous les groupes sanguins. Consommez-le cru, cuit ou en jus. Donnez-lui une place régulière dans votre alimentation.

Velouté au brocoli

4 PERSONNES

Cette soupe se prépare en 15 minutes. La courgette lui donne une agréable texture veloutée.

O convient
A ne pas mettre le poivre

B convient
AB ne pas mettre le poivre

450 g (1 lb) de brocoli
2 c. à soupe d'huile d'olive
2 oignons moyens, en tranches fines
1 courgette moyenne, en tranches fines
Sel de mer
1 litre (4 tasses) d'eau bouillante ou de bouillon de volaille (*p. 200*)
Poivre fraîchement moulu
2 c. à soupe de persil ou de cerfeuil, finement haché
Baies de poivre rouge (facultatif)

1. Préparer le brocoli. Prélever les petits bouquets, éplucher les tiges et les couper en petits morceaux.
2. Chauffer l'huile dans une casserole, ajouter les oignons et la courgette et faire revenir jusqu'à ce que le tout devienne translucide. Ajouter le sel puis le liquide bouillant. Porter à ébullition. Ajouter le brocoli, couvrir et faire cuire pendant 10 min.
3. Mixer dans le robot de cuisine ou utiliser un mixeur électrique à main.
4. Rectifier l'assaisonnement et servir dans des assiettes individuelles parsemées de persil ou de cerfeuil hachés et ajouter, si votre groupe le permet, quelques baies de poivre rouge.

Info ingrédient : le brocoli

Légume de la famille des crucifères (*p. 70*), le brocoli possède de puissantes propriétés anticancéreuses. Il a aussi la propriété d'inhiber le cancer du sein. En effet, le brocoli contient un composé appelé indole-3-carbinol, qui aide l'organisme à éliminer une forme d'œstrogène associée au cancer du sein (pour lequel les personnes de groupe A ont une prédisposition). Cette même substance aurait aussi un effet protecteur contre le cancer de la prostate.

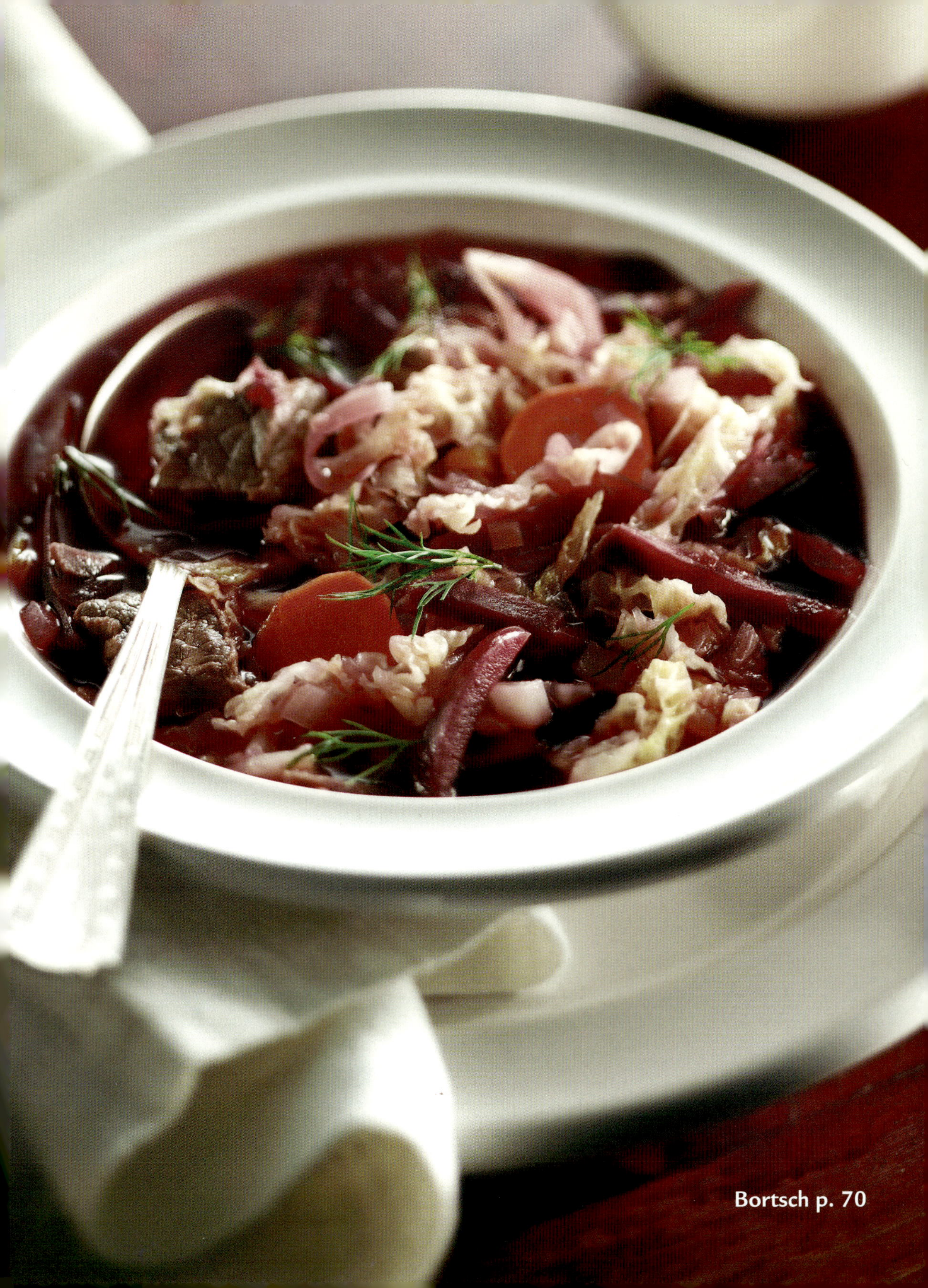

Bortsch p. 70

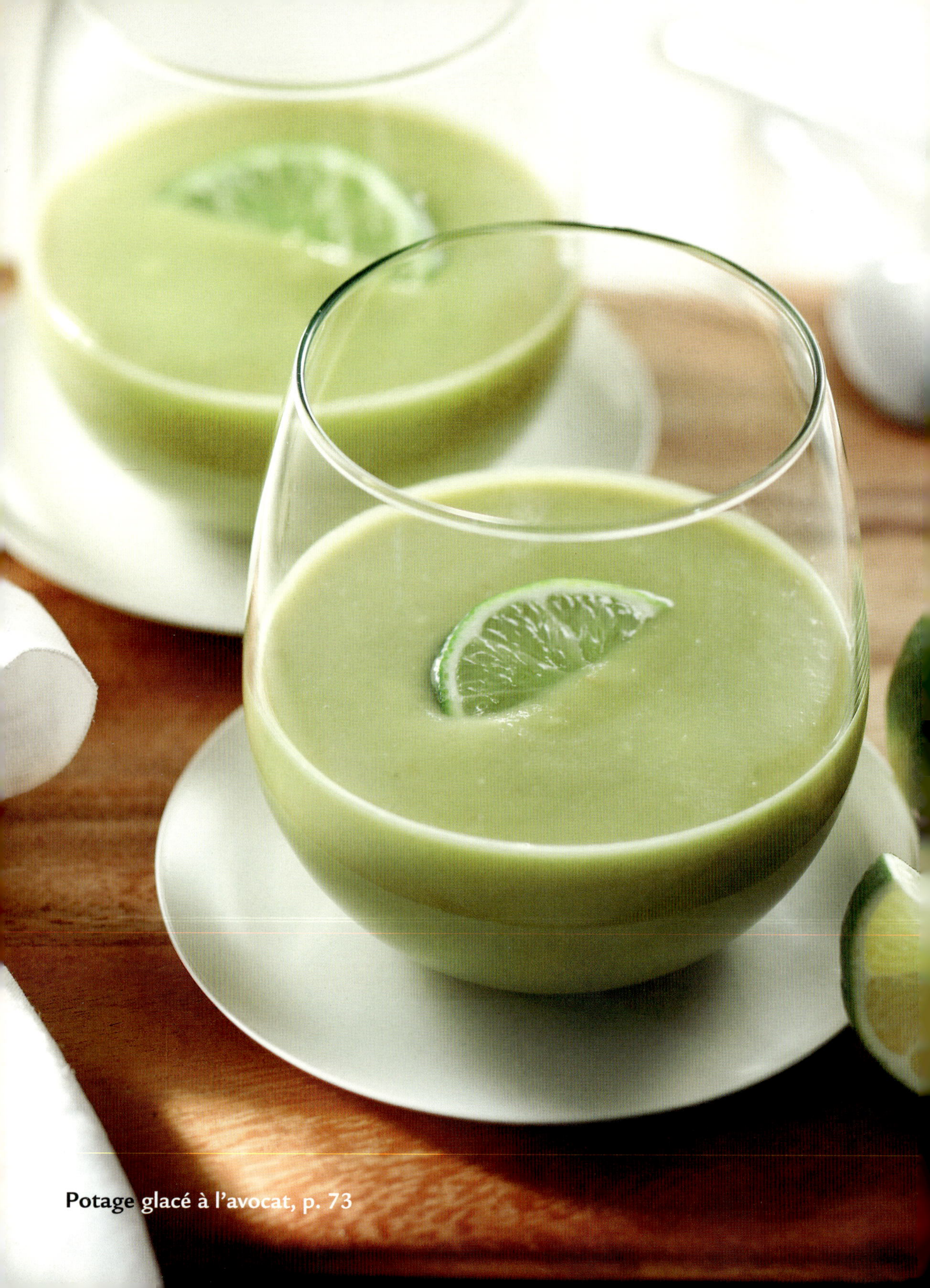

Potage glacé à l’avocat, p. 73

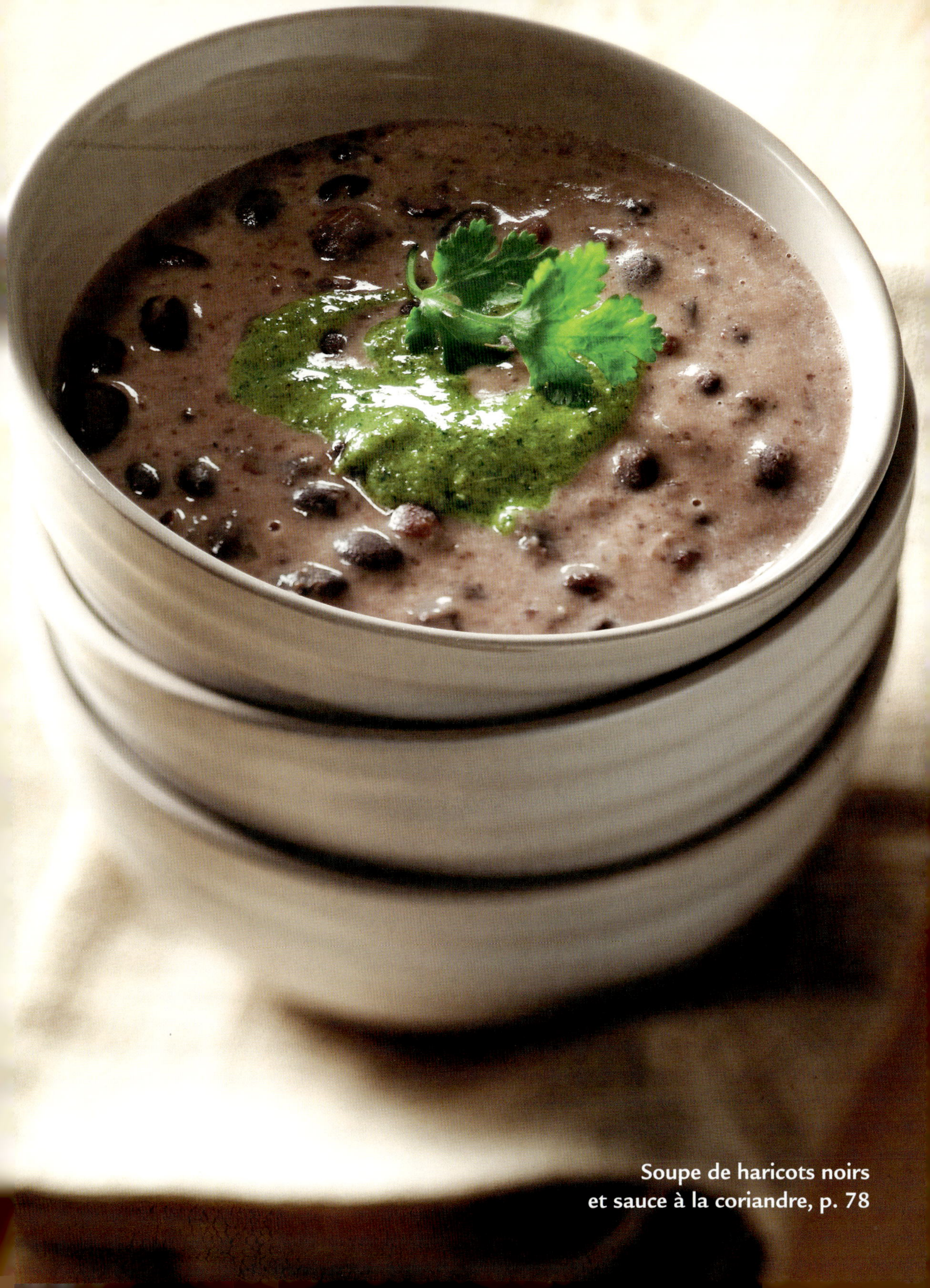

Soupe de haricots noirs
et sauce à la coriandre, p. 78

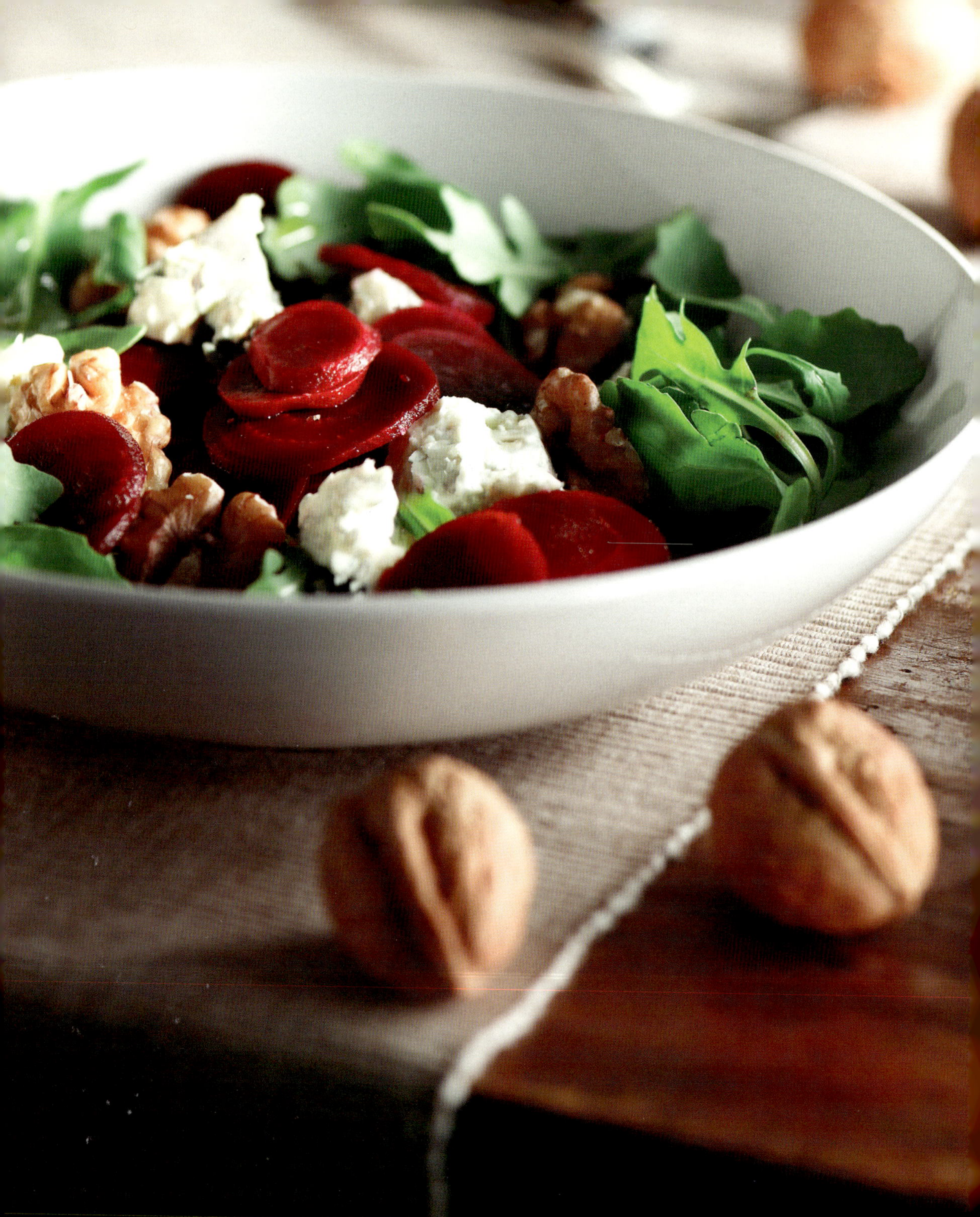

Salade de betteraves,
noix et feta, p. 87

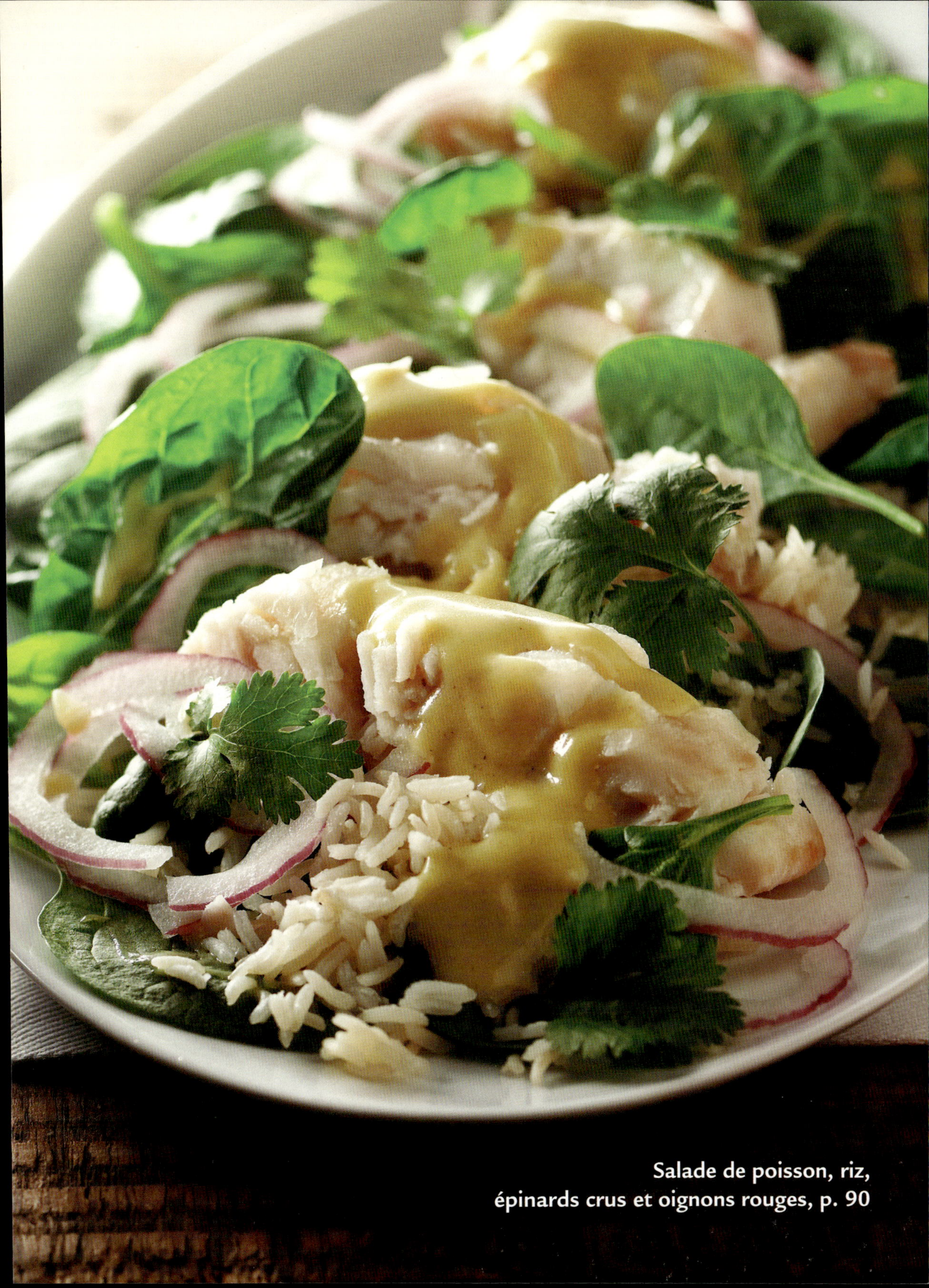

Salade de poisson, riz,
épinards crus et oignons rouges, p. 90

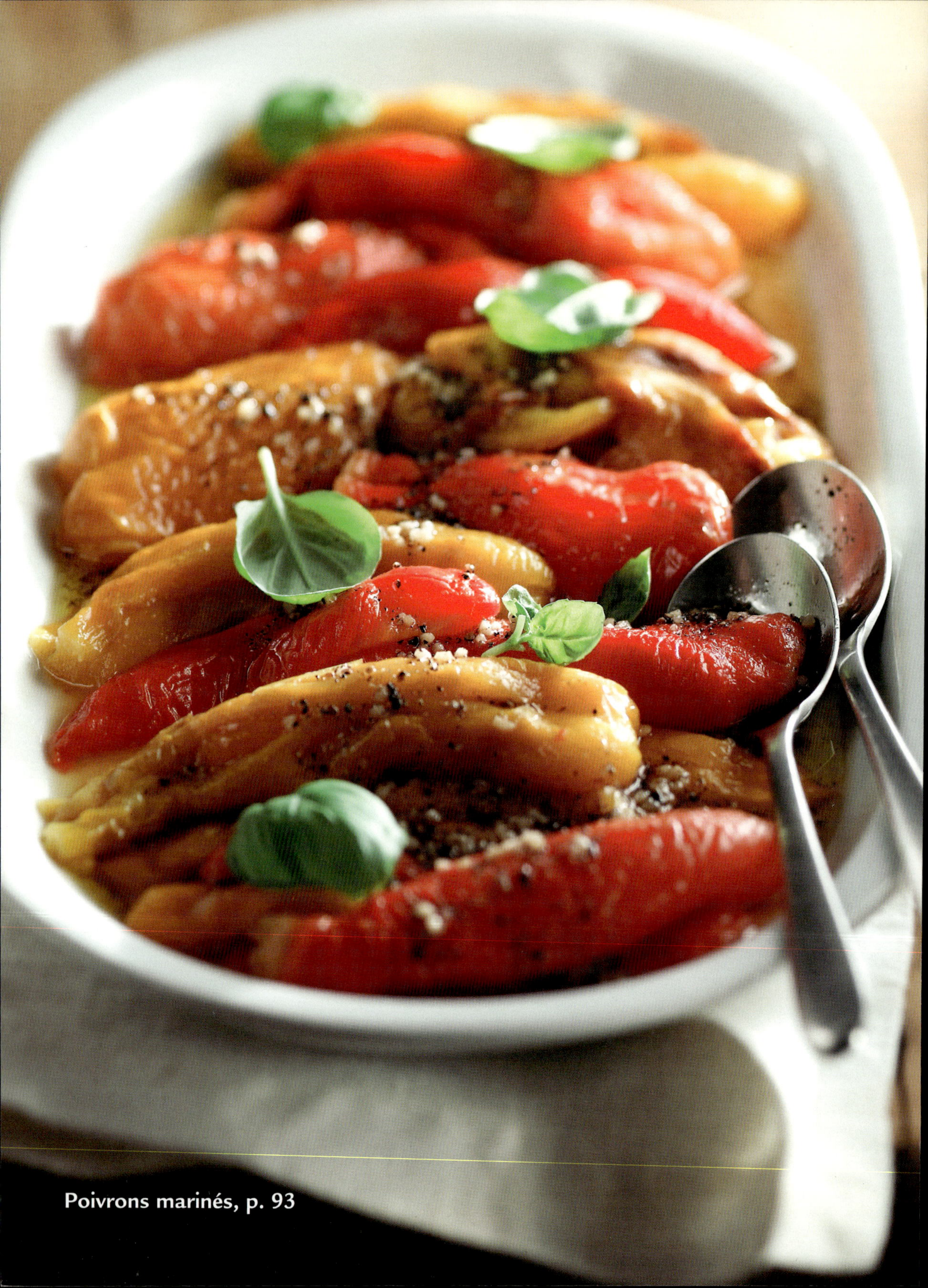

Poivrons marinés, p. 93

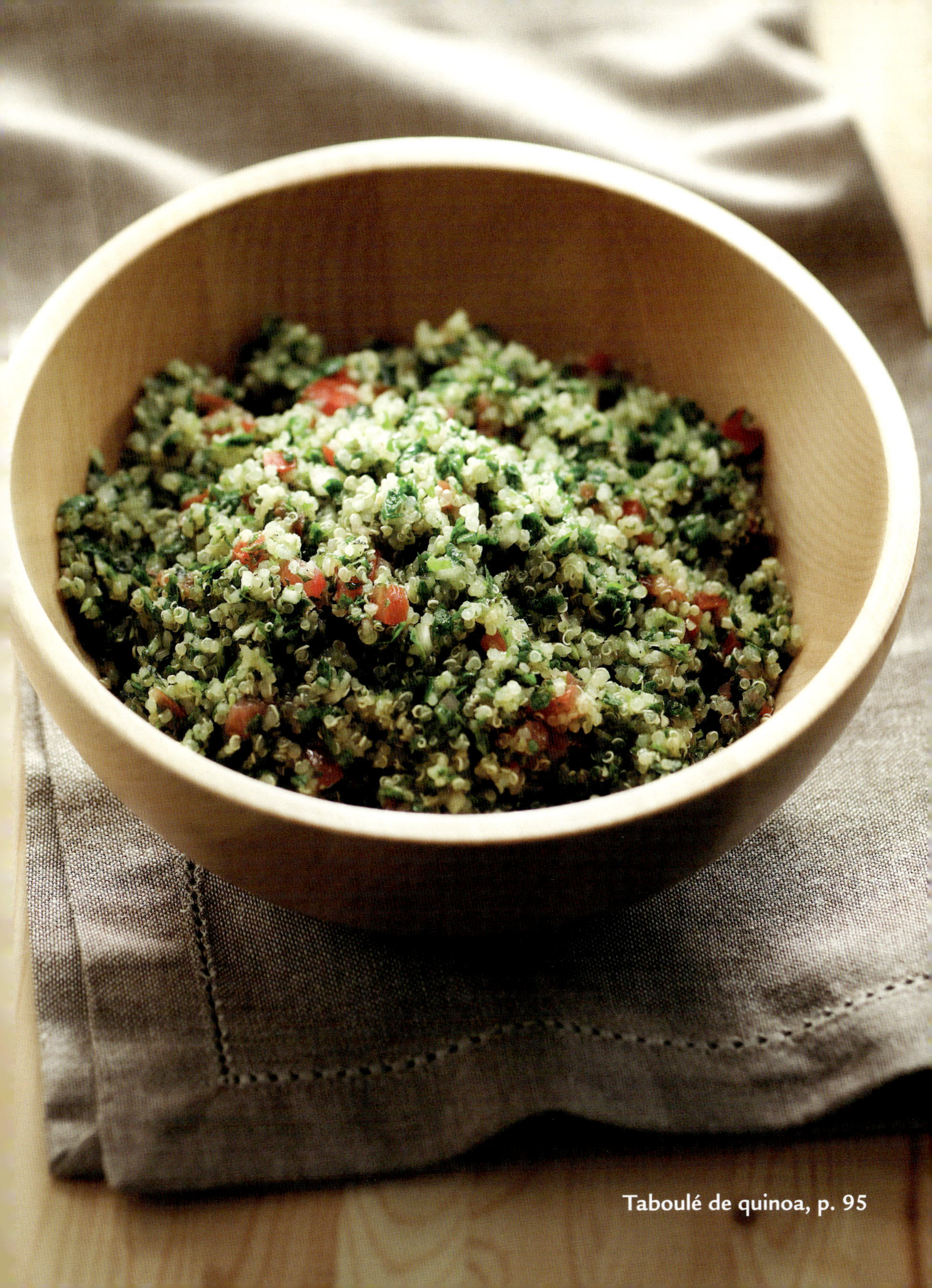

Taboulé de quinoa, p. 95

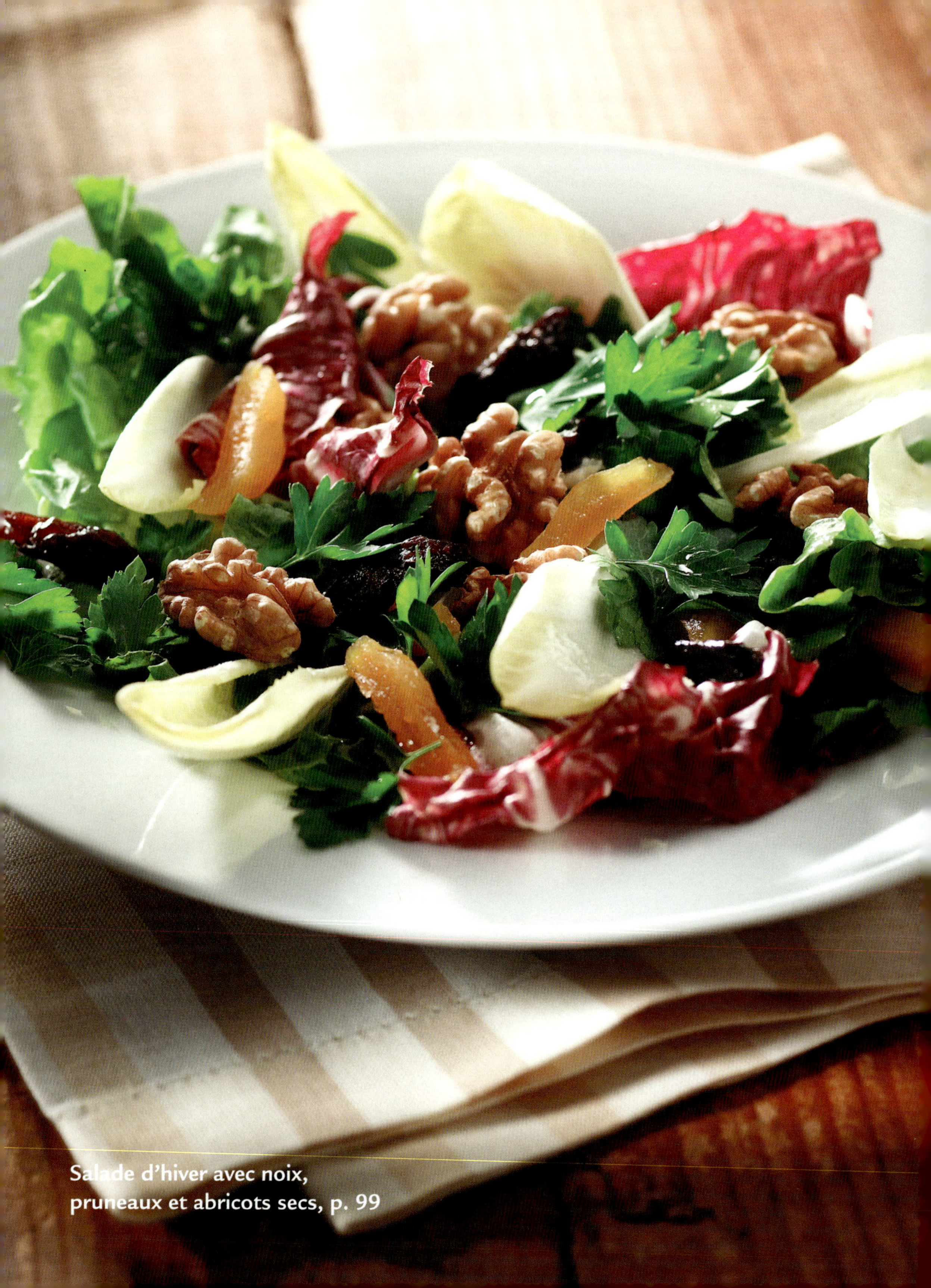

Salade d'hiver avec noix,
pruneaux et abricots secs, p. 99

Potage glacé à l'avocat

4 PERSONNES

Vous pouvez ajouter du gingembre ou du cari moulu pour parfumer ce potage. Les deux sont excellents et donnent un goût très différent.

O ne convient pas
A convient
B ne convient pas
AB ne convient pas

3 avocats mûrs
750 ml (3 tasses) de jus de pommes
Jus d'un citron vert
1 gousse d'ail, pressée
1 c. à café (1 c. à thé) de gingembre ou de curry moulu, au choix
Sel de mer
1/2 citron vert, coupée en 4 tranches fines pour la décoration

1. Mélanger tous les ingrédients dans le robot de cuisine. Rectifier l'assaisonnement.
2. Mettre au réfrigérateur quelques heures avant de servir.
3. Servir dans des assiettes à soupe individuelles avec une fine tranche de citron vert au milieu.

Info ingrédient : l'avocat

Les avocats sont très riches en graisses monoinsaturées bénéfiques comparables à celles que l'on trouve dans l'huile d'olive. On a montré que l'avocat a la propriété de diminuer le cholestérol LDL, le « mauvais cholestérol ». Des recherches ont aussi révélé que les avocats possédaient des propriétés antioxydantes, dues à leur haute teneur en glutathion, assurant ainsi une protection cardiovasculaire supplémentaire.

Les avocats contiennent une quantité appréciable de vitamine E et plus que le double du potassium contenu dans les bananes.

Dans les pays asiatiques, l'avocat est recommandé pour apaiser l'inflammation du système digestif et les ulcères du duodénum. Il neutralise la mauvaise haleine venant d'une flore intestinale déséquilibrée. Cependant, l'avocat contient une lectine qui ne convient pas aux personnes des groupes O, B et AB.

Bouillon de poulet ou de dinde chinois

6 PERSONNES

Cette version asiatique du bouillon de volaille est plus légère de texture et de goût que la version occidentale. En Chine, le bouillon de poulet est apprécié pour ses qualités nutritionnelles, car il donne de l'énergie — le chi ou le qi. Comme la dinde convient à tous les groupes sanguins, pour cette recette, les personnes des groupes B et AB peuvent remplacer le poulet par la dinde.

O convient
A convient
B utiliser de la dinde
AB utiliser de la dinde

1,5 kg (3 1/2 lb) de poulet ou de dinde, en morceaux
3 litres (12 tasses) d'eau froide
6 tranches de gingembre frais
6 gousses d'ail non pelées
6 oignons nouveaux
Sel de mer
Coriandre fraîche pour garnir

1. Mettre les morceaux de poulet ou de dinde dans une marmite en acier inoxydable. Porter lentement à ébullition, baisser le feu en écumant les impuretés qui montent à la surface, aussi longtemps que nécessaire. Cela prendra environ 30 min. Vérifier que le bouillon ne bout pas, il doit simplement frémir. Pour obtenir un bouillon clair, deux étapes sont essentielles : il faut l'écumer et le laisser frémir.
2. Ajouter les autres ingrédients, écumer les graisses qui apparaissent à la surface et laisser mijoter pendant 2 à 4 heures.
3. Enlever le gingembre, l'ail et les oignons nouveaux. Servir le bouillon avec des morceaux de poulet ou de dinde dans des assiettes individuelles et parsemer de coriandre fraîche.

Info ingrédient : le bouillon

Voyez les bienfaits du bouillon à la page 199.

Soupe au miso

1 PERSONNE

Cette soupe au miso est une version simplifiée et rapide de la soupe japonaise.

O convient
A convient
B ne convient pas
AB convient

250 ml (1 tasse) d'eau bouillante ou de bouillon de légumes (*p. 200*)
2 c. à café (2 c. à thé) de miso
1/4 de gousse d'ail, pressée
1/4 c. à café (1/4 c. à thé) de gingembre frais, fraîchement râpé
1 c. à soupe d'oignon nouveau, finement haché
Feuilles de coriandre fraîche pour garnir

1. Faire bouillir l'eau ou le bouillon de légumes
2. Mettre le miso dans un bol et commencer par ajouter juste assez d'eau ou de bouillon pour le rendre crémeux. Ajouter le reste du liquide puis l'ail, le gingembre et l'oignon vert.
3. Garnir avec les feuilles de coriandre. Servir immédiatement.

Info ingrédient : le miso

Le miso est une pâte résultant de la fermentation du soja, ou du soja combiné à du riz ou à de l'orge. On peut l'utiliser comme base pour une soupe de style japonais ou l'ajouter à une soupe aux légumes pour lui donner plus d'arôme. Vous pouvez aussi ajouter du miso aux vinaigrettes, sauces, plats de haricots et de légumes. Quand vous ajoutez du miso à une grande quantité de liquide comme une soupe, mettez d'abord le miso dans une tasse, ajouter un peu du bouillon de la soupe, mélangez soigneusement afin d'obtenir une texture crémeuse, puis versez le tout dans la soupe. On ne doit pas cuire le miso si on souhaite lui conserver son goût et ses qualités nutritionnelles.

Pendant des siècles, les Japonais considéraient que le miso contribuait pour beaucoup à leur assurer santé et longévité. Depuis quelques années, le miso a fait l'objet de recherches scientifiques en Occident aussi bien qu'en Orient. On a découvert que le processus de fermentation transforme la protéine du miso de façon à la rendre presque entièrement assimilable par l'organisme. Il désactive aussi les facteurs anti-nutriments dans le soja cru. Grâce à sa longue fermentation, le miso est une source d'enzymes et de bactéries lactiques bénéfiques qui favorisent une bonne digestion. L'effet alcalinisant du miso est bien connu en Asie de l'Est où il est considéré comme un excellent détoxifiant pour l'organisme.

Au Japon, on a montré qu'un bol de miso par jour peut diminuer le risque du cancer de l'estomac. Parmi d'autres effets signalés, on peut citer son activité antioxydante et sa capacité à réduire le cholestérol.

Les personnes des groupes A et AB peuvent consommer régulièrement du miso pour aider à prévenir les problèmes cardiovasculaires et le cancer. Les O peuvent aussi bénéficier du miso, mais les B devraient l'éviter.

Les légumineuses

Les légumineuses, appelées le plus souvent « légumes secs », sont une excellente source de protéines pour les personnes dont le groupe sanguin est A. Les O et les B devraient tirer leurs protéines surtout de la viande, du poisson et de la volaille. Les AB ont un choix de légumineuses qui leur est propre, comme chacun des autres groupes, et ils peuvent les consommer à condition qu'elles ne constituent pas leur unique source de protéines.

Les légumineuses procurent à la santé de nombreux bénéfices, surtout pour les personnes du groupe A. Les légumineuses ont le pouvoir de diminuer le cholestérol LDL, celui qui contribue à boucher les artères et prédispose aux maladies cardiovasculaires. Les légumineuses, grâce à leur riche teneur en fibres, contribuent à la diminution de la tension artérielle. Elles ralentissent également la diffusion du sucre dans le sang et, par conséquent, la sécrétion d'insuline. Le Dr J. Anderson, bien connu pour ses recherches sur le diabète, a découvert que la consommation de légumineuses par des diabétiques insulino-dépendants pouvait réduire leurs doses d'insuline de 38 p. 100. Si vous êtes du groupe A et que vous avez des problèmes avec le sucre sanguin, consommez régulièrement des légumineuses. Cela pourrait vous éviter le diabète.

Le soja fait actuellement l'objet d'une controverse. En effet, les légumineuses contiennent des substances appelées « inhibiteurs de protéases » qui peuvent bloquer l'activité des enzymes digestives. Les fèves de soja, plus particulièrement, peuvent inhiber l'enzyme protéique appelée trypsine. Des études ont montré qu'en alimentant des animaux avec de la farine de soja cru, leur croissance était retardée et la taille de leur pancréas, augmentée. En outre, la production d'enzymes était stimulée davantage. Certains experts se demandent si la consommation de soja cru chez les humains ne pourrait pas générer une hypertrophie du pancréas et, à la longue, réduire la production d'enzymes. Cependant, le Dr Anthony J. Cichoke, spécialiste des enzymes, soutient que la cuisson désactive l'inhibiteur de protéase.

Toutefois, un aspect positif l'emporte vraisemblablement sur les aspects négatifs, ce sont les propriétés anticancéreuses des inhibiteurs de protéase. Plusieurs recherches scientifiques ont révélé que lorsque ces substances furent données à des animaux de laboratoire qui auraient dû développer le cancer, elles semblaient avoir un effet préventif. Les lignanes, d'autres substances présentes dans les légumineuses (et les graines de lin) sont bien connues pour leurs effets anticancéreux. L'inhibiteur de protéase spécifique du soja, peut aussi, selon le D^r^. P. D'Adamo, protéger contre la polyarthrite rhumatoïde, l'endométriose, l'inflammation et les infections.

Les légumineuses contiennent des phytates qui ont une double personnalité, un peu à la manière de Dr Jekyll et M. Hyde. On a démontré que les phytates pouvaient se lier aux minéraux, les rendant moins accessibles pour l'organisme. Mais on a aussi découvert qu'elles avaient un effet anticancéreux. Si votre alimentation est riche en minéraux provenant de plusieurs sources, et pas seulement de légumineuses, alors ces phytates ne devraient pas constituer un problème.

Notre corps a besoin de protéines complètes pour bien fonctionner. Les protéines sont constituées d'acides aminés. Parmi les 20 sortes existantes, 8 d'entre elles sont dites essentielles, car notre organisme ne peut pas les fabriquer et doit se les procurer dans les aliments que nous mangeons. Les protéines qui sont non essentielles peuvent être fabriquées à partir des acides aminés essentiels. Les protéines animales sont des protéines complètes parce qu'elles contiennent tous les acides aminés essentiels. Elles en contiennent d'autres aussi. Les légumineuses, à l'exception du soja, manquent de deux acides aminés essentiels, la lysine et la méthionine. En mélangeant les légumineuses à d'autres aliments qui contiennent ces acides aminés essentiels, vous aurez ce qu'il vous faut en fait de bonnes protéines. Les produits laitiers, les céréales (épeautre, seigle, quinoa, millet, riz, etc.), les oléagineux et les graines (noix, graines de sésame, graines de courge, amandes, etc.) complètent les légumineuses de cette façon. Il y a quelques années, on pensait qu'il était nécessaire d'associer ces aliments au même repas. Il semble maintenant que cela ne le soit plus, à condition toutefois de les inclure aux menus dans une période n'excédant pas 48 heures. Votre corps fera le travail de reconstitution des protéines complètes.

Les légumineuses peuvent devenir « bruyantes » une fois arrivées dans le gros intestin. Cela est dû à leur teneur en oligosaccharides (plusieurs molécules de sucre attachées les unes aux autres) qui ne sont pas digérés par les enzymes de l'intestin grêle. Dès que les légumineuses arriveront dans le gros intestin (le côlon), certaines bactéries qui y vivent utiliseront leurs sucres comme nourriture, ce qui aura pour effet de produire des gaz et des ballonnements. C'est ce que certaines personnes ressentent quand elles mangent des légumineuses. Si votre flore intestinale est en bonne santé, vous n'aurez probablement pas ces problèmes. Si vous n'avez pas l'habitude, augmentez progressivement votre consommation et vous verrez que votre corps les acceptera à la longue. Un petit rappel cependant : la consommation de légumes secs est surtout bénéfique aux personnes du groupe A.

Pour réduire ces gaz désagréables, vérifiez que les légumineuses sont de la dernière récolte. Assurez-vous qu'elles ont trempé suffisamment longtemps (*p. 204*) pour que les oligosaccharides soient éliminés dans l'eau.

Soupe de haricots noirs et sauce à la coriandre

4 PERSONNES

Cette soupe est toujours très appréciée et elle est très appétissante avec la sauce verte que l'on verse au milieu.

O convient
A convient
B ne convient pas
AB ne convient pas

- 240 g (8 oz) de haricots noirs (*black turtle*), ayant trempé pendant la nuit (*p. 204*)
- 2 c. à soupe d'huile d'olive
- 1 c. à café (1 c. à thé) de graines de cumin
- 360 g (12 oz) d'oignons, finement hachés
- 2 morceaux de gingembre frais de la grosseur d'une noix de muscade
- 1 c. à café (1 c. à thé) de thym
- 1 c. à café (1 c. à thé) d'origan ou de marjolaine séchés
- 1 feuille de laurier
- Les tiges de la coriandre utilisée pour la sauce
- Eau
- Sel de mer
- Sauce à la coriandre (*p. 160*)

1. Rincer abondamment les haricots noirs.
2. Faire chauffer l'huile dans une casserole à feu moyen, ajouter le cumin. Tout en remuant, laisser cuire environ 30 sec, juste le temps que l'arôme s'en dégage. Veiller à ce que le cumin ne brunisse pas, ce qui le rendrait trop amer.
3. Ajouter les oignons, laisser cuire jusqu'à ce qu'ils deviennent translucides. Ajouter les haricots, le gingembre, le thym, l'origan, la feuille de laurier. Attacher les tiges de coriandre avec une ficelle et ajouter aux haricots.
4. Recouvrir les oignons et les haricots de 7,5 cm (3 po) d'eau froide et amener doucement à ébullition. Laisser cuire à feu doux en écumant la mousse qui apparaîtra pendant les premières minutes de cuisson. Ne pas ajouter de sel, ce qui pourrait faire durcir les haricots. Couvrir et laisser cuire 2 heures. Ajouter de l'eau si nécessaire.
5. Retirer deux louches de haricots et mettre de côté. Retirer et jeter le gingembre, la feuille de laurier et les tiges de coriandre. Passer le reste des ingrédients au mixeur. Ajouter les haricots entiers à la purée de haricots. Saler.
6. Servir dans des assiettes à soupe individuelles en versant 1 c. à soupe de sauce à la coriandre au centre de la soupe.

Soupe d'hiver aux haricots de Soissons

4 PERSONNES

Cette soupe réconfortante, servie avec une tranche de pain, est un repas en soi.

O utiliser un fromage dur de chèvre ou de brebis
A utiliser un fromage dur de chèvre ou de brebis
B utiliser du parmesan (parmigiano reggiano) et des patates douces
AB utiliser un fromage dur de chèvre ou de brebis

240 g (8 oz) de haricots de Soissons, trempés pendant 12 heures ou une nuit (*p. 204*)
2 gousses d'ail
1 bouquet garni (feuille de laurier, romarin et thym)
3 c. à soupe d'huile d'olive
4 oignons moyens, en tranches fines
4 tiges de céleri, émincées
Sel de mer
1 $1/2$ litres (6 tasses) de bouillon de légumes (*p. 202*), de poulet ou de dinde, (*p. 200*) ou d'eau
300 g (10 oz) de potiron (ou de patate douce, pour les B), en dés de 2 cm
5 feuilles de bette à carde, finement coupées
6 gousses d'ail, pressées juste avant de servir
Huile d'olive extra-vierge
Fromage râpé, choisi selon votre groupe sanguin

1. Mettre les haricots dans beaucoup d'eau froide, ajouter l'ail et le bouquet garni. Faire cuire pendant 1 $1/4$ heure.
2. Pendant ce temps, préparer les légumes. Faire chauffer l'huile, ajouter les oignons, le céleri et le sel. Faire revenir les légumes à petit feu. Lorsqu'ils sont translucides, continuer la cuisson pendant 5 min de plus.
3. Enlever le bouquet garni. Chauffer le liquide et le verser sur les légumes. Ajouter le potiron ou la patate douce, les feuilles de bette à carde et les haricots blancs. Faire cuire pendant 10 min à feu moyen.
4. Juste avant de servir, ajouter l'ail fraîchement pressé.
5. À table, verser l'huile d'olive extra-vierge, le poivre fraîchement moulu et le fromage râpé convenant à votre groupe sanguin.

Soupe de haricots écossés aux oignons

4 PERSONNES

Vers la fin de l'été et en automne, on peut trouver ces haricots encore frais dans leurs cosses. Sous cette forme, le trempage n'est pas nécessaire. On peut aussi faire cette soupe avec des haricots secs. Dans ce cas, faites-les tremper et cuire selon la méthode habituelle *(p. 204)**.*

O convient
A convient
B convient
AB convient

1 kg (2 lb) de haricots frais, écossés (cannellini)
1 kg (2 lb) d'oignons, en tranches fines
2 c. à soupe d'huile d'olive
4 branches de céleri
8 gousses d'ail, coupées en deux
2 brins de sarriette fraîche
20 feuilles de sauge fraîche
1 litre (4 tasses) d'eau
1 c. à soupe de sel de mer
Une poignée de feuilles de céleri
Huile d'olive extra-vierge
Parmigiano reggiano ou de chèvre sec, râpé

1. Rincer abondamment les haricots écossés (cannellini).
2. Faire revenir les oignons dans l'huile d'olive jusqu'à ce qu'ils deviennent translucides et légèrement dorés.
3. Couper les branches de céleri en biseau en segments de 1 cm et les ajouter aux oignons avec les gousses d'ail coupées en deux. Laisser revenir le tout pendant quelques minutes.
4. Ajouter les haricots écossés (cannellini), la sarriette, la sauge et l'eau froide. L'eau doit juste recouvrir les légumes et les haricots. Ne pas saler, ce qui ferait durcir les haricots.
5. Laisser cuire à feu doux 45 min ou jusqu'à ce que les haricots soient tendres. Surveiller le niveau de l'eau ; en ajouter si nécessaire. Saler 15 min avant de servir.
6. Cinq minutes avant de passer à table, ajouter les feuilles de céleri coupées en lanières. Servir dans des assiettes à soupe individuelles. Verser un peu d'huile d'olive et parsemer avec le fromage râpé.

Info ingrédient : le parmigiano reggiano

Voyez l'information sur le parmigiano reggiano (*p. 94*), puis décidez si vous voulez l'utiliser ou plutôt opter pour le fromage de chèvre, qui est toléré par tous les groupes sanguins.

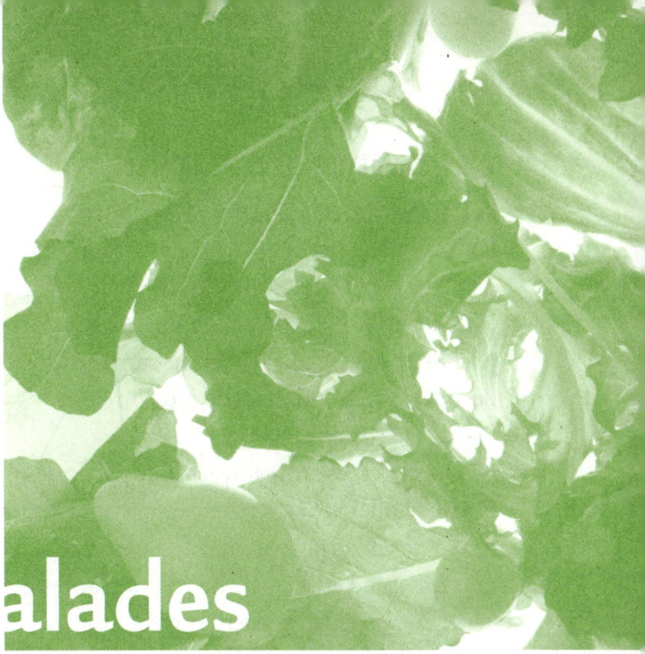

Les salades

Un grand nombre de légumes peuvent se manger crus en salade, ce qui constitue une excellente façon d'obtenir les vitamines et les enzymes non modifiés par la cuisson. Selon la médecine orientale, il est préférable de manger plus de salades en été qu'en hiver, lorsque nous avons besoin de nous réchauffer de l'intérieur.

Effectuez des expériences avec certains légumes que vous ne mangeriez pas crus ordinairement. Ajoutez par exemple des petits pois crus à une salade croquante, râpez des courgettes et de jeunes navets, coupez du chou-fleur en tranches fines. Essayez la salade de fenouil cru ou d'épinards, râpez du céleri-rave et servez-le avec une mayonnaise. Les artichauts peuvent aussi se manger crus. Les Italiens servent des cœurs d'artichauts crus avec de l'huile d'olive et du jus de citron. Si vous sentez que les légumes crus ne vous conviennent pas, peut-être faudrait-il chercher du côté de votre système digestif. Dans ce cas, voyez un naturopathe ou un nutritionniste.

Les salades que nous vous présentons ici ne sont pas faites exclusivement de légumes crus, cependant, assurez-vous que les aliments sont frais. Efforcez-vous d'acheter les ingrédients les plus frais possible, puis utilisez-les aussi rapidement que vous le pouvez. Et n'oubliez pas d'employer des herbes aromatiques en abondance, car elles sont porteuses de grands bienfaits.

Les herbes aromatiques

Les herbes aromatiques, connues pour procurer saveurs et arômes aux plats auxquels on les incorpore, possèdent également des vertus thérapeutiques. Depuis plusieurs milliers d'années, les peuples du monde entier utilisent les plantes pour soulager leurs maux. Il y a plus de vingt ans, les chercheurs scientifiques ont commencé à s'intéresser aux composants de ces plantes afin de comprendre comment elles agissent. Il reste beaucoup à découvrir, mais on ne peut plus dire que les preuves scientifiques révélant les vertus des plantes n'existent pas.

Les herbes aromatiques font partie des nombreuses plantes médicinales dont on utilise les feuilles, les fleurs, les graines, les racines, l'écorce ou les fruits. Celles que nous ajoutons à nos mets possèdent une particularité : elles sont appréciées pour leur goût. En ajoutant une généreuse quantité de ces plantes odorantes à vos salades et à vos légumes, vous bénéficierez de leurs effets sur l'organisme. Presque toutes agissent sur un aspect ou un autre de la digestion. C'est une propriété d'un grand intérêt, parce que ce n'est pas tant ce que nous mangeons qui influence notre santé que ce que nous digérons et absorbons. Nous pouvons acheter des aliments biologiques et les préparer avec soin, mais si notre système digestif se révèle défaillant, tous nos efforts peuvent être vains. Les herbes aromatiques, sous leurs différentes formes, peuvent faciliter la digestion.

Celles qui sont présentées ci-dessous peuvent être utilisées généreusement. Elles feront chanter les salades, les légumes, les viandes, les poissons et les fruits, tout en procurant au système digestif un maximum de bienfaits. Faites vos propres expériences gustatives avec diverses herbes. Lavez-les et séchez-les soigneusement, enlevez les feuilles des tiges et coupez-les si nécessaire.

Le persil

Cette plante se contente bien souvent d'ajouter une note décorative à nos assiettes. Elle est pourtant très riche en caroténoïdes, en flavonoïdes, en acide folique, en vitamine C, en calcium et en fer. Sa teneur en chlorophylle est aussi très élevée. Le persil contient de nombreux autres constituants qui avec les phytonutriments lui confèrent des pouvoirs curatifs et médicinaux intéressants.

À l'époque des Romains, le persil était utilisé pour augmenter la force des gladiateurs. Il a un effet diurétique et il est bénéfique pour toute la zone génito-urinaire. Il contribue à la régularisation des cycles féminins et prévient la formation de gaz dans l'estomac et les intestins. Il a un effet apaisant sur le système digestif. Sa richesse en chlorophylle permet de neutraliser la mauvaise haleine causée par l'ail.

Des travaux récents ont mis au jour les propriétés protectrices du persil contre les effets cancérigènes des aliments frits.

La coriandre

Comme le persil, la coriandre est originaire de la région méditerranéenne et de l'ouest de l'Asie, mais elle est utilisée maintenant dans de nombreux pays. Depuis des milliers d'années, on l'emploie comme remède médicinal. Parmi leurs propriétés alimentaires, les feuilles de coriandre ont un effet stimulant et tonique sur la digestion et préviennent les flatulences. L'usage médicinal des feuilles et des graines, est plus étendu encore: dysenterie, cholestérol, hépatite. Elles sont aussi utilisées comme diurétique et stimulent les fonctions rénales, et calment un flux menstruel excessif. La plante est également connue pour ses propriétés aphrodisiaques. Comme le persil, les feuilles de coriandre peuvent aussi être utilisées pour neutraliser le goût de l'ail. Mâchez quelques feuilles après un repas aillé.

L'aneth

Beaucoup utilisées à présent dans la cuisine des pays scandinaves, les feuilles et les graines d'aneth étaient connues pour leurs propriétés médicinales chez les Égyptiens et les Grecs. Encore aujourd'hui, en Inde, on les emploie pour traiter de nombreuses affections. Elles sont un excellent remède contre les flatulences et les spasmes intestinaux, et on peut en mastiquer les graines pour lutter contre la mauvaise haleine. Les feuilles stimulent la digestion tout en la calmant. Une décoction de feuilles fraîches données par cuillerées à café soulage les coliques des bébés. En plus, elle a un effet sédatif, favorisant le sommeil.

Le basilic

Le basilic fait partie de la famille de la menthe. Il a une action antispasmodique sur le système digestif et une action sédative sur le système nerveux. Il soulage l'indigestion, facilite le sommeil, calme la nervosité, l'anxiété et l'irritabilité. Il facilite le travail de l'estomac et aide à l'expulsion des gaz; il combat les nausées et les vomissements. Il aide aussi à l'expulsion des vers intestinaux. C'est aussi un bon désinfectant et un remède contre la migraine. Utilisez généreusement le basilic entre avril et octobre quand il pousse naturellement.

La menthe poivrée

Une de nos plantes aromatiques les plus utilisées, la menthe, est surtout connue pour ses propriétés digestives. Elle soulage en cas de gaz intestinaux, d'aérophagie, de spasmes accompagnés de douleurs et de nausées. La menthe stimule aussi la sécrétion de la bile, qui joue un rôle très important dans la digestion des graisses. Sécrétée par le foie, elle transite dans la vésicule biliaire pour être ensuite déversée dans la partie haute de l'intestin grêle, le duodénum. Là, avec l'aide des enzymes digestives, la bile émulsifie les graisses, c'est-à-dire qu'elle transforme les gros globules de graisse en microparticules qui peuvent ainsi passer à travers la muqueuse intestinale dans le circuit sanguin. La bile est aussi nécessaire à l'absorption des vitamines liposolubles: A, D, E, K. Une mauvaise qualité de bile peut entraîner la constipation, une intolérance aux aliments gras et une mauvaise haleine. Plusieurs études ont également montré que différents composants de la menthe pouvaient aider à dissoudre les calculs de la vésicule biliaire.

La menthe a aussi des vertus antivirales et peut donc être utilisée en cas de fièvre, de grippe et de rhume. Elle a aussi un effet tonique sur le système nerveux en soulageant la tension et l'anxiété. Contrairement aux idées reçues, vous pouvez boire une infusion de feuilles de menthe le soir pour vous relaxer.

Le safran

Le safran est la plante aromatique la plus chère au monde. Le safran provient des stigmates d'une fleur: le crocus. Chaque fleur n'a que trois stigmates et il en faut à peu près 150 000 pour donner 500 g (1 lb) de safran. La cueillette se fait exclusivement à la main, ce qui explique son coût élevé. Heureusement, il en faut très peu pour bénéficier de son arôme. Il est cultivé dans plusieurs pays, mais le plus prisé provient d'Espagne. Évitez d'acheter du safran en poudre, car il perd rapidement ses qualités gustatives et il est facilement frelaté.

Comme la plupart des herbes aromatiques et des épices, le safran agit sur les fonctions digestives. Il facilite le travail de l'estomac en plus de combattre les spasmes et les flatulences. Il a été fréquemment utilisé pour déclencher les règles, régulariser les cycles et soulager les douleurs. Il a aussi la réputation de stimuler la libido.

Autrefois, au temps des Grecs et des Romains, il était largement utilisé, autant comme médicament que comme épice. Aujourd'hui, à cause de son coût élevé, on l'utilise rarement pour ses vertus médicinales. D'autres plantes tout aussi efficaces et moins onéreuses le remplacent.

La sauge

Les pouvoirs de la sauge sur l'organisme sont très variés. Un dicton populaire affirme: « Qui a de la sauge dans son jardin n'a pas besoin de médecin. » Les anciens considéraient la sauge comme une herbe sacrée à cause de ses vertus médicinales presque miraculeuses. Cette plante tient son nom du latin *salvere,* qui signifie « sauver ». Elle a un effet stimulant général sur l'organisme et elle est recommandée en cas de surmenage et pendant la convalescence. C'est un tranquillisant naturel qui aide à équilibrer les émotions. Les Égyptiens, les Grecs et les Romains en faisaient un usage médicinal et culinaire. Pline l'Ancien lui attribuait la capacité d'améliorer la mémoire. En Inde, elle est connue pour ses effets bénéfiques sur le cerveau, notamment sur la mémoire et la capacité de concentration. Les Chinois la recommandent pour retarder les effets de l'âge et pour à la fois calmer et stimuler le système nerveux.

La sauge est très connue pour ses propriétés curatives dans les affections de la bouche et de la gorge; elle s'emploie en gargarismes et en bains de bouche. Elle renforce les gencives et protège les dents contre le déchaussement. La sauge a un effet anti-inflammatoire et agit efficacement contre les aphtes. En usage interne sous forme d'infusion, la sauge aide à combattre les infections, particulièrement celles des voies urinaires.

Avec la sauge, les femmes profitent d'une alliée de qualité. Elle régularise des règles trop abondantes, augmente la fertilité, atténue les douleurs, permet de vivre la ménopause plus en douceur. En particulier, elle soulage la transpiration liée aux bouffées de chaleur. Les femmes enceintes ou qui allaitent devraient l'employer avec précaution : elle exerce un effet stimulant sur l'utérus et peut stopper la production de lait. Cependant, à la fin de la grossesse, la sauge facilite l'accouchement.

La sauge mérite d'être présente dans toutes les cuisines et dans tous les jardins et surtout d'être employée régulièrement pour parfumer nos plats. Plusieurs tasses d'infusion de sauge par jour vous protégeront contre les infections de l'hiver, aiguiseront votre esprit et rajouteront des années de santé et de vitalité à votre vie. Buvez-en pendant deux semaines, puis faites une pause de deux semaines avant de recommencer.

L'estragon

Appelée la « reine des plantes aromatiques », l'estragon est originaire de Sibérie, de l'Himalaya et de l'Amérique du Nord. L'estragon français, la variété la plus répandue, est une plante exceptionnelle. Elle apporte aux plats son arôme énergique et son goût si caractéristique qui ressemble à celui de la réglisse. L'estragon a des vertus apéritives et peut stimuler l'appétit de ceux qui l'ont perdu après une maladie. Il calme les gaz intestinaux et stimule la digestion.

On peut utiliser l'estragon dans les plats cuisinés aussi bien que dans les salades. Il parfume admirablement le poulet (glissé sous la peau), le lapin et toutes les salades vertes. Pour faire un vinaigre aromatique, faites mariner des tiges d'estragon dans du vinaigre pendant six semaines. Ce vinaigre sera non seulement aromatisé à l'estragon, mais il aura recueilli les vitamines et les minéraux de la plante. Lorsque vous l'utiliserez cru dans les salades, n'en abusez pas, car il a un goût très pénétrant.

Le cerfeuil

Délicat à la fois par son aspect et son goût, le cerfeuil donne son arôme anisé à la traditionnelle et délicieuse omelette au cerfeuil. En raison de sa délicatesse, le cerfeuil ne se cuit généralement pas. Séché, il perd aussi beaucoup de son arôme. Les Grecs et les Romains savaient apprécier sa saveur.

C'est une plante dont les vertus médicinales sont quelque peu oubliées. Consommée au printemps, elle aide l'organisme à se reconstituer après un hiver d'excès alimentaires. Elle est tonique, dépurative et diurétique et renforce l'organisme en le nettoyant. Elle aiguise l'appétit et stimule la digestion. On en fait des bains pour calmer les yeux irrités ainsi que des lotions pour le visage, car le cerfeuil déride la peau.

Le laurier noble (dit laurier sauce)

Comme beaucoup d'autres herbes présentées ici, le laurier a un effet bénéfique sur l'estomac et le début de l'intestin. Il apaise les excès ou pallie les manques : il peut en effet calmer un estomac un peu trop réactif et tonifier un estomac paresseux en stimulant l'appétit et les sucs digestifs. Utilisé en infusion après le repas, le laurier assure une bonne digestion et combat la fermentation.

Les feuilles séchées doivent être vertes. Si elles ont pris une couleur marron, remplacez-les. Vous pouvez également employer des feuilles fraîches, mais elles donnent un arôme plus prononcé et sont légèrement amères. Laissez-les reposer quelques jours avant de les utiliser.

Avant de servir un plat, n'oubliez pas d'enlever la feuille de laurier, car ses bords acérés pourraient blesser la bouche.

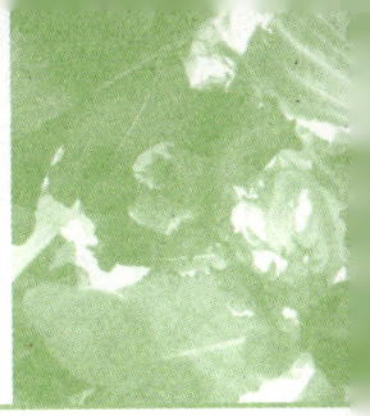

Salade de betteraves, noix et feta

4 Personnes

Variez cette salade en choisissant les légumes à feuilles vertes disponibles selon les saisons. Si vous la préparez au printemps, ajoutez-y des feuilles de pissenlit.

O convient
A ne pas mettre le poivre
B convient
AB ne pas mettre le poivre

200 g (7 oz) de petites betteraves (réserver les feuilles pour mettre dans la salade) ou de betteraves cuites
Feuilles de salade mélangées (feuilles de chêne, roquette, scarole, frisée, etc.)
12 noix, fraîchement décortiquées
150 g (5 oz) de feta
3 c. à soupe d'huile de noix (première pression à froid)
1 c. à soupe de jus de citron
Sel de mer
Poivre fraîchement moulu

1. Faire cuire les petites betteraves à la vapeur pendant 20 à 25 min. Les peler et les couper en tranches fines.
2. Préparer les feuilles de salade
3. Briser les noix et la feta en gros morceaux.
4. Mélanger l'huile, le jus de citron, le sel et le poivre.
5. Avant de passer à table, napper les feuilles vertes de vinaigrette et les disposer dans des assiettes individuelles. Ajouter les tranches de betteraves, la feta et terminer par les noix.

Info ingrédient : les noix

Les noix sont très bénéfiques pour la santé. Elles font partie des rares oléagineux à contenir de l'acide linolénique, un acide gras de la famille des oméga-3. Notre alimentation occidentale leur accorde peu de place, ce qui donne lieu à une multitude de problèmes de santé. Bien que les noix soient riches en graisses, elles contiennent des graisses bénéfiques. Elles sont aussi une excellente source de protéines, de minéraux (calcium, magnésium, zinc, cuivre et sélénium) et de fibres.

Des études ont montré que les noix pouvaient diminuer le cholestérol de 18 p. 100 quand elles sont associées à un régime pauvre en graisses. Les personnes suivant un régime pauvre en graisse, mais sans les noix, ont vu leur cholestérol diminuer de seulement 6 p. 100. Il suffit de manger de 5 à 10 noix par jour (30 à 60 g) pour en retirer les bienfaits. Les noix ont aussi pour caractéristique de réduire la toxicité dans l'organisme.

En raison de l'abondance d'acide linolénique qu'elles contiennent, les noix rancissent rapidement. Achetez-les dans leur coquille et écalez-les juste avant de les consommer.

Raita de concombres aux graines de cumin grillées

4 PERSONNES

Le raita est une préparation indienne à base de yogourt mélangé avec des légumes ou des fruits et aromatisé avec des épices. C'est un plat rafraîchissant que les Indiens servent souvent pour accompagner des mets pimentés. Le raita de concombre peut être servi comme salade ou comme sauce. Essayez-le avec le Gravlax (p. 132) ou la mousse de saumon (p. 135).

O ne convient pas
A convient
B convient
AB convient

1 grand concombre, partiellement pelé et grossièrement râpé
1 c. à café (1 c. à thé) de graines de cumin, grillées et moulues
400 g de yogourt (de chèvre, de brebis ou de vache)
Sel de mer

1. Mélanger tous les ingrédients et garder au réfrigérateur jusqu'au moment de servir.

Info ingrédient : le cumin

Les graines de cumin sont fréquemment utilisées en Inde, en Afrique du Nord, au Mexique et au Moyen-Orient. Les propriétés médicinales du cumin agissent surtout au niveau du système digestif. Il soulage les gaz, les ballonnements et les spasmes en agissant comme relaxant de l'intestin. De plus, les graines de cumin stimulent la lactation et sont efficaces contre l'insomnie et le rhume.

Pour faire une infusion, mettez 1 c. à café (1 c. à thé) de graines de cumin dans 250 ml (1 tasse) d'eau bouillante et laissez infuser 10 min.

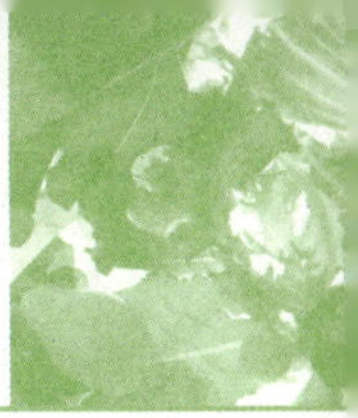

Salade de fenouil

4 PERSONNES

Cette salade saine et toute simple stimulera vos sucs digestifs si vous la mangez au début du repas.

O convient
A convient
B convient
AB convient

3 bulbes de fenouil
Jus d'un citron
$^1/_2$ bouquet de persil plat, haché finement
2 c. à soupe d'huile d'olive extra-vierge
Sel de mer

1. Enlever les feuilles dures extérieures du fenouil. Réserver la fine verdure pour décorer la salade.
2. Couper les bulbes de fenouil en tranches très fines, de préférence avec une mandoline.
3. Au fur et à mesure que vous coupez les bulbes, les arroser avec le jus de citron pour éviter l'oxydation. Mettre les tranches de fenouil dans un saladier. Ajouter le persil, l'huile d'olive et le sel.
4. Rectifier l'assaisonnement, décorer avec la fine verdure et servir.

Info ingrédient : le fenouil

Le fenouil est un légume typiquement méditerranéen et les Italiens en font grand usage. Le bulbe est connu pour aider à régler certains problèmes tels qu'une digestion lente, des spasmes intestinaux et des flatulences.

Salade de poisson, riz, épinards crus et oignons rouges

4 PERSONNES

Le secret de cette recette réside dans la préparation séparée du poisson, du riz et de la verdure. Chaque élément est préparé à l'avance puis incorporé au dernier moment.

O utiliser une moutarde sans vinaigre*
A utiliser une moutarde sans vinaigre
B convient
AB utiliser une moutarde sans vinaigre

800 g (27 oz) de poisson blanc (cabillaud, lotte, etc.)
120 g (4 oz) de riz basmati
Bouillon de poisson (*p. 201*) ou eau
Jus de 1/2 citron vert
1 gros bouquet d'aneth (hacher les feuilles)
3 c. à soupe d'huile d'olive extra-vierge
2 c. à soupe de jus de citron
2 c. à café (2 c. à thé) de moutarde de Dijon
Sel de mer fin
Poivre fraîchement moulu
225 g (7 1/2 oz) de jeunes feuilles d'épinards
1 gros oignon rouge, en fines rondelles
1/2 bouquet de coriandre fraîche

1. Rincer le riz et le mettre à cuire dans une grande quantité d'eau bouillante salée pendant environ 15 min. Surveiller la fin de la cuisson pour que les grains restent fermes. Rincer et laisser refroidir dans une passoire.
2. Démarrer le poisson en même temps que le riz, soit au court-bouillon froid, soit à la vapeur. Si on le fait cuire au court-bouillon, veiller à ne pas laisser bouillir l'eau, qui doit seulement frémir. Laisser cuire de 15 à 30 min selon la taille du poisson. Laisser refroidir dans le liquide. Enlever la peau et les arêtes puis séparer la chair en gros morceaux. Arroser avec le jus de citron vert et parsemer d'aneth frais.
3. Mélanger l'huile d'olive, le jus de citron, la moutarde, le sel et le poivre. Verser la moitié sur le riz. Conserver l'autre moitié pour les feuilles d'épinards.
4. Avant de passer à table, mélanger les épinards et la sauce dans un grand saladier. Ajouter le riz au centre. Disposer le poisson sur la verdure, éparpiller les fines rondelles d'oignon rouge, puis parsemer de feuilles de coriandre. Servir immédiatement. Cette salade peut aussi se préparer de la même manière dans des assiettes individuelles.

* Certains groupes sanguins doivent éviter le vinaigre (O, A, AB). Lisez l'étiquette avant d'acheter de la moutarde. Il est possible de trouver de la moutarde sans vinaigre. Celui-ci est alors remplacé par du vin blanc.

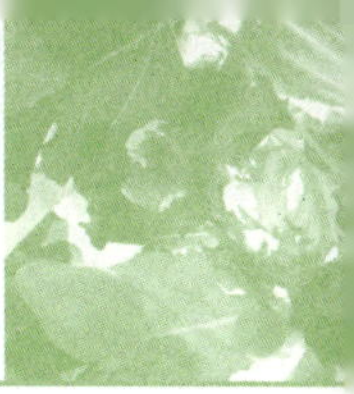

Salade de haricots verts

4 PERSONNES

O convient
A ne pas mettre les tomates
B ne pas mettre les tomates
AB convient

2 gousses d'ail écrasées
Feuilles de basilic, au goût
Sel de mer
3 à 4 c. à soupe d'huile d'olive extra-vierge
650 g (22 oz) de haricots verts extrafins
2 tomates moyennes pelées, épépinées et coupées en dés ou des tomates cerise coupées en quatre

1. Laver les feuilles de basilic et les sécher. Déchirer les feuilles en gros morceaux. Mettre de côté.
2. Préparer la sauce. Laisser macérer l'ail, le basilic et le sel dans l'huile d'olive.
3. Rincer les haricots verts, enlever les extrémités et les faire bouillir dans une grande quantité d'eau pendant 10 min environ. Ils doivent rester bien croquants et conserver leur belle couleur verte. Pour arrêter la cuisson, les passer à l'eau froide. Ils conserveront ainsi leur couleur.
4. Dès que les haricots verts sont bien égouttés et encore chauds, ajouter la marinade d'huile d'olive et bien mélanger.
5. Mettre les haricots verts dans quatre assiettes, ajouter les tomates. Garnir avec les feuilles de basilic.

Info ingrédient : le basilic

Il y a plusieurs variétés de basilic : la couleur, le goût et la dimension des feuilles varient. La quantité utilisée dans une recette dépend de votre appréciation de l'arôme. Pour plus d'information sur le basilic, voir à la page 83.

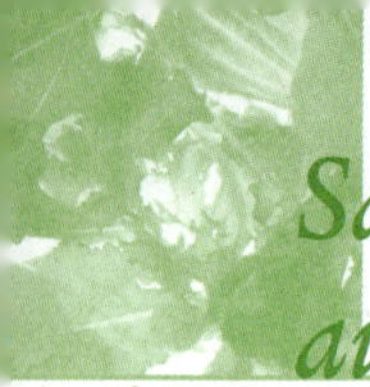

Salade de lentilles au fenouil, au persil et à la coriandre

4 PERSONNES

O ne convient pas
A convient
B ne convient pas
AB convient

350 g (11 1/2 oz) de lentilles vertes, rincées, nettoyées et triées
Jus d'un citron
6 c. à soupe d'huile d'olive extra-vierge
1 c. à café (1 c. à thé) de moutarde sans vinaigre*
Sel de mer
1 bulbe de fenouil, en fines tranches
1/2 botte d'oignons nouveaux, hachés
1 gros bouquet de persil plat, grossièrement haché
1 bouquet de coriandre, grossièrement hachée

1. Verser de l'eau froide sur les lentilles et amener à ébullition. Égoutter. Recouvrir à nouveau d'eau froide et amener à ébullition. Réduire le feu et laisser frémir pendant 20 min, jusqu'à ce qu'elles soient tendres mais légèrement fermes. Égoutter.
2. Dans un saladier mélanger le jus de citron, l'huile d'olive, la moutarde et le sel. Incorporer les lentilles et laisser macérer pour que la sauce imprègne bien les lentilles.
3. Juste avant de servir, ajouter le fenouil, les oignons, le persil, la coriandre. Bien mélanger.

Info ingrédient : les lentilles

Voir les informations sur les légumineuses aux pages 76 et 77.

* Certains groupes sanguins doivent éviter le vinaigre (O, A, AB). Lisez l'étiquette avant d'acheter de la moutarde. Il est possible de trouver de la moutarde sans vinaigre. Celui-ci est alors remplacé par du vin blanc.

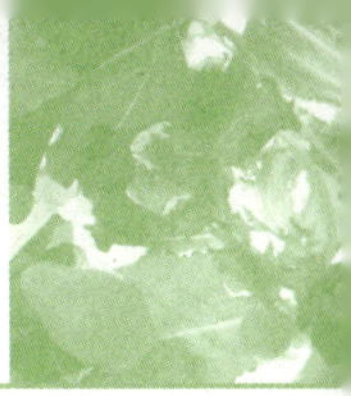

Poivrons marinés

4 PERSONNES

Grand classique de la cuisine méditerranéenne, cette recette de poivrons marinés compte parmi nos plats préférés en été.

O convient
A ne convient pas
B convient
AB ne convient pas

3 poivrons rouges
3 poivrons jaunes
2 c. à soupe de jus de citron
6 c. à soupe d'huile d'olive extra-vierge
1 gousse d'ail écrasée
Sel de mer
Poivre fraîchement moulu
Quelques feuilles de basilic, au goût

1. Poser les poivrons sur la lèchefrite du four sur du papier cuisson écologique. Laisser griller doucement en les tournant au fur et à mesure. Cette opération permettra de cuire les poivrons et d'enlever leur fine peau. La peau va noircir par endroits. La chair en dessous doit conserver sa couleur. Laisser tiédir.
2. Pendant ce temps, mélanger le jus de citron, l'huile d'olive, l'ail et le sel.
3. Éplucher les poivrons, les épépiner, les couper et les disposer dans un plat. Verser l'assaisonnement.
4. Laisser mariner pendant quelques heures. Au moment de servir, donner quelques tours du moulin à poivre et garnir avec quelques feuilles de basilic.

Info ingrédient : les poivrons

Les poivrons sont une excellente source de nutriments, plus particulièrement les poivrons rouges, qui sont très riches en vitamine C.

Les poivrons, appartenant à la famille des solanacées (comme les aubergines, les pommes de terre et les tomates) peuvent aggraver l'arthrite de certaines personnes qui y sont sujettes. Si vous souffrez d'arthrite, écartez les poivrons de votre alimentation ainsi que les autres solanacées et voyez si votre état s'améliore.

Salade de poires, noix et parmesan

4 PERSONNES

O convient
A convient
B convient
AB convient

1 salade feuilles de chêne rouge ou verte
Zeste et jus d'un citron vert
2 poires mûres
20 noix
3 c. à soupe d'huile de noix (première pression à froid)
Sel de mer fin
Copeaux de parmigiano reggiano ou de fromage de chèvre sec
Feuilles de persil plat ou de coriandre

1. Éliminer la nervure centrale de chaque feuille de salade. Déchirer les feuilles en morceaux.
2. Mélanger le jus de citron vert avec le zeste.
3. Éplucher les poires et les couper en quatre puis les trancher dans le sens de la longueur. Au fur et à mesure, les arroser avec un peu de jus de citron vert pour empêcher l'oxydation.
4. Décortiquer les noix en essayant de faire des cerneaux.
5. Mélanger l'huile, le reste du jus de citron vert et le sel.
6. Juste avant de servir, mélanger la salade verte avec la sauce puis répartir sur les assiettes. Décorer avec les poires, les noix et les copeaux de fromage.
7. Pour terminer, garnir avec les feuilles de persil plat ou de coriandre. Servir aussitôt.

Info ingrédient : le parmigiano reggiano

Ce fromage très particulier est en fait l'authentique parmesan. Il est fabriqué en Italie du Nord entre Parma et Reggio Emilia. Selon des spécialistes italiens, il a, pour un fromage, des qualités exceptionnelles et des effets remarquables sur la santé. Des nutritionnistes le recommandent aux bébés, aux enfants, aux personnes âgées et aux personnes qui cherchent à perdre du poids. Le parmigiano reggiano se digère facilement et ne pèse pas sur l'estomac.

La méthode de fermentation du parmigiano reggiano transforme le lactose et le galactose dans le caillé, de sorte qu'il n'en reste plus dans le fromage, ce qui contribuerait à sa réputation de digestibilité.

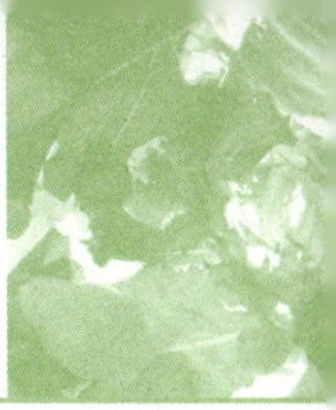

Taboulé de quinoa

4 PERSONNES

Le taboulé est un plat libanais fait avec du boulghour, un blé dur, germé et précuit. Nous avons voulu le faire sans blé, que de nombreuses personnes doivent éviter, et avons choisi de le remplacer par le quinoa. Comme le taboulé libanais, cette salade est très verte grâce à la grande quantité de persil qu'il contient. c'est ce qui lui donne sa richesse en vitamines.

O convient
A ne pas mettre les tomates ni le poivre
B ne pas mettre les tomates
AB ne pas mettre le poivre

100 g (3 1/2 oz) de quinoa
Jus d'un citron
Huile d'olive extra-vierge (même quantité que le jus de citron)
Sel de mer
Poivre fraîchement moulu
2 gros bouquets de persil plat, grossièrement hachés
4 c. à soupe de menthe fraîche, finement hachée
1/2 botte d'oignons nouveaux, finement hachés (le vert inclus)
2 tomates épluchées, épépinées et coupées en dés

1. Rincer le quinoa. Porter à ébullition un volume d'eau salée égal au double du volume du quinoa rincé. Jeter le quinoa dans l'eau salée et laisser cuire pendant 10 min. Lorsqu'il est cuit, on voit apparaître un petit germe blanc. Mettre de côté et laisser tiédir.
2. Pendant la cuisson du quinoa, mélanger le jus de citron, l'huile d'olive, le sel et le poivre.
3. Hacher le persil, la menthe, les oignons, préparer les tomates et les mélanger dans un saladier avec la vinaigrette et le quinoa refroidi. Préparer cette salade un peu à l'avance pour que la sauce soit absorbée par tous les ingrédients. Rectifier si nécessaire. Servir.

Info ingrédient : le quinoa

Le quinoa était considéré comme un aliment sacré par les Incas. Après l'arrivée des conquistadors espagnols, le quinoa fut banni à cause des pouvoirs surnaturels qu'on lui attribuait. Grâce à sa robustesse exceptionnelle et à sa capacité de pousser dans des régions quasi désertiques, le quinoa profite d'une nouvelle vie en Amérique du Sud et dans plusieurs pays.

Le quinoa contient au moins 16 p. 100 de protéines et une bonne quantité de lysine, de méthionine et de cystine, des acides aminés absents dans d'autres céréales. Il est donc considéré comme une protéine complète. Le quinoa est riche en acides gras très digestes et aussi en phosphore, en calcium et en fer.

Salade de betteraves crues

4 PERSONNES

Cette salade, simple à réaliser, délicieuse et éclatante de couleurs, est un vrai plaisir pour le palais et pour les yeux.

O convient
A ne pas mettre le poivre

B convient
AB ne pas mettre le poivre

2 betteraves moyennes, crues
1 c. à soupe d'huile de noix (première pression à froid)
20 noix dans leurs coques
3 c. à soupe d'huile d'olive extra-vierge
1 c. à soupe de jus de citron
1 gousse d'ail écrasée
1 c. à café (1 c. à thé) de moutarde sans vinaigre*
Sel de mer fin
Poivre fraîchement moulu
Feuilles de salades variées

1. Râper finement la betterave crue. Ajouter l'huile de noix.
2. Écaler les noix. Elles sont tellement meilleures lorsqu'on les ouvre juste avant de les consommer.
3. Mélanger l'huile d'olive, le jus de citron, l'ail, la moutarde, le sel et le poivre.
4. Au moment de passer à table, mélanger la salade verte et la disposer dans quatre assiettes individuelles. Mettre les betteraves râpées au milieu de chaque assiette. Parsemer les noix sur la salade.

Info ingrédient : la betterave

La betterave est un aliment de grande qualité. Elle devrait être consommée régulièrement, cuite, crue ou en jus. Si vos betteraves ont encore leurs feuilles, gardez-les. Elles contiennent encore plus de nutriments que la racine. Utilisez-les pour faire des jus, en salade ou faites-les cuire comme des épinards ou encore mélangez-les à ceux-ci.

Les naturopathes recommandent de manger la betterave comme reconstituant du sang. Bien qu'elle ne contienne que peu de fer, celui-ci est présent sous une forme facile à assimiler. La betterave accroît le péristaltisme, les mouvements ondulatoires des intestins, contribuant ainsi à prévenir la constipation.

* Certains groupes sanguins doivent éviter le vinaigre (O, A, AB). Lisez l'étiquette avant d'acheter de la moutarde. Il est possible de trouver de la moutarde sans vinaigre. Celui-ci est alors remplacé par du vin blanc.

Salade d'épinards à l'huile de noix

4 PERSONNES

Pour cette recette, nous avons utilisé une huile extraite de noix légèrement grillées. Cette méthode de fabrication traditionnelle utilisée dans les régions productrices de noix en France donne à l'huile un goût incomparable.

O utiliser le jus de citron
A utiliser le jus de citron et ne pas mettre le poivre
B convient
AB utiliser le jus de citron et ne pas mettre le poivre

1 c. à café (1 c. à thé) de moutarde de Dijon sans vinaigre*
3 c. à soupe d'huile de noix
1 c. à soupe de vinaigre balsamique ou de jus de citron
Sel de mer fin
Poivre fraîchement moulu
1 œuf dur
225 g (7 1/2 oz) de jeunes pousses d'épinards

1. Faire la vinaigrette au fond du saladier. Commencer par la moutarde et, en tournant lentement, ajouter l'huile de noix puis le vinaigre balsamique ou le jus de ciron, le sel et le poivre.
2. Écraser l'œuf dur à la fourchette.
3. Laver et essorer les feuilles d'épinards et les mettre dans le saladier. Parsemer l'œuf dur sur les épinards.
4. Remuer la salade juste avant de passer à table.

Info ingrédient : l'huile de noix

Une femme chercheur de la région de Grenoble (France) a pu déterminer qu'en chauffant légèrement les cerneaux de noix, sans dépasser 50 °C (125 °F), la vitamine E et certains acides gras pouvaient mieux s'exprimer et n'étaient pas dénaturés. L'huile de noix ainsi traitée gagne donc en qualité nutritionnelle et en goût, au grand plaisir de nos papilles. À la fin de l'ouvrage, vous trouverez une adresse où vous procurer ce type d'huile de noix.

* Certains groupes sanguins doivent éviter le vinaigre (O, A, AB). Lisez l'étiquette avant d'acheter de la moutarde. Il est possible de trouver de la moutarde sans vinaigre. Celui-ci est alors remplacé par du vin blanc.

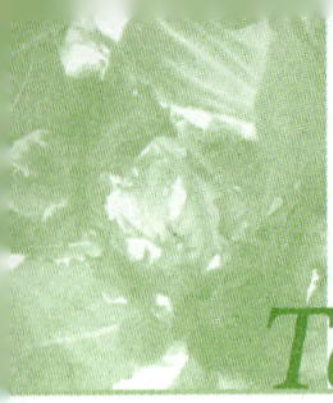

Tofu en salade

4 PERSONNES

Certaines personnes sont vite découragées par le tofu. Si c'est votre cas, essayez cette recette. C'est une façon très simple de le préparer. Il n'y a rien à cuire et vous pouvez varier le goût du tofu en changeant les fines herbes et les épices dans la marinade. Cette salade peut faire une excellente entrée ou un repas léger.

O convient
A ne pas mettre le poivre
B ne convient pas
AB ne pas mettre le poivre

200 g (7 oz) de tofu, en petits dés de 1 cm
4 carottes
Feuilles de différentes salades (roquette, mâche, trévise, etc.)
1 bouquet de coriandre

Marinade pour le tofu :
4 c. à soupe de tamari ou de sauce soja
1 morceau de gingembre frais de 2,5 cm (1 po), râpé finement
1 gousse d'ail, hachée finement
1 pincée de curcuma ou de curry

Vinaigrette :
3 c. à soupe d'huile d'olive extra-vierge
1 c. à soupe de jus de citron
Sel de mer
Poivre fraîchement moulu

1. Mélanger les ingrédients de la marinade et mariner le tofu pendant au moins 30 min, de préférence plus longtemps. Retourner plusieurs fois le tofu dans la marinade pour que la sauce pénètre bien.
2. Râper finement les carottes. Il y a une grande différence entre des carottes grossièrement râpées et des carottes finement râpées.
3. Préparer les feuilles de salade de votre choix.
4. Au moment de servir, mélanger la salade dans un saladier avec la vinaigrette. Disposer les feuilles dans les assiettes individuelles puis parsemer légèrement de carottes râpées. Éparpiller les feuilles de coriandre, puis ajouter le tofu mariné. Verser le reste de la marinade sur la salade.

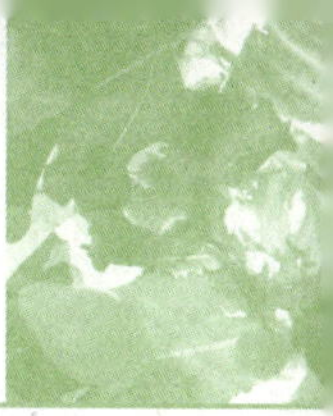

Salade de tomates au curry

4 PERSONNES

Elle peut être servie comme salade ou comme sauce avec la recette Mousse de saumon (p. 135).

O convient
A ne convient pas
B ne convient pas
AB ne pas mettre le poivre

450 g (1 lb) de tomates bien mûres
240 ml (1 tasse) de yogourt de soya non sucré
1 c. à soupe d'huile d'olive extra-vierge
2 c. à soupe de persil plat, finement haché
1 échalote, finement hachée
1 c. à café (1 c. à thé) de curry
Sel de mer
Poivre fraîchement moulu

1. Peler les tomates en les plongeant une minute dans l'eau bouillante. Épépiner les tomates et les couper en dés.
2. Mélanger le yogourt, l'huile d'olive, le persil haché, l'échalote et le curry dans un bol. Ajouter les tomates. Saler et poivrer. Servir immédiatement ou garder au frais en attendant de servir.

Salade d'hiver avec noix, pruneaux et abricots secs

4 PERSONNES

Pour cette salade, utilisez des feuilles de différentes couleurs. Plus vous aurez de variété et de couleurs, plus elle sera appétissante.

O convient
A ne pas mettre le poivre
B convient
AB ne pas mettre le poivre

Persil plat sans tiges
Feuilles de salade d'hiver (endives, mâche, trévise, etc.)
3 c. à soupe d'huile de noix *(p. 97)*
1 c. à soupe de jus de citron
Sel de mer
Poivre fraîchement moulu
8 pruneaux
8 abricots secs
12 noix fraîchement ouvertes

1. Préparer les feuilles de persil et la salade.
2. Préparer la sauce en mélangeant l'huile, le jus de citron, le sel et le poivre.
3. Couper les pruneaux et les abricots en longueur en 4 ou 8 morceaux selon la taille du fruit sec.
4. Réduire les noix en gros morceaux.
5. Juste avant de servir, mélanger la salade et la disposer sur les assiettes individuelles. Ajouter les pruneaux et les abricots et terminer avec les noix.

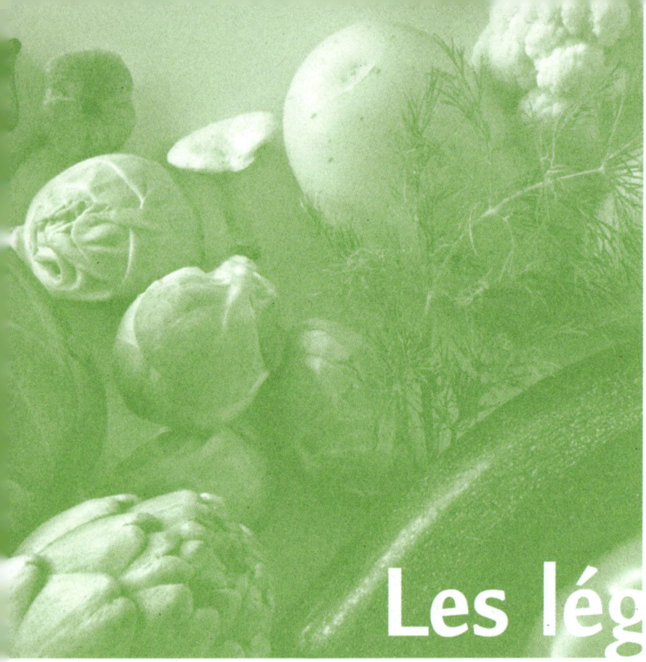

Les légumes

Quel que soit notre groupe sanguin, nous devrions tous manger beaucoup de légumes. Des chercheurs se sont récemment penchés sur différents aliments, en particulier les légumes, pour comprendre leurs divers impacts, sur la santé. Ils ont découvert que quelques-unes des substances qu'ils contiennent, parce qu'elles jouent un rôle important dans le fonctionnement de nos cellules, affectent les fondements même de notre santé.

Leurs recherches ont prouvé qu'en plus des substances nutritives dont le corps a besoin pour vivre (protéines, hydrates de carbone, lipides, vitamines, minéraux, acides aminés et acides gras essentiels), les légumes contiennent aussi des substances ayant des effets bénéfiques sur la santé, qui vont jusqu'à protéger du cancer et même à le combattre. Ce sont des substances phytochimiques. Les chercheurs en ont découvert des centaines et il en reste certainement encore des milliers à découvrir. Des institutions officielles, telles que le National Cancer Institute aux États-Unis, recommandent maintenant de consommer entre trois et cinq portions de légumes par jour. Le brocoli figure au sommet de la liste des aliments qui préviennent le cancer.

Une des principales caractéristiques des légumes (et aussi des fruits) crus et cuits avec certaines précautions est la quantité importante d'antioxydants qu'ils contiennent. Une théorie importante veut que le vieillissement et la maladie soient liés au processus d'oxydation qui se produit dans l'organisme. L'oxygène est une matière vitale qui donne la vie à nos cellules, mais qui peut aussi accélérer leur destruction. L'oxydation dans notre corps peut être comparée à la rouille qui se forme sur le fer quand celui-ci entre en contact avec l'air. L'activité de l'oxygène qui n'est pas contrôlée par les antioxydants a un effet destructeur sur les cellules du corps et par conséquent sur les tissus et les organes.

Plusieurs études ont révélé que la cause principale des maladies est le manque de protection contre l'oxydation.

Ces dégâts potentiels peuvent être évités lorsque l'organisme est bien équipé de mécanismes antioxydants innés et de nutriments antioxydants. Ces nutriments se trouvent surtout dans les fruits et les légumes. Le bêta-carotène, les vitamines A, C et E et les minéraux dont le zinc, le sélénium, le cuivre et le manganèse sont les plus connus, mais il y en a beaucoup d'autres.

Alors mangez des légumes, il s'agit de la meilleure assurance-vie que vous puissiez vous offrir. Choisissez-les frais et en saison, et écartez de votre table ceux qui ont fait le tour du globe. Mangez-les fraîchement préparés, crus ou cuits, mais évitez les restes. Préparez-en une petite quantité à la fois, à chaque repas. Les restes offrent peu de valeur nutritionnelle : il leur manque ce quelque chose de spécial que l'on trouve dans un repas fraîchement préparé, qui est probablement du domaine énergétique. Les habitants du Caucase, connus pour leurs nombreux centenaires, accordent beaucoup d'importance à la fraîcheur de leurs aliments. Ils coupent les légumes, pilent les épices, hachent les herbes culinaires juste avant de s'en servir, et ils jettent les restes !

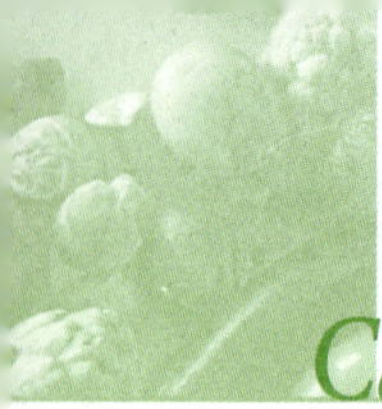

Carottes braisées

4 PERSONNES

Servez ces carottes à la provençale, telles quelles, ou passez-les au mixeur pour en faire une purée et parsemez-les de persil haché.

O convient
A ne pas mettre le poivre

B convient
AB ne pas mettre le poivre

1 kg (2 lb) de carottes, en tronçons de 6 cm
2 c. à soupe d'huile d'olive
1 c. à café (1 c. à thé) de thym
1 tête d'ail (éplucher les gousses)

Sel de mer
Poivre fraîchement moulu
Persil plat, finement haché

1. Dans une cocotte, faire revenir les carottes dans l'huile d'olive jusqu'à ce qu'elles soient bien enrobées d'huile.
2. Ajouter le thym et les gousses d'ail épluchées.
3. Ajouter suffisamment d'eau pour qu'elle recouvre les carottes de 6 mm ($^{1}/_{4}$ po) et laisser cuire doucement environ 30 min. Surveiller la cuisson et rajouter de l'eau si elle venait à manquer, car les carottes brûlent facilement.
4. Égoutter les carottes si nécessaire, assaisonner et parsemer de persil plat haché.

Info ingrédient : les carottes

Si vous achetez des carottes biologiques, ne les épluchez pas, car la plus grande partie des vitamines réside sous la peau. Si elles ont été traitées, épluchez-les pour enlever les résidus de pesticides.

Le fait de manger des aliments riches en carotènes peut prévenir divers cancers. Si vous êtes ou si vous étiez un fumeur, veillez à consommer un légume orange tous les jours, tels les carottes, le potiron ou les patates douces. Les légumes à feuillage vert foncé aussi sont riches en caroténoïdes. Leur couleur verte vient de la chlorophylle qui dissimule les couleurs orange et jaune.

Lisez la page suivante pour plus d'information sur les carottes.

Carottes, fenouil et oignons braisés

4 PERSONNES

O convient
A ne pas mettre le poivre

B convient
AB ne pas mettre le poivre

450 g (1 lb) de carottes
2 bulbes de fenouil
Huile d'olive
1 oignon moyen, en tranches fines
Sel de mer
Poivre fraîchement moulu
1 bouquet de persil plat, haché finement

1. Couper les carottes en tranches très fines, de préférence à l'aide d'une mandoline.
2. Couper les bulbes de fenouil en deux dans le sens de la longueur et continuer de les émincer finement, toujours dans le même sens, en veillant à les garder attachés par le pied.
3. Mettre un filet d'huile d'olive dans une cocotte, ajouter les oignons, la moitié des carottes, encore un filet d'huile d'olive, du sel, le reste des carottes et enfin les bulbes de fenouil. Verser un peu d'huile d'olive si nécessaire, saler et poivrer.
4. Poser sur les légumes un morceau de papier cuisson coupé à la taille de la cocotte. Couvrir et faire cuire à feu doux pendant 25 à 30 min. Tester. Quand un couteau traverse facilement les carottes, les légumes sont cuits.
5. Servir parsemé de persil haché. Les oignons vont se caraméliser légèrement et les carottes vont fondre dans la bouche.

Info ingrédient : les caroténoïdes

Selon de nombreuses études scientifiques, les caroténoïdes, une famille de nutriments trouvés dans les légumes vert foncé, jaunes ou oranges, tels que le chou frisé, la carotte, les épinards, la patate douce, la tomate, le maïs, les abricots, les poivrons vert, rouge et jaune, et les bettes à carde, offrent une certaine protection contre le cancer. Le bêta-carotène, si bien connu, fait partie de cette famille. À l'Institute of Food Research à Norwich, en Angleterre, les chercheurs ont découvert que les carottes cuites permettent une meilleure absorption du bêta-carotène comparé à la carotte crue. Et en plus, le bêta-carotène n'est pas détruit par la cuisson. Alors mangez des carottes aussi bien cuites que crues. Si vous mangez vos carottes crues, pourquoi ne pas en faire du jus, ce qui vous procure de nombreuses enzymes dont l'importance est primordiale pour la santé. L'extraction du jus permet de rendre les caroténoïdes plus facilement assimilables dans l'organisme. Cela est valable aussi pour tous les autres légumes mentionnés ci-dessus. Mangez de grandes quantités de ces légumes si bénéfiques pour votre santé.

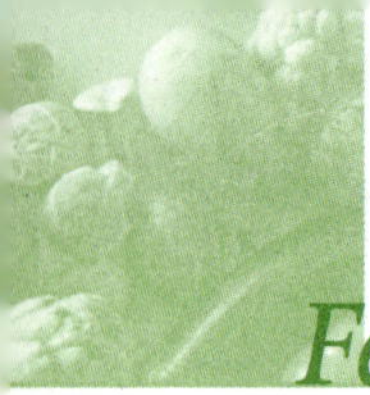

Fenouil braisé

4 PERSONNES

Cet excellent légume italien accompagne délicieusement le poisson ainsi que l'agneau.

O convient
A ne pas mettre le poivre
B convient
AB ne pas mettre le poivre

2 c. à soupe d'huile d'olive
8 petits bulbes de fenouil ou 4 gros, coupés en deux ou en quatre selon la grosseur
1 c. à soupe de thym
Sel de mer
Poivre fraîchement moulu
Verdure de fenouil pour garnir

1. Dans une casserole à fond épais, faire chauffer doucement l'huile d'olive, ajouter les bulbes de fenouil et les dorer légèrement sur tous les côtés.
2. Ajouter juste assez d'eau pour couvrir le fond de la casserole, ajouter le thym, le sel et le poivre, couvrir et faire mijoter à très petit feu pendant 30 min. S'assurer qu'il reste toujours un peu d'eau au fond de la casserole afin que les bulbes n'attachent pas. Vérifier la cuisson du fenouil avec la pointe d'un couteau (20 min devraient suffire).
3. Au moment de servir, parsemer de feuillage de fenouil coupé très finement.

Info ingrédient : le fenouil

Le fenouil est un légume typiquement méditerranéen ; les Italiens en consomment abondamment. Son bulbe est connu pour ses qualités digestives ; il active la digestion, calme les spasmes intestinaux et les flatulences. Le fenouil cru, pris au début du repas, aiguise l'appétit.

Voir la recette Salade de fenouil, à la page 89.

Brocoli à l'ail et au gingembre

4 PERSONNES

Souvent le brocoli est trop cuit, ce qui lui fait perdre sa belle couleur vert vif. Il acquiert ainsi un goût fort. Cette méthode de cuisson préserve la plupart des qualités nutritives du brocoli.

O convient
A convient
B convient
AB convient

1 pied de brocoli de 450 g (1 lb) environ
1 c. à soupe d'huile d'olive
8 gousses d'ail, en fines tranches
2 morceaux de gingembre de la grosseur d'une noix de muscade, en fine julienne
4 c. à soupe d'eau
Sel de mer
1 c. à soupe de graines de sésame grillées (facultatif)

1. Enlever le pied du brocoli et l'éplucher en arrachant la peau. Couper en morceaux de 1 cm ($^1/_2$ po). Couper les fleurettes du brocoli de la grosseur d'une bouchée.
2. Chauffer l'huile dans une grande poêle. Ajouter l'ail, le gingembre et le brocoli. Remuer les ingrédients quelques secondes sans les laisser se colorer. Ajouter l'eau et le sel. Couvrir.
3. Faire cuire le brocoli de 5 à 8 min. La cuisson dépendra de la grosseur des fleurettes et de la fraîcheur du brocoli. Vérifier la cuisson avec un couteau et ajouter de l'eau, si nécessaire. Le brocoli doit rester légèrement croquant.
4. Servir immédiatement sinon le brocoli continuera sa cuisson.

Info ingrédient : le brocoli

Lisez les informations sur le brocoli dans la recette Velouté au brocoli, à la page 72.

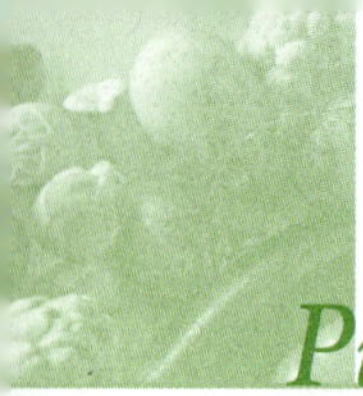

Purée de céleri-rave et persil

4 PERSONNES

Cette purée accompagne parfaitement le gibier et la dinde de Noël. Sa belle couleur verte contraste avec le rouge de la sauce aux airelles.

O convient
A ne pas mettre le poivre

B convient
AB ne pas mettre le poivre

1 kg (2 lb) de céleri-rave, en dés de 2,5 cm (1 po)
1 bouquet de persil plat sans tiges
2 c. à soupe d'huile d'olive ou de beurre clarifié (*p. 203*)
Sel de mer
Poivre fraîchement moulu

1. Faire cuire le céleri-rave à la vapeur pendant 20 min. Tester avec un couteau pointu.
2. Ajouter le persil et faire cuire 5 min de plus.
3. Mixer le céleri-rave et le persil dans le robot de cuisine en ajoutant l'huile d'olive ou le beurre clarifié, le sel et le poivre. Servir immédiatement.

Info ingrédient : le persil

Lisez les informations sur les bienfaits du persil dans la section Les herbes aromatiques, à la page 82.

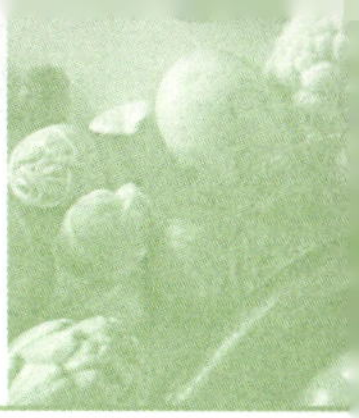

Aubergine à l'ail et au thym

4 PERSONNES

O convient
A ne convient pas

B convient
AB ne pas mettre le poivre

650 g (22 oz) d'aubergines
3 c. à soupe d'huile d'olive extra-vierge
12 gousses d'ail en lamelles
3 c. à soupe d'eau
3 pincées de thym, frais si possible
Sel de mer
Poivre fraîchement moulu
Persil plat, fraîchement haché

1. Couper les aubergines en quatre dans le sens de la longueur, puis en tronçons de 1 cm ($^1/_2$ po) d'épaisseur.
2. Faire chauffer doucement l'huile d'olive, ajouter l'ail et remuer pendant quelques secondes sans le laisser brunir. Ajouter les aubergines.
3. Une fois que l'huile est absorbée, ajouter 3 c. à soupe d'eau, le thym et le sel.
4. Poursuivre la cuisson en rajoutant de l'eau par petites quantités. L'aubergine doit cuire sans attacher au fond, tout en restant humide. Laisser cuire pendant 15 min.
5. Avant de servir, parsemer de persil haché et donner quelques tours de moulin à poivre.

Info ingrédient : l'aubergine

L'aubergine est originaire de l'Inde où les nombreuses variétés empruntent des formes, des tailles et des couleurs différentes. En Asie, elle a été pendant des millénaires considérée comme un aliment santé. Des recherches ont révélé que l'aubergine prévient l'augmentation du cholestérol dans le sang après un repas riche en graisses. L'aubergine a aussi des qualités digestives dues à son effet stimulant sur le pancréas et le foie.

Parce qu'elle appartient à la famille des solanacées, l'aubergine peut aggraver l'arthrite.

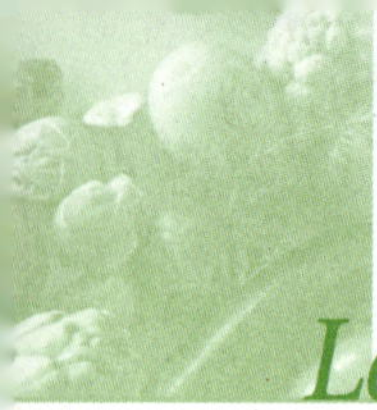

Légumes de fin de séjour

Nous avons préparé ce plat après une session de cuisine, avec ce qui nous restait dans le réfrigérateur. Vous pouvez réaliser ce type de plat avec d'autres légumes.

O remplacer les poireaux par des oignons
A ne pas mettre le poivre
B convient
AB ne pas mettre le poivre

- Branches de céleri coupées en biais en morceaux de 5 cm (2 po)
- Courgettes, coupées en 4 dans le sens de la longueur, puis en biais en morceaux de 5 cm (2 po)
- 2 tranches de gingembre, en bâtonnets
- Poireaux, coupés en 2 dans le sens de la longueur, puis en biais en morceaux de 5 cm (2 po)
- Huile d'olive
- Sel de mer
- Poivre fraîchement moulu

Faire cuire les légumes dans un wok avec l'huile d'olive et le gingembre. La clé de cette recette est dans la manière de couper les légumes.

Info ingrédient : le céleri
Voir à ce sujet la section Super jus de légumes pour le groupe A, à la page 182.

Légumes sautés à l'huile d'olive

4 À 6 PERSONNES

Voici un plat chaud et réconfortant pour les jours d'hiver.

O ne convient pas
A convient
B convient
AB convient

- 8 à 12 carottes moyennes, coupées en 3
- 8 à 12 petits navets, lavés et non épluchés
- 8 à 12 petits oignons, épluchés
- 12 à 16 échalotes, épluchées
- 16 à 24 gousses d'ail, non épluchées
- 3 bulbes de fenouil, coupés en quatre
- 2 c. à soupe d'huile d'olive
- 20 à 30 châtaignes, précuites ou conservées sous vide
- Sel de mer

1. Mettre les légumes à cuire à la vapeur dans l'ordre qui suit. Commencer par les carottes ; 5 min après, rajouter les navets, les oignons, les échalotes et l'ail. Surveiller la cuisson et ajouter les bulbes de fenouil 10 min avant la fin. Les légumes doivent être juste tendres.
2. Dans une poêle, faire chauffer l'huile d'olive. Faire revenir, pendant quelques minutes, les légumes auxquels on aura rajouté les châtaignes. Secouer la poêle pour que les légumes n'attachent pas. Ils doivent être colorés par endroits ; cette étape enrichira davantage les saveurs. Rectifier l'assaisonnement.

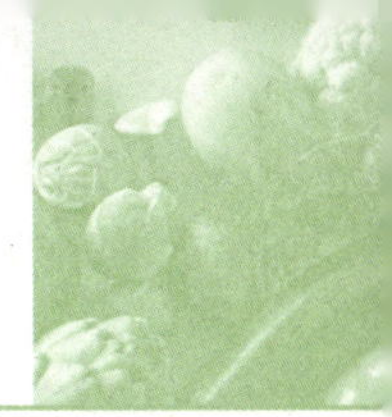

Petits pois et oignons nouveaux

4 PERSONNES

Les petits pois fraîchement écossés sont délicieux. Mangez-les dès que possible après la cueillette, sinon vous ferez aussi bien de manger des petits pois congelés. En effet, très vite après la cueillette, les sucres commencent à se transformer en amidon et le goût s'altère, les pois devenant farineux. La congélation arrête ce processus. Chaque minute que vous passez à écosser les petits pois en vaut la peine, car vous y gagnez en richesse gastronomique.

O convient
A ne pas mettre le beurre
B convient
AB ne pas mettre le beurre

1 botte d'oignons nouveaux
1 kg (2 lb) de petits pois frais à écosser
2 tiges de romarin
2 feuilles de laurier
Eau ou bouillon de poulet ou de dinde (*p. 200*)
Sel de mer
Poivre fraîchement moulu
Huile d'olive, beurre ou beurre clarifié (*p. 203*)

1. Préparer les oignons en enlevant les racines et en taillant légèrement la verdure. Écosser les petits pois.
2. Faire cuire à petit feu les oignons, le romarin, les feuilles de laurier, le sel et le poivre dans 2,5 cm (1 po) d'eau ou de bouillon pendant 5 min.
3. Ajouter les petits pois, couvrir et laisser cuire pendant 10 min. Rajouter de l'eau si nécessaire. Tester la cuisson des oignons ; s'ils sont tendres, couper le feu. Si les oignons sont cuits, les petits pois le sont aussi.
4. Égoutter si nécessaire, rectifier l'assaisonnement et servir avec de l'huile d'olive ou une noisette de beurre ou de beurre clarifié.

Info ingrédient : les petits pois

Les petits pois ont d'abord été consommés secs comme une légumineuse. Au XVIIe siècle, à la cour de Louis XIV, les petits pois crus étaient considérés comme un mets délicat. Ils sont faciles à digérer et agissent comme un véritable balai dans les intestins.

Galettes d'oignons

4 PERSONNES

Les oignons font partie des légumes particulièrement bénéfiques pour la santé. Mangez-les comme légumes à part entière et pas seulement combinés à d'autres légumes. Ces galettes sont excellentes pour accompagner une viande ; elles peuvent aussi être servies en guise de repas léger avec une salade et du fromage de chèvre.

O convient
A ne pas mettre le poivre
B convient
AB ne pas mettre le poivre

500 g (1 lb) d'oignons, en fines rondelles
2 œufs
2 c. à soupe de farine d'épeautre
Sel de mer fin
Poivre fraîchement moulu
Beurre clarifié ou huile d'olive

1. Mélanger dans un saladier les oignons, les œufs, la farine, le sel et le poivre.
2. Faire chauffer le beurre clarifié ou l'huile dans une poêle. Ajouter 1 c. à soupe du mélange d'oignons. Avec le dos d'une fourchette, aplatir la galette. Faire autant de petites galettes qu'il y a de place dans la poêle. Laisser dorer quelques minutes à feu moyen avant de les retourner. De nouveau, attendre que la galette soit dorée. Laisser en attente dans un four moyennement chaud

Info ingrédient : les oignons

En Inde, des recherches montrent que 1 c. à soupe d'oignons par jour peut diminuer le cholestérol sanguin. En plus, les oignons réduisent la tendance du sang à coaguler. En d'autres termes, les oignons protègent votre système cardiovasculaire. Plus vous en mangerez, plus vous en bénéficierez. Mangez-les aussi bien crus que cuits. Les groupes A et AB devraient consommer des oignons tous les jours. Les oignons sont riches en quercétine, un flavonoïde reconnu pour lutter contre les allergies et les états inflammatoires. Les personnes du groupe O, qui sont sujettes aux maladies inflammatoires (arthrite) et aux allergies (asthme et rhume des foins), devraient manger des oignons rouges et jaunes, car ils contiennent une plus grande quantité de quercétine. Et, bonne nouvelle, la cuisson ne détruit pas la quercétine.

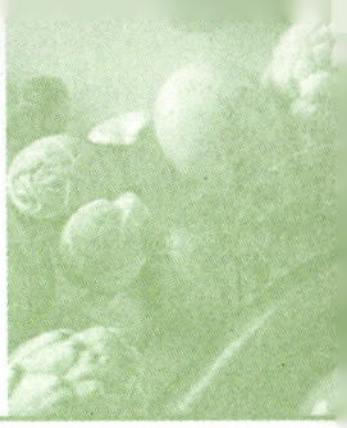

Frites au four

4 PERSONNES

Qui n'aime pas manger des frites de temps en temps ? Cette version utilise très peu de matière grasse, comparativement à la méthode classique qui consiste à les frire dans un bain d'huile. Pour varier, ajoutez du thym sec, de la marjolaine, de la sarriette ou du paprika. Ajoutez les herbes aromatiques ou les épices avant de mélanger les pommes de terre dans l'huile d'olive ou le beurre clarifié.

O ne convient pas
A ne convient pas
B convient
AB ne pas mettre le poivre

4 grosses pommes de terre qui ne se défont pas
2 c. à soupe d'huile d'olive ou de beurre clarifié, fondu (*p. 203*)
Sel de mer
Poivre fraîchement moulu

1. Préchauffer le four à 200 °C (400 °F).
2. Éplucher les pommes de terre (si elles ne sont pas biologiques) et les laver. Il est important de bien les rincer pour enlever un maximum d'amidon, ainsi elles n'attacheront pas dans le plat. Sécher.
3. Couper les pommes de terre en longueur en forme de frites de 6 mm ($^{1}/_{4}$ po) d'épaisseur. Dans un saladier, les mélanger avec l'huile d'olive ou le beurre clarifié fondu.
4. Mettre les frites sur une feuille de papier cuisson déposé sur la lèchefrite et les enfourner. Laisser dorer 10 à 15 min, les retourner et laisser cuire de 10 à 15 min de plus. Saler et servir.

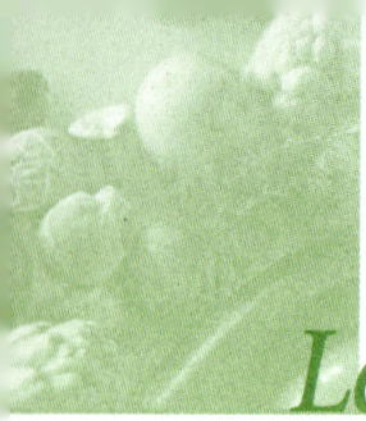

Légumes d'hiver rôtis

4 PERSONNES

O convient
A ne pas mettre le poivre

B convient
AB ne pas mettre le poivre

12 petits navets (environ 300 g/10 oz)
400 g (13 oz) de carottes
10 petits oignons (environ 300 g /10 oz)
2 c. à soupe d'huile d'olive
Sel de mer
Poivre fraîchement moulu
2 brins de romarin frais
1 tête d'ail (éplucher les gousses)

1. Préchauffer le four à 200 °C (400 °F).
2. Éplucher les légumes. Couper les navets en deux dans le sens de la longueur puis chaque moitié en trois.
3. Couper les carottes en deux dans le sens de la longueur si elles sont grosses, puis en biais en morceaux de 5 cm (2 po).
4. Mettre les légumes dans un saladier et verser l'huile d'olive. Bien mélanger avec les mains. Saler et poivrer. Ajouter le romarin effeuillé.
5. Mettre les légumes au four dans une lèchefrite ou dans un grand plat de telle manière que les légumes ne se superposent pas.
6. Laisser rôtir pendant 30 min. Après 15 min de cuisson, ajouter les gousses d'ail épluchées. Ne pas remuer. Les carottes, les navets et les oignons seront ainsi légèrement caramélisés au contact de la lèchefrite, ce qui leur donnera un goût irrésistible.

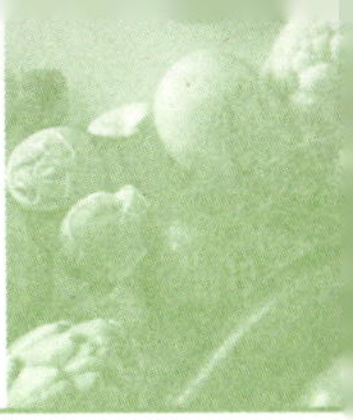

Pommes de terre marinées au jus de citron et au safran

4 PERSONNES

Ces pommes de terre jaunes ravissent tous ceux qui les goûtent.

O ne convient pas
A ne convient pas
B convient
AB convient

2 doses (0,2 g) de safran (écraser les pistils avec le bord d'une cuillère à soupe dans 1 c. à soupe d'eau tiède)
Jus de 2 citrons
3 c. à soupe d'huile d'olive
600 g (20 oz) de pommes de terre Roseval ou similaires qui ne se défont pas
Sel de mer

1. Mélanger le safran avec le jus de citron et l'huile d'olive et verser dans un plat allant au four.
2. Éplucher les pommes de terre, les couper en deux en longueur, puis couper chaque partie en trois.
3. Mariner pendant 30 min ou plus dans le mélange citron/huile d'olive/safran.
4. Préchauffer le four à 190 °C (375 °F).
5. Enfourner pendant 40 min. Au bout de 20 min, retourner les pommes de terre.
6. Saler et poivrer au moment de servir.

Info ingrédient : le safran

Lisez les informations sur le safran dans la section Les herbes aromatiques, à la page 82.

Épinards au beurre clarifié

4 PERSONNES

Voici la méthode la plus simple et la plus saine pour cuire les épinards, car elle préserve la plupart de leurs nutriments.

O convient
A ne pas mettre le poivre

B convient
AB ne pas mettre le poivre

1 kg (2 lb) d'épinards sans les tiges
3 c. à soupe de beurre clarifié (*p. 201*)

Sel de mer
Poivre fraîchement moulu

1. Laver abondamment les épinards dans plusieurs eaux et bien les égoutter.
2. Chauffer le beurre clarifié dans une grande poêle ou dans un wok et ajouter les épinards. Faire fondre en remuant sans cesse avec deux cuillères en bois. La cuisson est très rapide, de 3 à 5 min. Servir immédiatement.

Info ingrédient : les épinards

Les épinards crus ont la propriété de stimuler le péristaltisme, c'est-à-dire les mouvements ondulatoires de l'intestin. Ils sont un bon remède contre la constipation et l'élimination lente en raison de l'acide oxalique organique qu'ils contiennent. Cependant, dès que les épinards sont cuits, l'acide oxalique devient inorganique et cette propriété se perd. Au printemps et en été, mangez fréquemment des épinards en salade lorsque vous pouvez vous les procurer en petites feuilles tendres. Ajoutez aussi des épinards à vos jus de légumes.

Pour en savoir davantage, reportez-vous à la recette d'épinards avec raisins de Corinthe et pignons (*p. 115*).

* Certains groupes sanguins doivent éviter le vinaigre (O, A, AB). Lisez l'étiquette avant d'acheter de la moutarde. Il est possible de trouver de la moutarde sans vinaigre. Celui-ci est alors remplacé par du vin blanc.

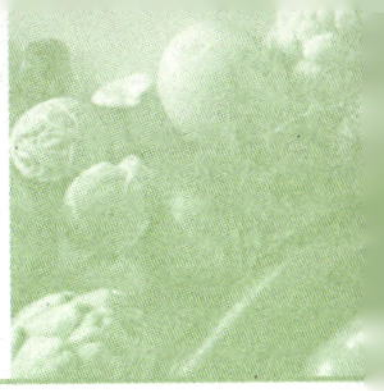

Épinards avec raisins de Corinthe et pignons

4 PERSONNES

Cette manière de préparer les épinards s'inspire d'une recette traditionnelle catalane, mais d'autres préparations similaires existent autour de la Méditerranée.

O convient
A ne pas mettre le poivre
B choisir les noix
AB ne pas mettre le poivre

---

1 kg (2 lb) d'épinards sans tiges
3 c. à soupe de beurre clarifié (*p. 203*)
2 c. à soupe de raisins de Corinthe
Sel de mer
Poivre fraîchement moulu
2 c. à soupe de pignons ou de noix grillés (*p. 210*)

1. Rincer abondamment les épinards et bien les essorer pour en extraire toute l'eau.
2. Chauffer doucement le beurre clarifié dans une grande poêle ou un wok et ajouter les épinards. Avec 2 cuillères en bois, remuer les épinards environ 5 min, jusqu'à ce qu'ils se fanent. Pendant ce temps, ajouter les raisins. Ajouter le sel et le poivre fraîchement moulu.
3. Avant de servir, parsemer les pignons ou les noix grillés sur les épinards.

Info ingrédient : les épinards

Les épinards contiennent deux fois plus de caroténoïdes que les carottes. Ils constituent aussi une source très riche de chlorophylle, un pigment dans les plantes vertes ayant de puissantes propriétés anticancéreuses et qui contribue à la détoxication de l'organisme. Évitez de trop les cuire, car la cuisson détruit une partie de leurs bienfaits. Mangez des épinards frais aussi souvent que possible. Des recherches ont révélé que l'épinard est le légume le plus consommé par ceux qui sont le mieux protégés contre le cancer.

Lisez plus d'informations sur les épinards, à la page précédente.

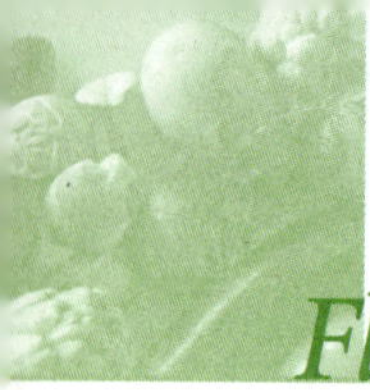

Fleurs de courgettes farcies

4 PERSONNES

Jardinières et jardiniers, quand vous avez trop de courgettes au potager, utilisez leurs fleurs et régalez-vous de cette entrée délicieuse et riche en couleurs. La fin du printemps, l'été et le début de l'automne sont les périodes de l'année pendant lesquelles vous pouvez récolter les fleurs de courgettes.

O convient
A ne pas mettre le poivre

B convient
AB ne pas mettre le poivre

12 fleurs de courgettes
240 g (8 oz) de fromage de chèvre frais, égoutté
Huile d'olive extra-vierge
Sel de mer
Poivre fraîchement moulu
1 gousse d'ail
1 c. à café (1 c. à thé) de thym

1. Mettre le fromage et un peu d'huile dans un bol mélangeur et mélanger légèrement. Ajouter sel et poivre et goûter.
2. Répartir ce mélange dans 2 bols. Ajouter l'ail écrasé dans le premier bol et le thym dans le second.
3. Enlever les pistils des fleurs. Former 6 boules allongées avec chaque mélange et farcir délicatement chaque fleur.
4. Faire revenir doucement les fleurs dans l'huile d'olive jusqu'à ce que le fromage devienne fondant. Servir immédiatement.

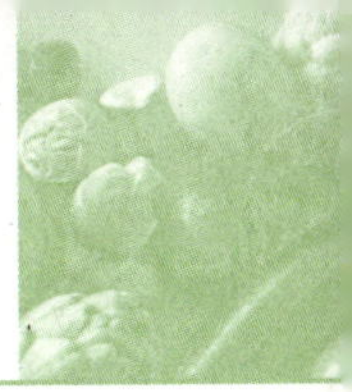

Courgettes farcies

4 PERSONNES

Les courgettes farcies font une excellente entrée ; elles sont aussi particulièrement bonnes avec des côtes d'agneau.

O convient
A ne convient pas
B ne convient pas
AB ne pas mettre de poivre

4 petites courgettes rondes
4 échalotes moyennes, finement hachées
Huile d'olive
1 c. à soupe de thym
3 tranches de pain d'épeautre
2 c. à soupe de pignons (facultatif)
1 poignée de raisins secs
Sel de mer
Poivre fraîchement moulu
4 tomates
4 gousses d'ail, écrasées

1. Préchauffer le four à 150 °C (300 °F).
2. Faire revenir doucement les échalotes à la poêle, dans un peu d'huile d'olive. Ajouter le thym et mettre de côté.
3. Pendant ce temps, faire tremper les tranches de pain dans de l'eau tiède puis exprimer le liquide.
4. Enlever le chapeau des courgettes et mettre de côté. Évider soigneusement les courgettes avec une cuillère à café arrondie en tenant la cuillère près de la partie creuse. Hacher finement l'intérieur des courgettes et faire revenir à la poêle. Mettre de côté.
5. Griller les pignons (*p. 210*).
6. Mélanger les échalotes, la mie de pain, la chair de courgettes cuite, les pignons, les raisins secs, le sel et le poivre et farcir les courgettes.
7. Ébouillanter les tomates pendant 30 sec. Les éplucher, enlever les pépins, se débarrasser du jus et hacher la pulpe.
8. Mettre les tomates hachées au fond d'un plat en terre cuite avec 4 gousses d'ail écrasées.
9. Placer les courgettes farcies sur les tomates et mettre le plat au four pendant 1 heure. Servir chaud ou tiède.

Légumes au romarin

4 PERSONNES

Le secret de cette recette réside dans la manière de couper les légumes.

O convient
A ne pas mettre de poivre

B convient
AB ne pas mettre de poivre

1 c. à soupe d'huile d'olive
4 grosses gousses d'ail, en tranches épaisses
6 carottes moyennes, coupées en biais
4 c. à soupe de feuilles de romarin frais
2 bulbes de fenouil, coupés en 8 ou en 12, selon la taille
2 courgettes rondes, coupées en 8 ou en 12, selon la taille
Sel de mer fin
Poivre fraîchement moulu

1. Faire chauffer l'huile d'olive dans une grande poêle (ou wok). Ajouter l'ail puis les carottes et le romarin et laisser cuire quelques minutes en remuant sans cesse. Ajouter un peu d'eau, couvrir et laisser cuire pendant 15 min en surveillant le niveau du liquide pour que les légumes n'attachent pas. En ajouter si nécessaire.
2. Ajouter le fenouil et laisser cuire 10 min tout en surveillant le niveau de l'eau.
3. Ajouter enfin les courgettes et continuer la cuisson. Les légumes doivent être à peine cuits. Assaisonner et servir.

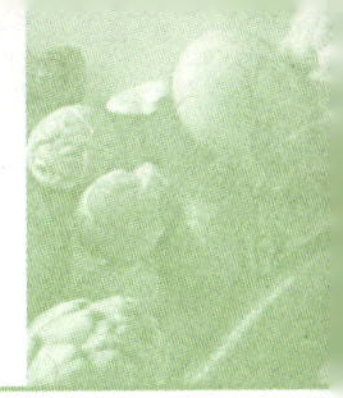

Riz sauvage

4 À 6 PERSONNES

On peut servir le riz sauvage avec de la viande, du gibier ou une salade. On peut l'utiliser comme base pour une farce ou encore le faire revenir à la poêle avec des champignons, des oignons, du céleri, des herbes, etc.

O convient
A convient
B ne convient pas
AB convient

200 g (7 oz) de riz sauvage
500 ml (2 tasses) d'eau froide
$^{3}/_{4}$ c. à café ($^{3}/_{4}$ c. à thé) de sel de mer

1. Rincer abondamment le riz avant de le cuire et jeter cette eau.
2. Mettre le riz, l'eau et le sel de mer dans une casserole. Couvrir et porter le tout à ébullition puis baisser le feu immédiatement. Laisser mijoter pendant 45 à 60 min. Les grains doivent éclater mais rester fermes sous la dent. Aérer le riz avec une fourchette.

Le temps de cuisson du riz sauvage peut varier selon son origine. Il est donc très important de le surveiller après 30 min de cuisson. Pour une cuisson plus rapide, faire tremper le riz pendant quelques heures ou toute une nuit. La cuisson sera réduite à 20 ou 30 min. Il est important de ne pas trop cuire le riz sauvage, car il peut avoir tendance à se transformer en bouillie.

Variation

Pour apporter un parfum supplémentaire au riz sauvage, on peut le faire cuire dans une infusion d'herbes de Provence qu'on aura préparée à l'avance. Faire bouillir 500 ml (2 tasses) d'eau et ajouter 1 c. à café de thym, de romarin et de sarriette. Laisser infuser pendant 10 min. Passer à travers une passoire. Faire cuire le riz dans l'infusion.

Info ingrédient : le riz sauvage

Le riz sauvage n'est pas qu'un délice pour le palais, c'est aussi un aliment très nutritif. Il contient plus de protéines que la majorité des céréales. Il est riche en minéraux qui sont perdus par le polissage du riz blanc.

Beignets de fleurs de courgettes

4 PERSONNES

Assurez-vous que les fleurs sont aussi fraîches que possible, car leur durée de vie après la cueillette est très courte. Ce sera beaucoup plus facile à réaliser si vous avez votre propre potager ou si vous connaissez quelqu'un qui cultive les courgettes.

O convient
A convient
B convient
AB convient

12 fleurs de courgettes avec leurs petites courgettes attachées au bout
1 œuf biologique
2 c. à soupe de farine d'épeautre
4 c. à soupe de lait d'amandes non sucré
3 c. à soupe d'huile d'olive
Sel de mer

1. Dans un bol, à l'aide d'un fouet, mélanger l'œuf, la farine et le lait pour faire la pâte. Laisser reposer.
2. Dans une poêle, verser l'huile d'olive et la laisser chauffer sans qu'elle ne fume.
3. Tremper les fleurs de courgettes avec leurs petites courgettes dans la pâte et faire revenir doucement 5 min de chaque côté.
4. Saupoudrer de sel. Servir immédiatement.

Purée de courgettes

4 PERSONNES

Choisissez des courgettes biologiques, car elles contiennent moins d'eau et votre purée sera plus épaisse.

O convient
A convient
B convient
AB convient

1 kg (2 lb) de courgettes, en tranches
1 c. à soupe ou plus d'huile d'olive extra-vierge, au goût
6 à 8 grandes feuilles de basilic ou les feuilles de plusieurs branches d'estragon
2 gousses d'ail, écrasées
Sel de mer
Poivre fraîchement moulu (facultatif)

1. Faire cuire les courgettes à la vapeur pendant 10 min.
2. Dans le robot de cuisine, mixer les courgettes avec l'huile d'olive, le basilic (ou l'estragon), l'ail écrasé, le sel et le poivre.

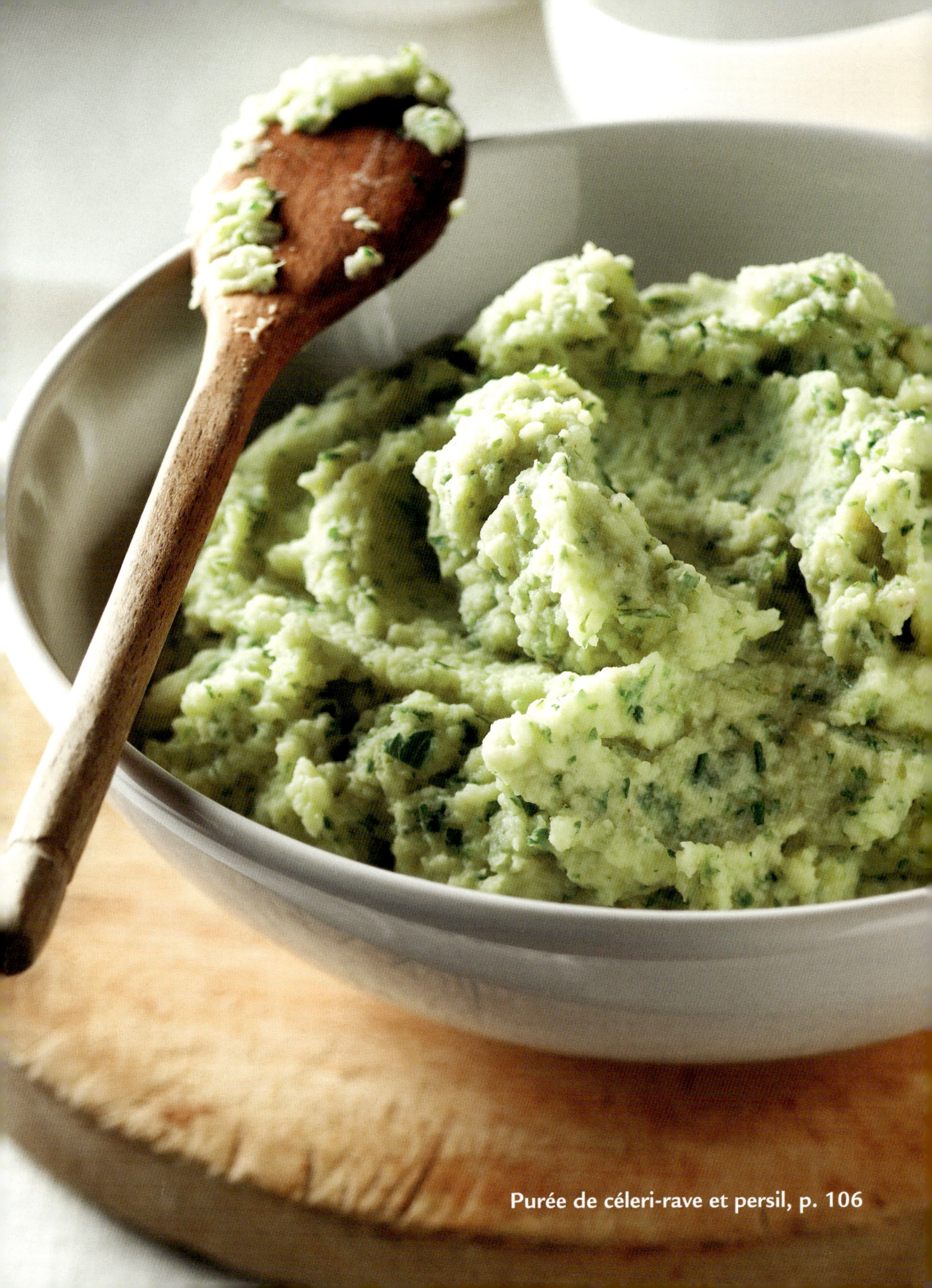

Purée de céleri-rave et persil, p. 106

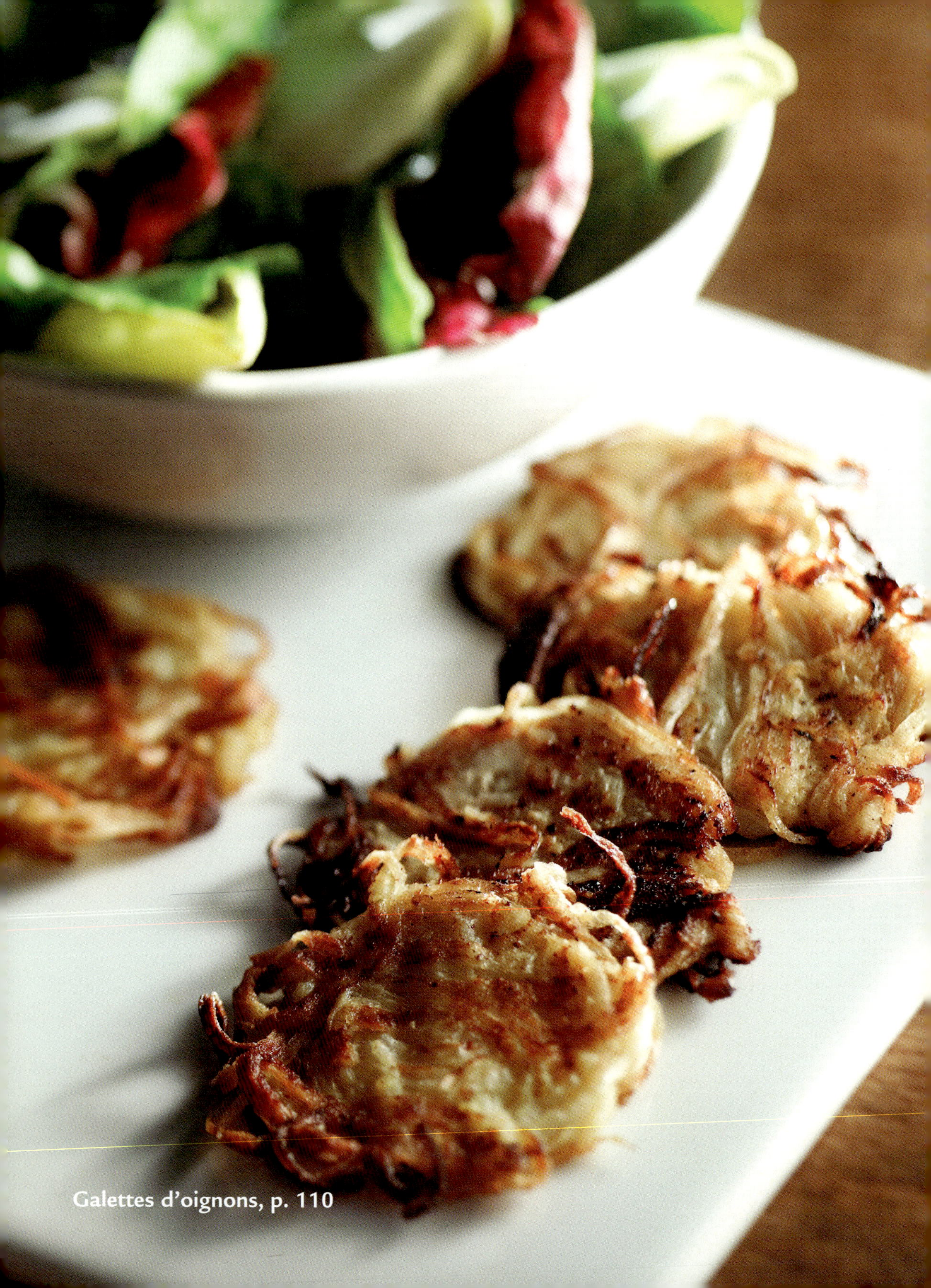

Galettes d'oignons, p. 110

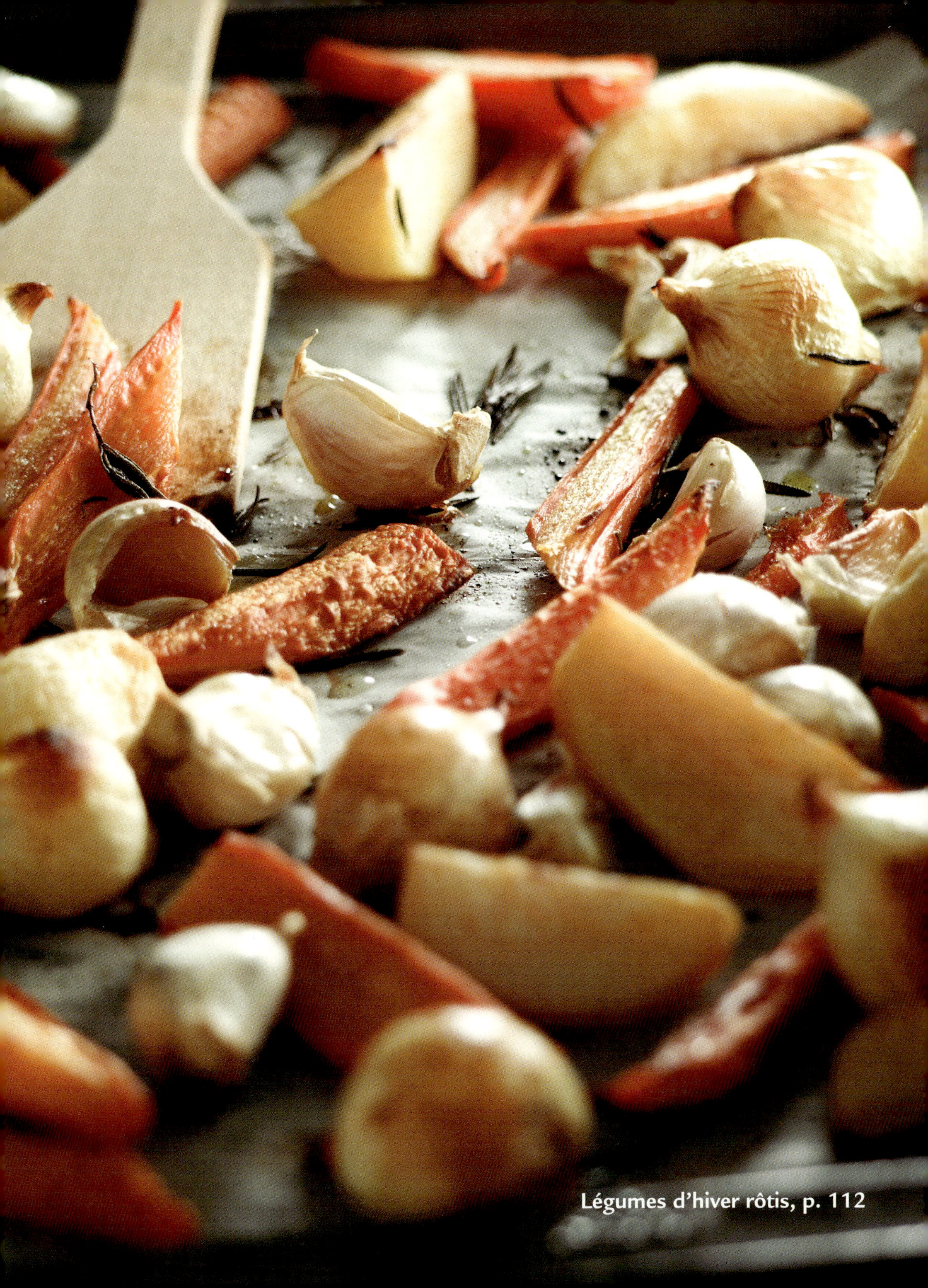

Légumes d'hiver rôtis, p. 112

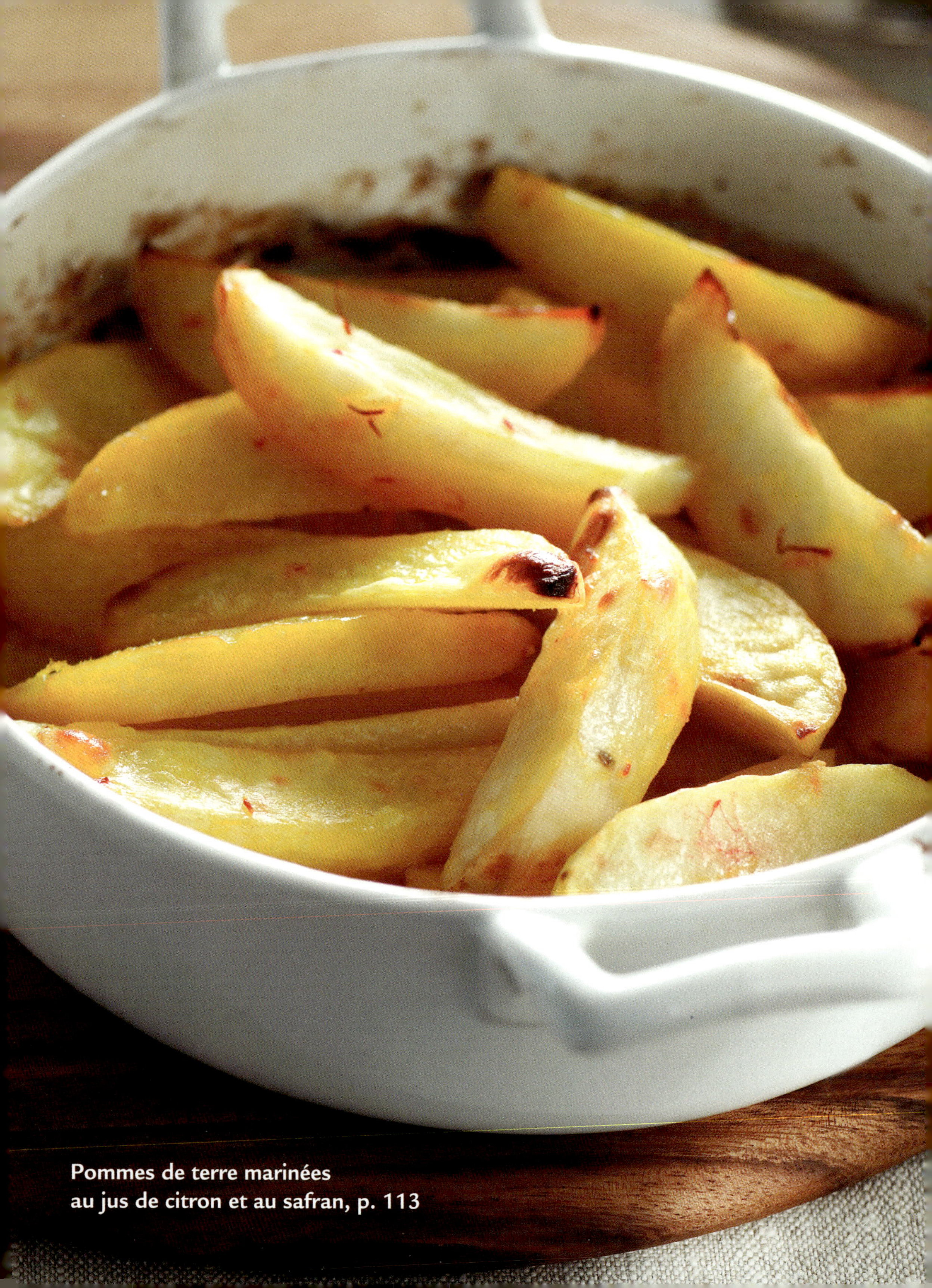

Pommes de terre marinées
au jus de citron et au safran, p. 113

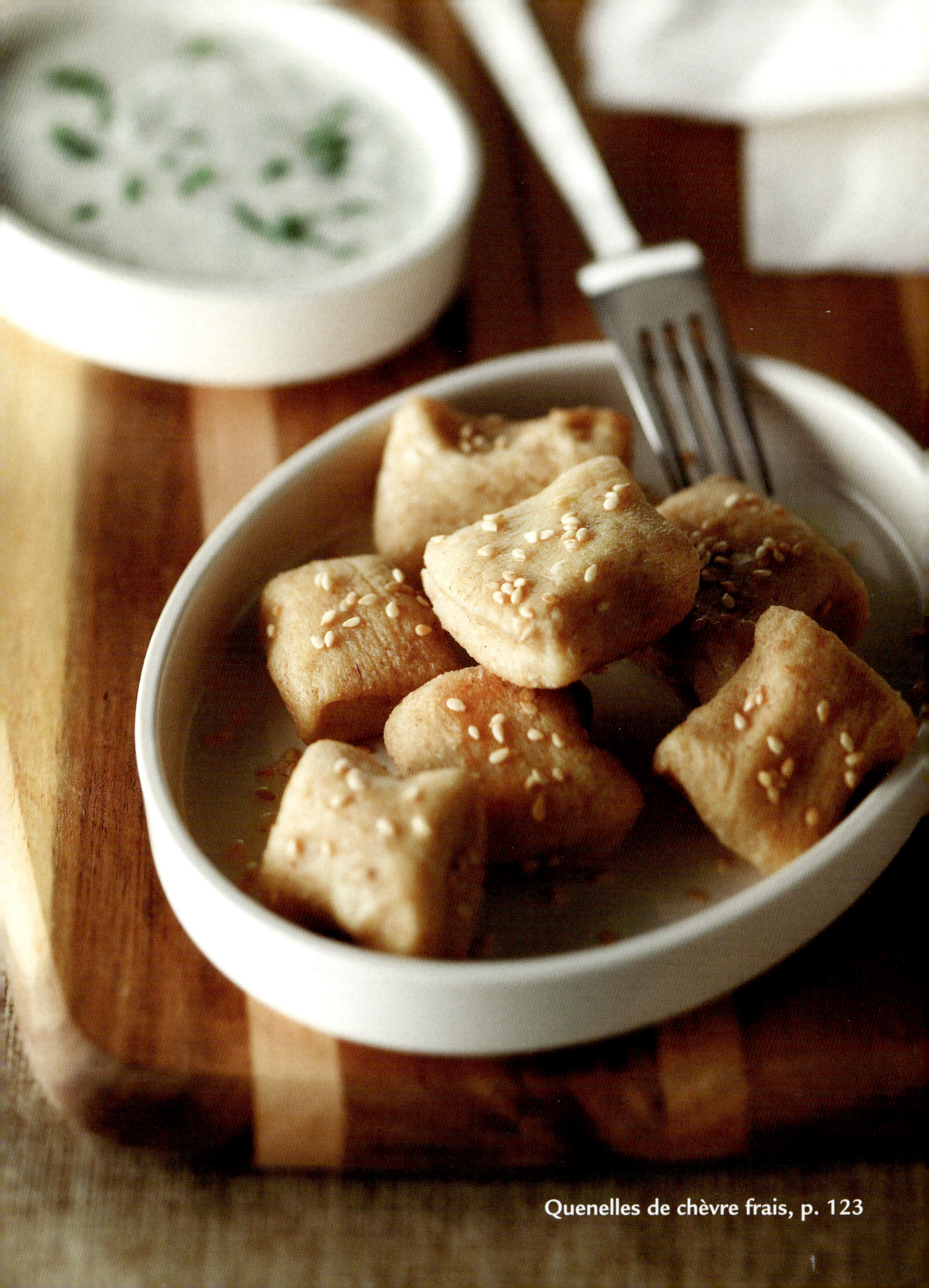

Quenelles de chèvre frais, p. 123

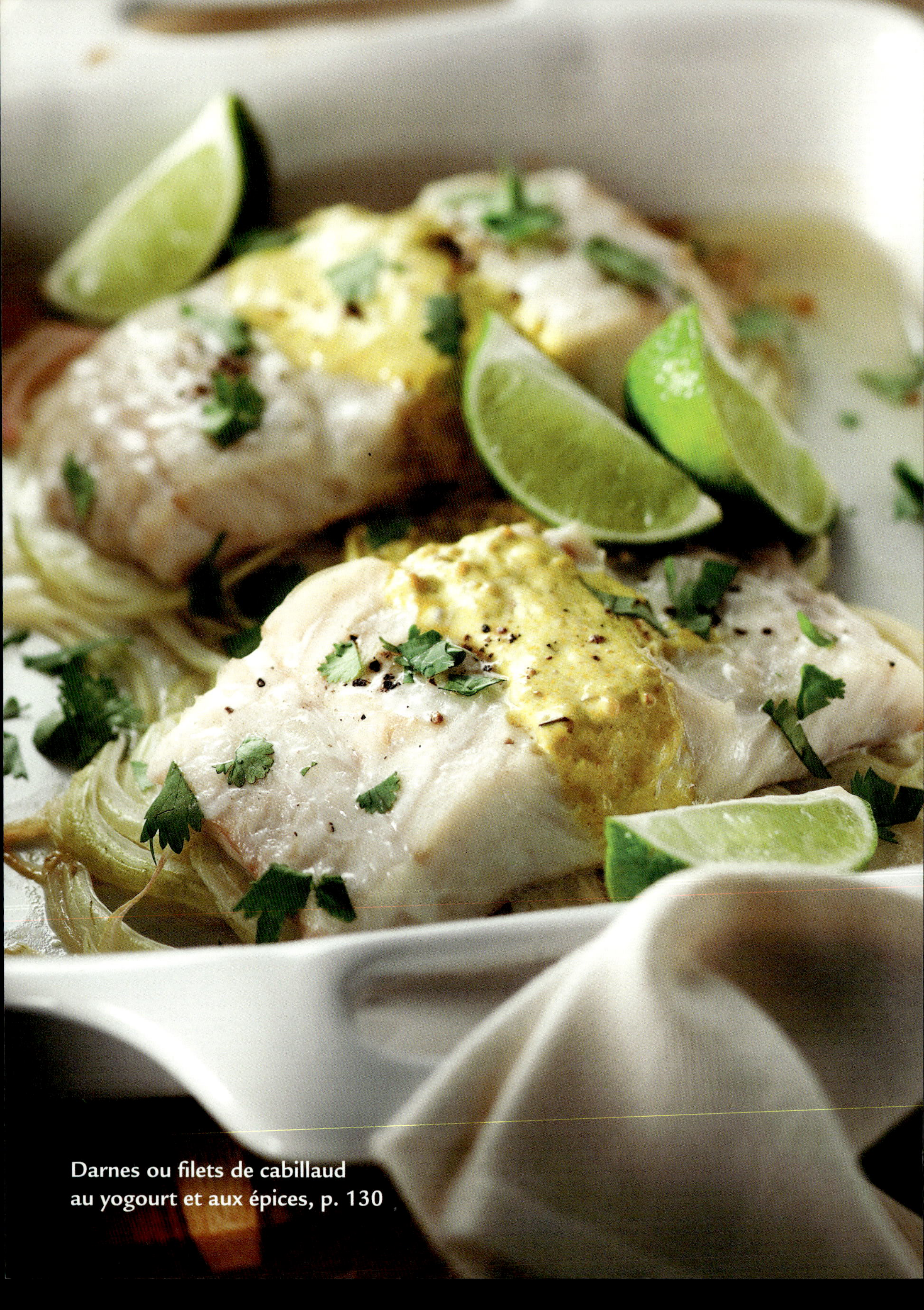

Darnes ou filets de cabillaud
au yogourt et aux épices, p. 130

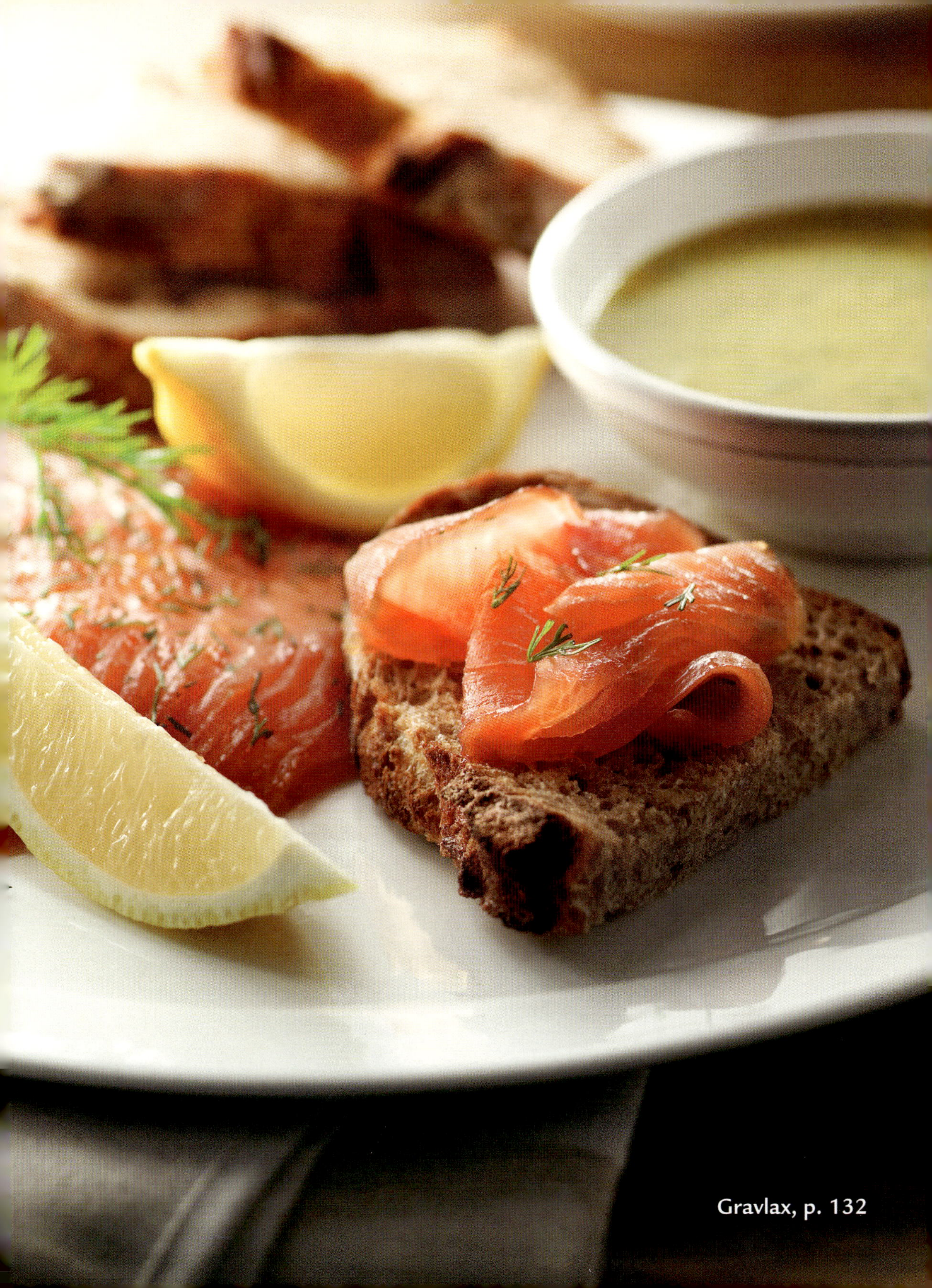

Gravlax, p. 132

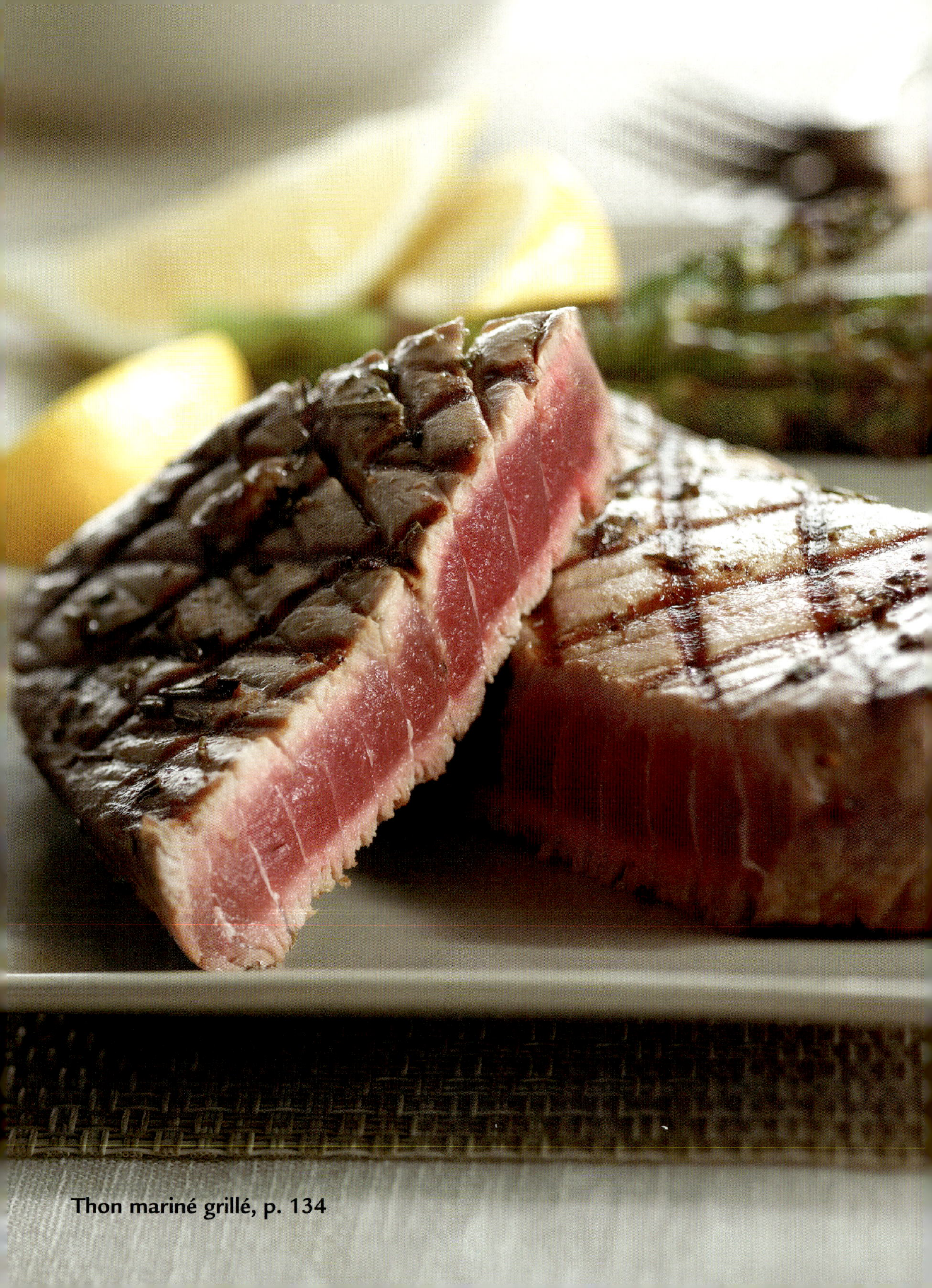

Thon mariné grillé, p. 134

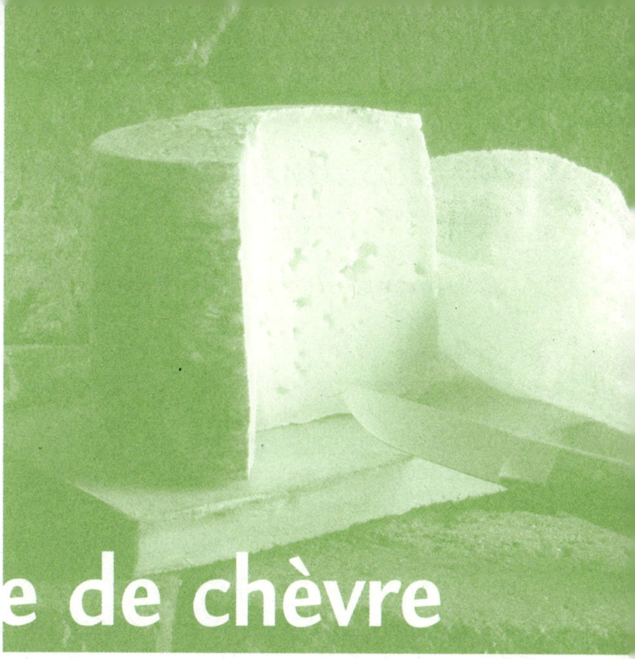

Le fromage de chèvre

L'histoire raconte que les fromages de brebis et de chèvre existent depuis au moins 10 000 ans. Les fromages au lait de vache n'ont fait leur apparition que plus tard, avec l'élevage des bovins.

C'est dans la vallée de la Loire, au cœur de la Touraine, que débute l'histoire des fromages de chèvre en France. On doit, semble-t-il, cette richesse aux Sarrasins qui auraient légué leur savoir-faire.

Nous avons inclus le lait de chèvre dans certaines recettes, car il a des propriétés différentes du lait de vache. Les caractéristiques biologiques du caillé et des lipides du lait de chèvre le rendent plus digeste que le lait de vache. Sa teneur en protéines et sa composition en acides aminés sont proches de ceux du lait maternel. Pour cette raison, il a été traditionnellement utilisé pour remplacer le lait de vache dans l'alimentation du nourrisson.

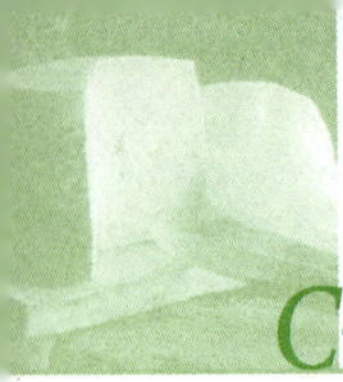

Crêpes au fromage de chèvre et sauce verte

4 PERSONNES

Cette recette permet de préparer 12 crêpes. Choisissez le lait qui convient à votre groupe sanguin.

O convient
A ne pas mettre de poivre
B convient
AB ne pas mettre de poivre

3 œufs biologiques
6 c. à soupe de farine d'épeautre
250 ml (1 tasse) de lait de soja, de chèvre ou de vache
1 pincée de sel de mer fin
Huile d'olive ou beurre clarifié (*p. 203*) pour la poêle
3 faisselles de chèvre
Poivre noir fraîchement moulu
Sauce à la coriandre ou au basilic (*p. 160 et 164*)

1. Mélanger les œufs dans un bol mélangeur, incorporer la farine d'épeautre, le lait et la pincée de sel. Si possible, laisser la pâte reposer au moins 2 heures.
2. Faire chauffer une poêle, graisser avec du beurre clarifié ou de l'huile d'olive. Verser juste assez de pâte pour recouvrir la poêle. Après quelques minutes, retourner la crêpe.
3. Étaler du fromage de chèvre sur une moitié de la crêpe, couvrir avec l'autre moitié, poivrer. Laisser cuire le temps de faire fondre le fromage. Servir les crêpes au fur et à mesure ou les garder dans un four chaud.
4. Répartir 3 c. à café (3 c. à thé) de sauce sur chaque crêpe.

Quenelles de chèvre frais

4 PERSONNES

Ces quenelles remporteront un grand succès comme entrée raffinée ou comme repas léger du soir.

O convient
A ne pas mettre le poivre
B ne pas mettre les graines de sésame
AB ne pas mettre ni les graines de sésame ni le poivre

450 g (1 lb) de fromage de chèvre frais
4 œufs
6 à 8 c. à soupe de farine d'épeautre blanche
1 c. à café (1 c. à thé) de sel de mer
Huile d'olive
2 c. à soupe de graines de sésame grillées (*p. 210*) (facultatif)

Sauce :
300 g (10 oz) de yogourt (de soja, de chèvre ou de vache)
2 c. à soupe d'aneth ou de ciboulette hachée
$^{1}/_{2}$ gousse d'ail
1 c. à soupe d'huile d'olive extra-vierge
Sel de mer
Poivre fraîchement moulu

1. Pour réussir cette recette, le fromage doit être aussi égoutté que possible. Si on voit qu'il y a trop de petit-lait, mettre le fromage dans une étamine posée dans une passoire. Égoutter au maximum. Dans un bol mélangeur, incorporer les œufs au fromage, un à la fois. Ajouter la farine en commençant par 6 c. à soupe et en augmentant jusqu'à 8, si nécessaire. Ajouter le sel. La pâte doit être légère et non collante. Si le mélange est trop humide, rajouter de la farine. Cela peut varier selon la teneur en eau du fromage et la grosseur des œufs.
2. Sur une surface légèrement farinée, prendre le quart de la pâte. Rouler et former un saucisson de 2,5 cm (1 po) de diamètre. Couper en tronçons de 3 cm (1 $^{1}/_{4}$ po) de longueur et fariner légèrement les deux bouts de chaque quenelle. Recommencer cette opération avec le reste de la pâte.
3. Faire bouillir une grande casserole d'eau salée. Mettre doucement une dizaine de quenelles à cuire. Elles sont cuites dès qu'elles remontent à la surface. Les retirer avec une écumoire et les poser sur un linge. Si certaines collent au fond, les décoller doucement. Elles vont remonter. Faire de même avec le restant des quenelles.
4. Faire la sauce avec tous les ingrédients. Rectifier l'assaisonnement en sel et en poivre.
5. Au moment de servir, faire revenir doucement les quenelles à l'huile d'olive. Servir parsemées de graines de sésame grillées (*p. 210*) et accompagnées de sauce.

Note: Les quenelles peuvent être préparées à l'avance et gardées au frais jusqu'au moment de les passer à l'huile d'olive.

Fromage de chèvre à l'estragon et à l'échalote

Voici un délicieux apport de protéines pour un petit-déjeuner salé ! Servez ce fromage sur du pain de seigle ou d'épeautre. Pour le déjeuner, vous pouvez le servir sur des feuilles d'endives ou des branches de céleri.

O convient
A ne pas mettre le poivre
B convient
AB ne pas mettre le poivre

225 g (7 1/2 oz) de fromage de chèvre frais
3 c. à soupe d'estragon, haché finement
3 c. à soupe d'huile d'olive extra-vierge
50 g (2 oz) d'échalotes, hachées finement
Sel de mer
Poivre fraîchement moulu

Mélanger tous les ingrédients. Laisser reposer quelques heures si possible pour que les différents arômes se mélangent.

Info ingrédient : l'estragon

Pour connaître les bienfaits de cette herbe aromatique, reportez-vous à la section Les herbes aromatiques, à la page 82.

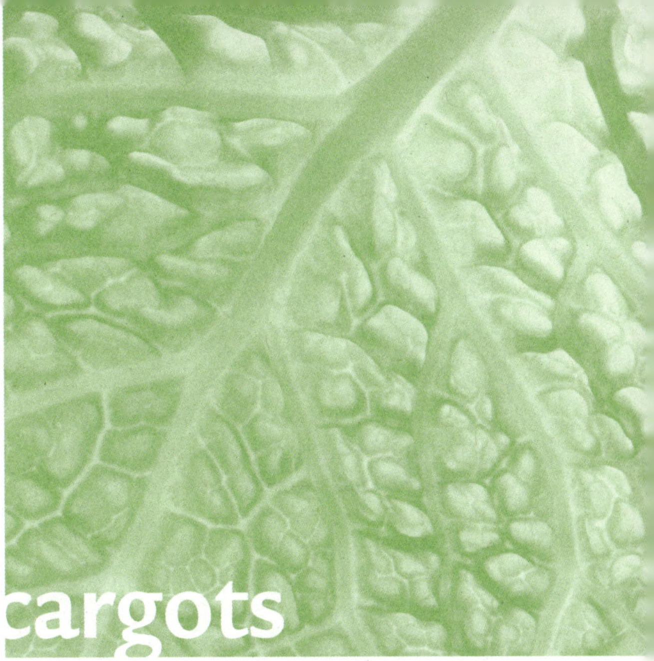

Les escargots

Les escargots contiennent une lectine bénéfique qui a la propriété d'agglutiner les cellules cancéreuses de type A, plus particulièrement les cellules du cancer du sein. Elles sont par conséquent très bénéfiques pour les personnes des groupes A et AB. Cette découverte fort intéressante a été mise à la lumière du jour par le Dr Peter D'Adamo. L'escargot comestible, *Helix pomatia*, contient une puissante agglutinine pour certaines formes de cancer du sein, capable d'être attirée par des cellules en mutation pour les éliminer de l'organisme.

Au cours de l'un de nos séjours cuisine en Touraine, nous avons rendu visite à un éleveur d'escargots biologiques, ancien cadre dans le monde des affaires, qui avait cédé au désir de changer de vie. Il nous fit le récit que lui avait rapporté une femme de 70 ans dont l'oncle possédait un élevage d'escargots en Suisse pendant la dernière guerre. Après un séjour chez lui, au bout de seulement trois mois, elle avait réussi à se guérir de son asthme en consommant du bouillon d'escargots.

Autrefois, dans les campagnes, on ramassait les escargots après la pluie. De nos jours, on les consomme la plupart du temps avec un beurre à l'ail et du persil. Mais il existe bien d'autres manières de les apprêter, comme on le fait encore dans différentes régions de France. Aujourd'hui, il est possible de les acheter en conserves ou sous vide. Il vous suffira de les réchauffer dans la préparation de votre choix.

Vérifiez bien le contenu de ceux que vous achetez. Recherchez le mot *hélix* sur l'étiquette, car ce que vous croyez être des escargots pourrait bien être un autre animal. On vend en effet des achatines en les faisant passer pour des escargots. Ce n'est pas le même animal et leurs bénéfices pour la santé ne sont pas les mêmes.

Escargots à la marjolaine et aux échalotes

4 PERSONNES

Servez ces escargots sur une tranche de pain de seigle ou d'épeautre grillée et frottée d'ail.

O convient
A convient
B ne convient pas
AB convient

350 g (11 1/2 oz) d'escargots sous vide ou en conserve cuits au court-bouillon
10 échalotes, en fines lamelles
4 gousses d'ail
1 c. à soupe d'huile d'olive
1 c. à soupe de marjolaine (origan)
1 bouquet de persil plat, finement haché

1. Faire revenir les échalotes puis l'ail dans l'huile d'olive.
2. Ajouter la marjolaine une fois que les échalotes sont légèrement dorées. Laisser mijoter quelques minutes puis ajouter les escargots environ 5 min, juste le temps de les réchauffer.
3. Au moment de servir, ajouter le bouquet de persil haché.

Escargots, sauce à la coriandre ou au basilic

4 PERSONNES

O convient
A convient
B ne convient pas
AB convient

350 g (11 1/2 oz) d'escargots sous vide ou en conserve (cuits au court-bouillon)
Sauce à la coriandre ou au basilic (*p. 160 et 164*)

Chauffer les escargots à la vapeur pendant 8 à 10 min. Au moment de les servir, mélanger avec la sauce de votre choix. Servir sur du pain d'épeautre ou de seigle grillé.

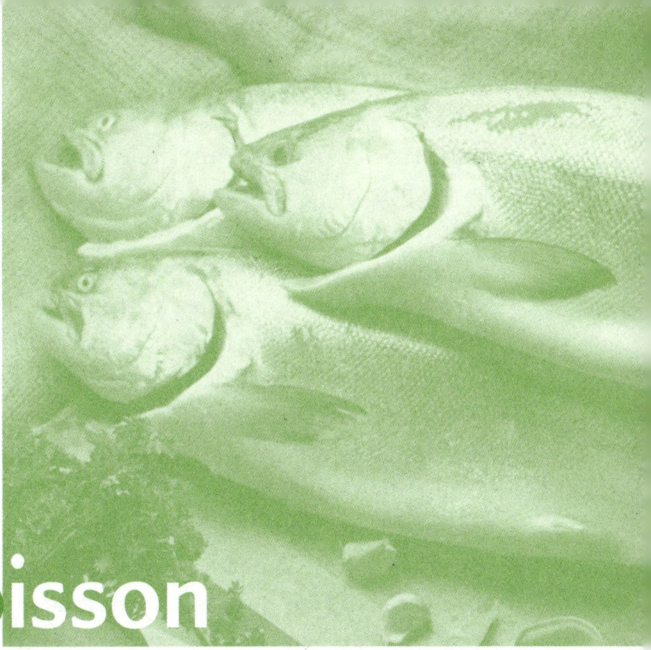

Le poisson

Manger une portion de poisson deux fois par semaine peut diminuer de 50 p. 100 les risques de souffrir de maladies cardiovasculaires. Voilà le résultat d'une étude menée sur 20 ans, réalisée aux Pays-Bas et publiée en 1985 dans le *New England Journal of Medicine*. Les acides gras appelés oméga-3, contenus dans les poissons d'eaux froides tels que le maquereau, le hareng, les sardines, le saumon, le thon et la truite, sont des précurseurs de substances similaires aux hormones appelées prostaglandines qui inhibent la coagulation du sang et les phénomènes inflammatoires. De plus, cette catégorie de graisses que l'on trouve dans les poissons d'eaux froides a des effets anti-inflammatoires qui soulagent l'asthme, l'arthrite, le psoriasis et l'eczéma. Les protéines du poisson ont également des effets bénéfiques sur les neurotransmetteurs du cerveau, augmentant ainsi l'énergie mentale.

Les personnes de tous les groupes sanguins peuvent inclure régulièrement du poisson dans leur alimentation. Consultez la section Les listes d'aliments (*p. 59*) pour connaître ceux qui conviennent à votre groupe sanguin. Malgré la pollution des mers, le poisson sauvage est préférable au poisson d'élevage. Les poissons sauvages se nourrissent de la même nourriture depuis des millénaires (si ce n'est qu'aujourd'hui ils assimilent aussi des polluants dans les océans, mais c'est là un autre vaste sujet), alors que les poissons élevés en pisciculture se nourrissent de céréales et sont traités aux antibiotiques, ce qui n'est pas exactement leur choix naturel. Par ailleurs, l'espace qu'ils ont pour vivre est restreint, ce qui accroît les risques de maladie. Le saumon d'élevage a plus de graisse sous la peau et la qualité de son huile n'est pas comparable à celle du poisson sauvage. Elle contient peu d'oméga-3, une huile bénéfique que renferme son cousin sauvage. Cela ne devrait pas vous décourager de manger du poisson, mais plutôt vous encourager à faire le meilleur choix.

Choisissez votre poisson selon la saison. Votre poissonnier vous aidera et vous dira s'il est sauvage ou non. Évitez de trop cuire le poisson, car la cuisson réduit les bénéfices nutritionnels et assèche la chair. Évitez aussi de cuire le poisson dans du papier d'aluminium car ce métal peut devenir toxique pour votre organisme si vous en absorbez des doses excessives. Utilisez plutôt du papier cuisson. La méthode de cuisson que vous choisirez devrait sauvegarder les jus riches en nutriments. Vous pouvez pocher le poisson ou le cuire doucement au four. Certains préfèrent le cuire à la vapeur. C'est une bonne méthode, mais comme pour le poisson poché, sachez que les jus remplis de nutriments se perdent lorsqu'on ne les réutilise pas. Pour cuire le poisson à la vapeur, les Chinois le placent d'abord sur une assiette avant de le déposer dans un wok muni d'une grille au-dessus de l'eau. Ainsi, les jus ne sont pas perdus.

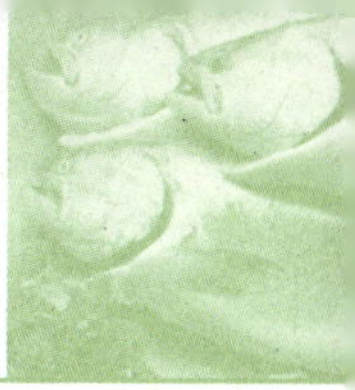

Filets de poisson au four avec échalotes et gingembre

4 PERSONNES

O convient
A convient
B convient
AB convient

4 filets de poisson blanc (cabillaud, colin, etc.)
1 c. à soupe d'huile d'olive
100 g (3 1/2 oz) d'échalotes, finement hachées
1 c. à soupe de gingembre frais, finement haché
Sel de mer
Jus d'un citron

1. Préchauffer le four à 190 °C (375 °F).
2. Huiler, avec un peu d'huile d'olive, un plat en terre cuite assez grand pour les 4 filets.
3. Parsemer les trois quarts des échalotes sur le fond du plat. Placer le poisson sur les échalotes.
4. Recouvrir le poisson avec le reste des échalotes, ajouter le gingembre et saupoudrer légèrement de sel.
5. Verser le reste d'huile d'olive sur le poisson puis le jus de citron autour des filets.
6. Enfourner pendant 15 min environ.

Info ingrédient : le gingembre

Voyez les informations sur le gingembre dans les recettes Gâteau aux trois gingembres (*p. 187*) et Thé vert au gingembre (*p. 178*).

Darnes ou filets de cabillaud au yogourt et aux épices

4 PERSONNES

Cette recette nous a été inspirée par la cuisine indienne. Lorsqu'on cuisine avec du yogourt, la sauce a tendance à se séparer, laissant la partie crémeuse d'une part et le babeurre d'autre part, ce qui est tout à fait normal.

O ne convient pas
A ne pas mettre le poivre
B convient
AB ne pas mettre le poivre

4 darnes ou filets de cabillaud (morue fraîche) de 225 g (7 1/2 oz) chacune
1 c. à café (1 c. à thé) de graines de cumin, grillées
375 ml (1 1/2 tasse) de yogourt de brebis
2 gousses d'ail, écrasées
1 c. à café (1 c. à thé) de curcuma
1 c. à café (1 c. à thé) de gingembre frais, râpé
Sel de mer
1 c. à soupe de beurre clarifié (*p. 203*)
4 oignons moyens, en fines tranches
Poivre fraîchement moulu
2 c. à soupe de coriandre fraîche, hachée grossièrement
1 citron vert, coupée en quatre

1. Préchauffer le four à 190 °C (375 °F).
2. Dans un mortier, broyer les graines de cumin grillées. Ajouter le yogourt, l'ail, le curcuma, le gingembre et le sel.
3. Dans une grande poêle, faire fondre le beurre clarifié, ajouter les oignons et faire cuire jusqu'à ce qu'ils deviennent translucides.
4. Mettre les oignons au fond du plat allant au four, assez grand pour contenir les 4 darnes de poisson côte à côte. Verser 3 c. à soupe de yogourt sur les oignons, placer le poisson sur les oignons et recouvrir avec le reste de la sauce.
5. Enfourner pendant 40 min.
6. Donner plusieurs tours de moulin à poivre sur le poisson, parsemer avec la coriandre fraîche et servir avec les quartiers de citron vert.

Info ingrédient : le cumin

Lisez les informations sur les graines de cumin dans la recette Raita de concombres et de graines de cumin grillées (*p. 88*).

Info ingrédient : le curcuma

Le curcuma est un remède bien connu en médecine ayurvédique pratiquée, en Inde depuis plusieurs millénaires. Il est utilisé traditionnellement pour lutter contre les désordres intestinaux tels que la diarrhée, les flatulences, les vers, la gastrite, l'acidité et la nausée. Il est aussi recommandé pour traiter la jaunisse, les maladies de la peau telles que le psoriasis, les infections fongiques, les furoncles et la teigne. De manière générale, on emploie le curcuma comme antiseptique. Les chercheurs ont, depuis des décennies, étudié les propriétés du curcuma et ont pu confirmer le bien-fondé de son utilisation traditionnelle.

L'ingrédient actif du curcuma, la curcumine, a des effets antioxydants et anti-inflammatoires, ce qui en fait un excellent remède (pris sous forme de capsule) pour la polyarthrite, l'asthme et l'eczéma. Une étude a révélé que le curcuma était aussi efficace que la cortisone dans le traitement des inflammations aiguës. Le curcuma est bon pour le foie, car il augmente la sécrétion et la solubilité de la bile.

Dans des études menées sur des animaux, on a découvert que le curcuma avait des effets protecteurs contre le cancer et les chercheurs travaillent pour découvrir s'il a les mêmes effets sur les humains. Bien qu'il soit nécessaire de faire plus de recherches sur les humains pour évaluer le rôle du curcuma dans la prévention contre le cancer, il semble raisonnable de recommander le curcuma dans un programme de prévention contre le cancer. Les personnes des groupes A et AB feraient bien d'inclure cette épice dans leur alimentation et l'ajouter à leur choix de compléments alimentaires.

Bars sauvages

4 PERSONNES

Le bar est un poisson d'une grande finesse à condition qu'il soit sauvage, mais il fait partie des poissons d'élevage. Faites de votre mieux pour vous procurer un bar qui a vécu en liberté dans la mer.

O convient
A convient
B ne convient pas
AB ne convient pas

4 bars sauvages de 450 g (1 lb) chacun
4 c. à café (4 c. à thé) de graines de fenouil
Sel de mer
Poivre fraîchement moulu

Sauce:
3 c. à soupe d'huile d'olive extra-vierge douce, au goût
Jus d'un citron
Ciboulette, hachée finement
Sel de mer fin

1. Parsemer les graines de fenouil, le sel et poivre à l'intérieur et à l'extérieur des poissons.
2. Faire cuire les bars à la vapeur pendant 20 min, jusqu'à ce qu'ils ne soient plus roses. Cette méthode de cuisson permettra d'apprécier sa chair fine et parfumée. Vérifier toutefois la durée de cuisson qui peut varier d'un poisson à l'autre.
3. Pour faire la sauce, mélanger l'huile d'olive, le jus de citron, la ciboulette et le sel. Choisir une huile d'olive doucement fruitée de qualité supérieure. Il existe de nombreux petits producteurs en France qui fabriquent une huile d'olive au goût très fin avec un minimum d'acidité.
4. Servir les bars avec cette sauce.

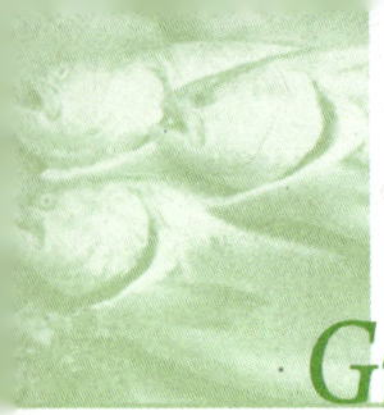

Gravlax

6 À 8 PERSONNES

Le saumon sauvage mariné est délicieux. Quelle satisfaction de préparer soi-même son gravlax en été, la saison du saumon sauvage.

O convient
A utiliser les graines de moutarde noire

B convient
AB utiliser les graines de moutarde noire

1 saumon sauvage d'environ 1,5 kg (3 lb)
1 c. à soupe de poivre noir en grains ou de graines de moutarde noire
4 à 5 c. à soupe de sel de mer grossièrement moulu
4 à 5 c. à soupe de sucre roux (cassonade)
60 g (2 oz) d'aneth frais, finement haché

Sauce:
1.c. à soupe de jus de citron
2 c. à soupe de cassonade
6 c. à soupe de moutarde style Dijon sans vinaigre
140 ml ($^1/_2$ tasse + 1 c. à soupe) d'huile d'olive à la température ambiante
4 c. à soupe d'aneth frais, finement haché

1. Demander au poissonnier d'écailler le saumon et de faire des filets en laissant la peau. À la maison, retirer les arêtes restantes avec une pince à épiler.
2. Utiliser un mortier pour écraser grossièrement les grains de poivre ou de moutarde noire et mélanger avec le sel de mer, le sucre et l'aneth. Dans un plat non métallique, poser un des filets côté peau en bas. Recouvrir avec le mélange sel/sucre/poivre ou moutarde/aneth. Poser le deuxième filet, côté peau en l'air, sur le premier filet.
3. Poser une assiette sur les filets et recouvrir d'un film transparent étirable. Placer un poids lourd sur l'assiette (caillou, pot de miel, etc.).
4. Laisser le poisson mariner 48 heures dans le réfrigérateur. Retourner les deux filets, sans les séparer, toutes les 12 heures.
5. Préparer la sauce juste avant de servir le poisson. Mélanger le jus de citron, le sucre et la moutarde. Verser lentement l'huile d'olive, goutte à goutte, en mélangeant constamment. La sauce deviendra épaisse comme une mayonnaise. Juste avant de servir, ajouter l'aneth.
6. Placer les filets, côté peau en bas, sur la planche à découper. Enlever en raclant le poivre (ou les graines de moutarde) et l'aneth. Couper des tranches fines en commençant par la queue, sans couper la peau. On peut se faciliter la tâche en utilisant un couteau spécial pour couper le saumon.
7. Servir, avec la sauce, des tranches de citron et du pain d'épeautre ou de seigle légèrement grillés.

Info ingrédient: le saumon

La recette qui précède est peut-être la meilleure façon de manger le saumon. Quand le poisson est cru, vous profitez au maximum de tous les acides gras oméga-3.

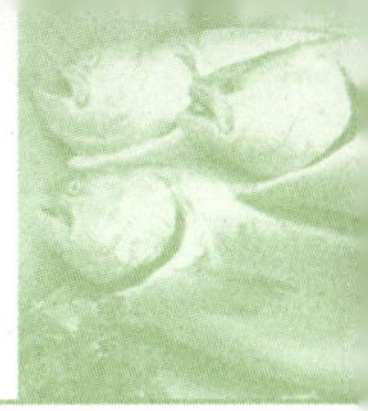

Thon grillé

4 PERSONNES

Nous avons découvert à quel point le thon était délicieux quand il était simplement saisi. Ce poisson a tendance à devenir sec. Cuit de cette manière, il reste moelleux à l'intérieur.

O convient
A convient
B convient
AB convient

2 tranches de thon de 240 à 300 g (8 à 10 oz) chacune

1. Préchauffer le gril pour saisir le thon et conserver les jus à l'intérieur. Pour une tranche de 3 cm (1 $^{1}/_{4}$ po) d'épaisseur, le griller 5 min d'un côté et 2 min de l'autre.
2. Si on le préfère en morceaux, couper les tranches en cubes de 3 cm (1 $^{1}/_{4}$ po) et les griller sur les deux côtés en surveillant bien la cuisson. Le poisson ne doit pas être trop cuit.
3. Servir le thon avec la Sauce au yogourt de soja à l'aneth (*p. 161*), la Sauce au gingembre et au tamari (*p. 161*) ou la Sauce à la coriandre (*p. 160*).

Info ingrédient : le thon

Le thon est un des rares poissons riches en acides gras oméga-3. Le saumon sauvage, le maquereau, les sardines et la truite sauvage entrent dans la même catégorie.

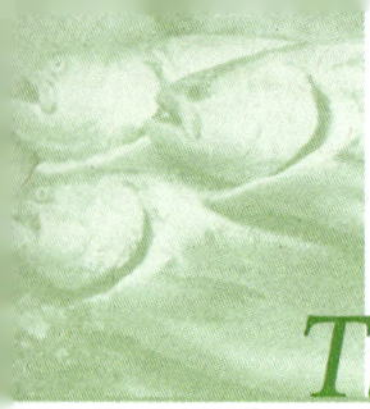

Thon mariné grillé

4 PERSONNES

O convient
A convient
B convient
AB convient

600 à 700 g (20 à 23 oz) de thon, en tranches de 2,5 cm (1 po) d'épaisseur

Marinade :
5 c. à soupe de jus de citron
5 c. à soupe d'huile d'olive
1 c. à soupe de basilic ou de romarin, finement haché

1. Mélanger les trois ingrédients de la marinade. Enduire les deux côtés du poisson avec la marinade et laisser mariner pendant plusieurs heures au réfrigérateur dans un récipient couvert.
2. Sortir le thon de la marinade, le laisser égoutter et l'essuyer légèrement avec du papier absorbant.
3. Griller le poisson des deux côtés sous le gril du four ou dans une poêle. Le poisson devrait être grillé à l'extérieur, mais pratiquement cru à l'intérieur : 5 min de cuisson d'un côté et 2 min de l'autre devraient suffire.

Lotte en papillote

4 PERSONNES

Ce poisson rend beaucoup de ses jus naturels. N'oubliez pas de les consommer.

O convient
A convient
B convient
AB convient

800 g (27 oz) de lotte, coupée en 4 morceaux
1 c. à soupe d'huile d'olive
1 c. à café (1 c. à thé) de jus de citron, fraîchement pressé
Sauce à la coriandre ou au persil (*p. 160 et 162*)

1. Préchauffer le four à 180 °C (350 °F).
2. Faire mariner les morceaux de lotte dans l'huile d'olive et le jus de citron pendant 10 min.
3. Couper 4 morceaux de papier cuisson en carrés de 30 x 30 cm (12 x 12 po).
4. Placer un morceau de lotte au centre de chaque carré. Regrouper les angles et les attacher avec de la ficelle de cuisine.
5. Le poisson doit cuire lentement dans son jus. Enfourner pendant 20 min.
6. Servir immédiatement les petits paquets de poisson accompagnés par une des sauces vertes. (Ne pas saler le poisson, car il y a suffisamment de sel dans la sauce.)

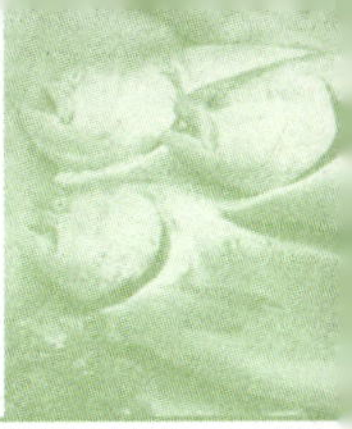

Mousse de saumon

6 PERSONNES

L'été, la saison du saumon sauvage bat son plein ; c'est le meilleur moment pour confectionner ce plat. Préparez-le la veille afin que la mousse soit bien prise.

O convient
A ne pas mettre le poivre

B convient
AB ne pas mettre le poivre

- 700 g (24 oz) de saumon sauvage frais
- 2 échalotes, grossièrement hachées
- 2 branches de céleri, grossièrement hachées
- 3 carottes moyennes, épluchées et coupées grossièrement
- 4 c. à soupe de persil, haché
- 1 bouquet d'aneth, finement haché
- 125 g (4 oz) de Mayonnaise (*p. 206*)
- 3 c. à café (3 c. à thé) de sel de mer
- Poivre fraîchement moulu
- 6 c. à soupe d'agar-agar
- 3 c. à soupe de jus de citron
- 140 ml ($^{1}/_{2}$ tasse + 1 c. à soupe) de bouillon venant de la cuisson du saumon
- Persil et aneth frais pour la garniture

Court-bouillon :

- 2 oignons
- 2 branches de céleri
- 4 tiges de persil plat
- 1 feuille de laurier
- 1 c. à café (1 c. à thé) de thym
- 1 c. à café (1 c. à thé) de sel de mer

1. Tapisser un moule à cake de 1 litre (4 tasses) avec du papier cuisson.
2. Mettre tous les ingrédients du court-bouillon dans une casserole, couvrir avec 750 ml (3 tasses) d'eau froide, ajouter le saumon et amener l'eau jusqu'au frémissement. Cuire 15 min et laisser le poisson refroidir dans le court-bouillon.
3. Mettre le saumon froid à égoutter dans une passoire et conserver 140 ml ($^{1}/_{2}$ tasse + 1 c. à soupe) du court-bouillon.
4. Émietter le saumon en enlevant la peau et les arêtes. Mixer dans le robot de cuisine. Ajouter les légumes coupés grossièrement à la main, le persil et l'aneth. Pulser plusieurs fois en veillant à ne pas réduire les légumes en purée. Ils doivent garder leur croquant et rester apparents tout en étant hachés menus. Verser ce mélange dans un grand bol mélangeur.
5. Ajouter la mayonnaise, le sel et le poivre.
6. Faire dissoudre l'agar-agar dans le jus de citron, puis ajouter le court-bouillon. Porter à ébullition, remuer jusqu'à ce que tout soit dissous et éteindre le feu. Verser dans le mélange saumon-légumes. Bien mélanger, rectifier l'assaisonnement si nécessaire et verser dans le moule. Couvrir et mettre au réfrigérateur pendant une nuit.
7. Avant de servir, retourner le moule sur le plat de service et garnir la mousse de saumon avec de l'aneth et du persil.

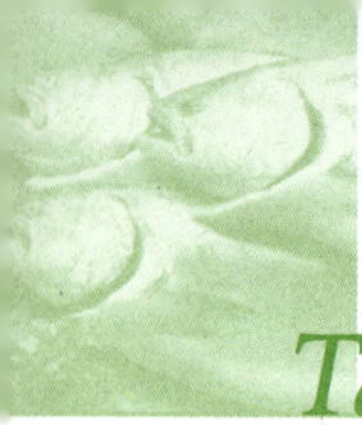

Tartare de saumon au citron vert et à l'aneth

4 PERSONNES

L'été est la meilleure période pour faire ce tartare de saumon sauvage. Ce poisson est moins gras que le saumon d'élevage et ses acides gras, son goût et sa texture sont nettement supérieurs.

O convient
A ne pas mettre le poivre

B convient
AB ne pas mettre le poivre

600 à 700 g (20 à 23 oz) de saumon sauvage
Zeste et jus d'un citron vert non traité
1/2 bouquet d'aneth frais, finement haché
Sel de mer
Poivre fraîchement moulu
Feuilles de salade pour la garniture

1. Faire enlever la peau et les arrêtes du saumon par le poissonnier.
2. Pendant la préparation, garder le poisson au frais : mettre des glaçons dans un grand bol, puis poser un plus petit bol sur les glaçons. Couper le poisson en petits morceaux de quelques millimètres de côté avec un couteau bien aiguisé. Au fur et à mesure, mettre le saumon coupé dans le petit bol. Ne pas utiliser de robot de cuisine car on obtiendra une masse collante.
3. Ajouter le zeste de citron vert ainsi que la moitié du jus, l'aneth, le sel et le poivre.
4. Rectifier l'assaisonnement, ajouter plus de jus de citron vert si nécessaire. Servir frais sur les feuilles de salade.

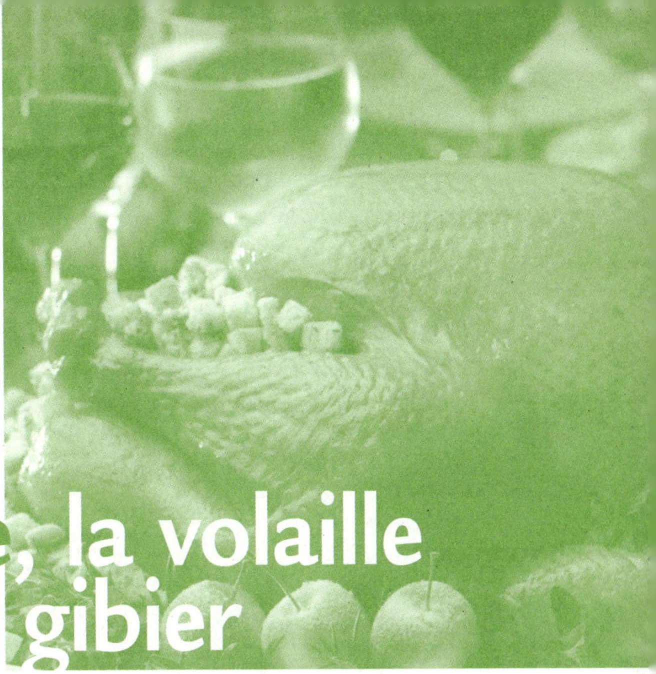

La viande, la volaille et le gibier

Pour se nourrir, nos lointains ancêtres chassaient des animaux sauvages. Un animal qui a vécu dans la nature, à l'état sauvage, offre une viande de qualité supérieure. (Il existe aussi du gibier d'élevage; il s'agit toujours de gibier, mais il n'est plus sauvage.) C'est la viande la plus naturelle et par conséquent la meilleure pour la santé. Ces animaux se nourrissent de plantes sauvages qui n'ont pas été modifiées par l'homme. Ils vivent dehors et profitent du grand air et du soleil en évoluant dans leur habitat naturel.

Par contraste, les animaux soumis à un élevage intensif vivent souvent dans des lieux confinés; ils sont nourris de céréales traitées avec des pesticides, des herbicides et des fongicides. Ils reçoivent des injections d'hormones et des antibiotiques: les hormones les aident à engraisser plus rapidement, alors que les antibiotiques servent à combattre les infections qui résultent de leurs conditions de vie à l'étroit.

Entre ces deux extrêmes se situent les animaux élevés comme le faisaient nos ancêtres. Ils évoluent dehors, dans des pâturages naturels, sont traités et tués avec respect, et ils représentent une meilleure nourriture pour nous. Si vous n'êtes pas convaincu par le discours de ceux qui défendent le bien-être des animaux, n'oubliez pas que la question de la qualité de la viande a son importance. Les animaux sauvages et ceux qu'on élève avec respect ont plus d'acides gras essentiels et moins d'acides gras saturés. La viande des animaux nourris aux céréales (qui n'est pas leur alimentation naturelle) contient 50 p. 100 de graisses saturées, alors que la graisse d'animaux nourris avec de l'herbe n'en contient que 10 p. 100. La répartition des acides gras y est également très différente. Le rapport oméga-6 /oméga-3 chez les premiers est de 20 pour 1 et, chez les autres, il est de 3 pour 1 ! Il y a donc beaucoup plus d'oméga-3 dans la graisse de ces animaux nourris à l'herbe.

Le poulet est un autre produit souvent malmené. Les méthodes de production de masse préconisent l'usage d'hormones, d'antibiotiques et d'une nourriture cultivée avec l'aide de pesticides, autant de substances que nous absorbons dans la viande que nous consommons. Certains poulets élevés en batterie vivent tellement à l'étroit qu'il leur manque des plumes sur le dos. Comparez le goût d'une volaille élevée à l'air libre sur une ferme où elle voit le soleil et mange des vers de terre à celui d'une volaille de batterie et votre choix vous paraîtra indiscutable ; vous ne pourrez plus revenir en arrière.

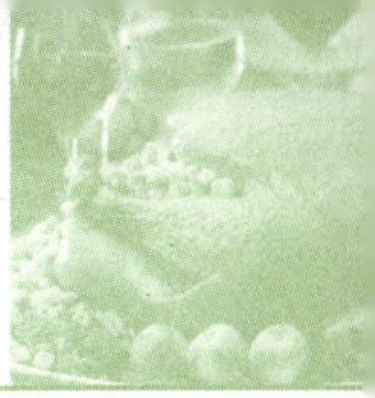

Bœuf braisé

4 PERSONNES

Voilà un plat festif à partager avec les amis et la famille par une froide journée d'hiver. Faites cuire la viande un jour d'avance afin de pouvoir la dégraisser. Si vous n'avez jamais mangé de la moelle, c'est l'occasion. Choisissez des légumes de saison.

O convient
A ne convient pas

B convient
AB ne convient pas

- 1,5 kg (3 1/2 lb) de bœuf dans la basse côte ou autre morceau à braiser
- 4 os à moelle (facultatif)
- 500 g (1 lb) d'oignons, en rondelles fines
- 4 c. à soupe d'huile d'olive
- 250 à 500 ml (1 à 2 tasses) de bouillon ou d'eau
- Feuille de laurier
- Gros sel de mer
- 20 grains de poivre
- 450 g (1 lb) de carottes, en rondelles
- 450 g (1 lb) de navets, pelés et en morceaux
- 450 g (1 lb) d'oignons, émincés
- 2 courgettes moyennes, en rondelles

Servir avec :

- Moutarde à l'ancienne
- Sauce à la coriandre (*p. 160*)
- Aïoli (*p. 159*)
- Tranches de pain d'épeautre, grillées, pour accompagner la moelle (facultatif)
- Poivre fraîchement moulu

1. Préchauffer le four à 150 °C (300 °F).
2. Faire dorer les d'oignons dans l'huile d'olive dans une marmite allant au four. Écarter les oignons vers les bords puis faire revenir la viande sur les 4 côtés. Ajouter suffisamment de bouillon ou d'eau pour recouvrir les oignons, puis ajouter le laurier, le sel et les grains de poivre. Transférer la marmite dans le four, couvrir et faire cuire pendant 3 heures. En cours de cuisson, vérifier la quantité de liquide et en ajouter si nécessaire.
3. Laisser refroidir, puis mettre au réfrigérateur pendant une nuit. Le lendemain, dégraisser avec une cuillère.
4. Faire cuire les légumes à la vapeur en commençant par ceux qui prennent le plus de temps : les carottes, les navets, puis les oignons et les courgettes.
5. Pendant ce temps, mettre la viande à réchauffer pendant 20 à 30 min dans son jus avec les os à moelle, qui cuiront.
6. Servir la viande nappée avec les oignons en sauce, accompagnée des os à moelle et des légumes vapeur.
7. Mettre sur la table la moutarde à l'ancienne, la sauce à la coriandre, l'aïoli, le gros sel, le moulin à poivre et les tranches de pain grillées encore toutes chaudes.

Agneau braisé aux oignons et au citron

4 PERSONNES

L'agneau convient très bien aux personnes des groupes sanguins O et B. Les personnes du groupe AB peuvent en manger aussi, mais en plus petite quantité. Le citron dans ce plat donne un petit goût acidulé qui contraste avec la saveur caractéristique de l'agneau.

O convient
A ne convient pas

B convient
AB ne pas mettre le poivre

1,5 kg (3 1/2 lb) de collier d'agneau
2 c. à soupe d'huile d'olive
1 kg (2 lb) d'oignons, en fines rondelles
250 ml (1 tasse) d'eau
Sel de mer
Poivre fraîchement moulu
1 c. à soupe de thym frais ou sec
1 citron non traité, en demi-rondelles
Zeste d'un citron non traité
Feuilles de coriandre, hachées

1. Enlever l'excès de graisse de la viande. Dans une casserole en fonte, faire revenir la viande dans 1 c. à soupe d'huile d'olive. Enlever la viande et mettre de côté.
2. Ajouter le reste de l'huile d'olive dans la casserole et faire revenir les oignons jusqu'à ce qu'ils deviennent translucides. Ajouter l'eau.
3. Disposer les morceaux de viande sur les oignons, ajouter le sel, le poivre, le thym et les demi-rondelles de citron. Couvrir et laisser mijoter 1 1/2 heure. Surveiller la quantité de liquide au fond de la casserole et rajouter de l'eau si nécessaire.
4. Pendant ce temps, préparer le zeste de citron. Si vous a un zesteur, l'utiliser pour faire des lanières fines sinon utiliser un éplucheur à légumes. Couper le zeste de citron en fine julienne. Les ébouillanter pendant quelques minutes et laisser égoutter.
5. Avant de servir l'agneau, le parsemer du zeste de citron et de coriandre fraîche.

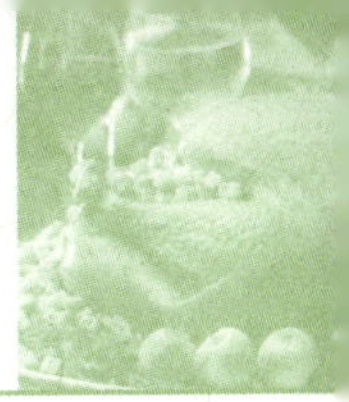

Épaule d'agneau marinée

4 À 6 PERSONNES

Pour cette recette, on peut aussi utiliser un gigot d'agneau.

O convient
A ne convient pas
B convient
AB ne pas mettre le poivre

1,2 à 1,4 kg (2 1/2 à 3 lb) d'agneau dans l'épaule, désossé
Sel de mer
Poivre fraîchement moulu

Marinade :
10 gousses d'ail, hachées
2 tiges de sauge
3 tiges de romarin
3 c. à soupe d'huile d'olive
Jus d'un citron
Sel de mer et poivre fraîchement moulu

1. La veille ou au moins 4 heures à l'avance, préparer la marinade avec tous les ingrédients et enrober la viande de cette marinade. Ficeler l'épaule. Couvrir la viande et la retourner régulièrement pour permettre aux arômes de bien pénétrer.
2. Préchauffer le four à 200 °C (400 °F).
3. Assaisonner la viande avec le sel et le poivre fraîchement moulu, mettre la pièce dans un plat allant au four et faire rôtir pendant 40 à 50 min selon le degré de cuisson que vous aimez. Retourner la viande à mi-cuisson.
4. Retirer la viande du four, couvrir et la laisser reposer pendant 10 à 15 min avant de la découper, ce qui permettra au jus de se fixer dans la viande et de ne pas trop s'échapper à la découpe.

Osso-buco

4 PERSONNES

L'osso-buco est un plat italien fait avec des tranches de jarret de veau. Cette version est facile à préparer et elle a un goût relevé grâce au citron et à l'ail. On peut le préparer le matin pour le soir, il n'en sera que meilleur.

O utiliser l'eau ou le bouillon
A ne convient pas
B convient
AB ne convient pas

4 tranches de jarret de veau avec os d'une épaisseur de 2,5 à 3 cm (1 à 1 1/4 po)
4 c. à soupe d'huile d'olive ou de beurre clarifié
1 kg (2 lb) d'oignons, émincés finement au robot de cuisine
20 feuilles de sauge, hachées
1 pincée de sel de mer fin
Poivre fraîchement moulu
250 ml (1 tasse) de vin blanc, d'eau ou de bouillon

Gremolata :
8 à 10 noix
4 c. à soupe de persil plat, finement haché
2 gousses d'ail, finement hachées
Zeste de 2 citrons non traités, râpés

1. Préchauffer le four à 150 °C (300 °F).
2. Faire chauffer la moitié de l'huile ou du beurre clarifié dans une casserole en fonte assez grande pour que les tranches ne se chevauchent pas. Ajouter la viande et faire revenir sur les deux côtés. Retirer les morceaux et mettre de côté.
3. Dans la même casserole, faire dorer les oignons émincés dans le reste d'huile ou de beurre clarifié. Ajouter les feuilles de sauge.
4. Retirer la moitié des oignons. Placer la viande sur le lit d'oignons dans la casserole, saler, poivrer et couvrir avec le reste des oignons.
5. Verser le liquide sur la viande et les oignons, couvrir et enfourner pendant 2 heures. Surveiller le liquide toutes les 30 min et en ajouter si nécessaire.
6. Pendant ce temps, préparer la gremolata. Décortiquer les noix, les griller (*p. 210*), les hacher et les mélanger avec le persil haché, l'ail et le zeste de citron.
7. Au moment de servir, retirer la viande et mixer les oignons dans la casserole avec un mixeur électrique à main. On peut aussi les laisser tels quels. Vérifier l'assaisonnement.
8. Servir la viande sur les oignons et laisser chacun parsemer son assiette de gremolata.

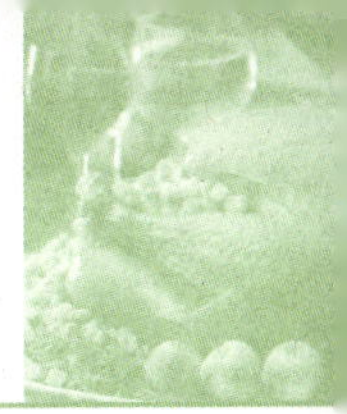

Steak tartare

4 PERSONNES

Vous pouvez servir ce steak tartare avec une salade verte et, si vous êtes du groupe B, les frites au four (p. 100). Le steak tartare est généralement fait avec un jaune d'œuf cru. Nous préférons l'incorporer dans une mayonnaise, ce qui donne à la viande une riche consistance veloutée.

O convient
A ne convient pas

B convient
AB ne convient pas

700 g (23 oz) de bœuf maigre pour tartare, fraîchement haché
5 à 7 c. à soupe de mayonnaise (*p. 206*)
2 gousses d'ail, finement hachées
8 oignons nouveaux, finement hachés
3 c. à soupe de ciboulette, hachée
4 c. à soupe de persil plat, finement haché
8 grandes feuilles de basilic, coupées en fines lamelles avec des ciseaux
1 à 2 c. à café (1 à 2 c. à thé) de vinaigre de cidre
Sel de mer
Poivre fraîchement moulu

1. Mettre tous les ingrédients dans un grand bol et mélanger soigneusement.
2. Goûter et rectifier l'assaisonnement si nécessaire. Servir immédiatement ou mettre au réfrigérateur en attendant de servir.

Info ingrédient : la viande crue

La viande crue est pleine de qualités nutritives à condition qu'elle provienne d'animaux élevés sainement. La meilleure qualité de viande provient d'animaux élevés biologiquement et nourris avec de l'herbe. Si vous avez peur des parasites, vous pouvez la congeler 14 jours avant de la consommer.

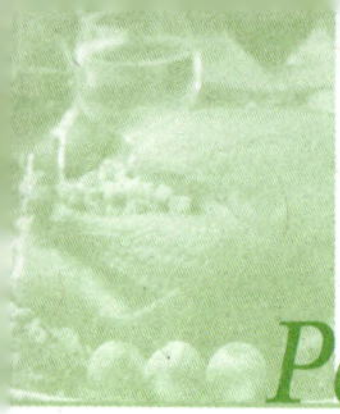

Poulet aux citrons confits

4 PERSONNES

Le safran, le gingembre et les citrons confits donnent à ce plat une touche orientale. Cette recette est également délicieuse avec de la dinde.

O convient
A ne pas mettre le poivre
B utiliser de la dinde
AB utiliser de la dinde ; ne pas mettre le poivre

---

1 poulet fermier de 1,3 à 1,8 kg (12 morceaux)
2 c. à soupe d'huile d'olive
3 gros oignons
1 c. à café (1 c. à thé) de gingembre moulu
Sel de mer
Poivre fraîchement moulu
250 ml (1 tasse) d'eau ou de bouillon de poulet (*p. 200*)
1 pincée de safran en filaments, légèrement écrasés
Zeste de 2 citrons confits (*p. 207*)
1 bouquet de coriandre fraîche

1. Dans une casserole, faire dorer les morceaux de poulet dans l'huile d'olive. Réserver.
2. Couper les oignons en deux dans le sens de la longueur, puis en fines demi-lunes.
3. Dans la même casserole, faire revenir les oignons et le gingembre jusqu'à ce qu'ils deviennent translucides. Ajouter les morceaux de poulet, saler et poivrer. Dans une autre casserole, faire chauffer le liquide, ajouter les filaments de safran et verser ce mélange sur le poulet.
4. Laisser mijoter les morceaux de poulet pendant 1 heure, puis ajouter le zeste de citron confit en grosses lamelles. Laisser cuire 15 min de plus en ajoutant de l'eau si nécessaire.
5. Au moment de servir, parsemer le poulet de coriandre hachée.

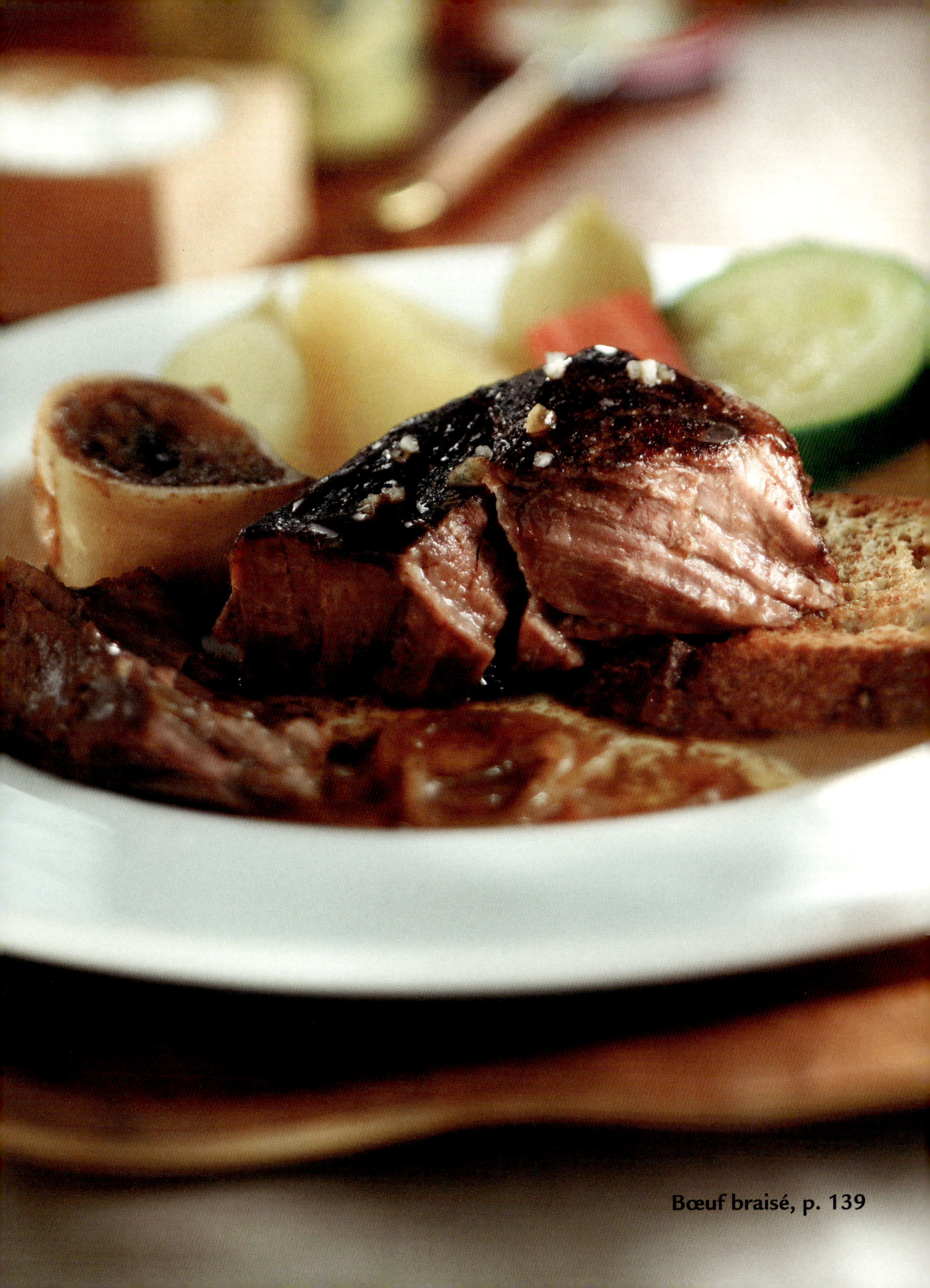

Bœuf braisé, p. 139

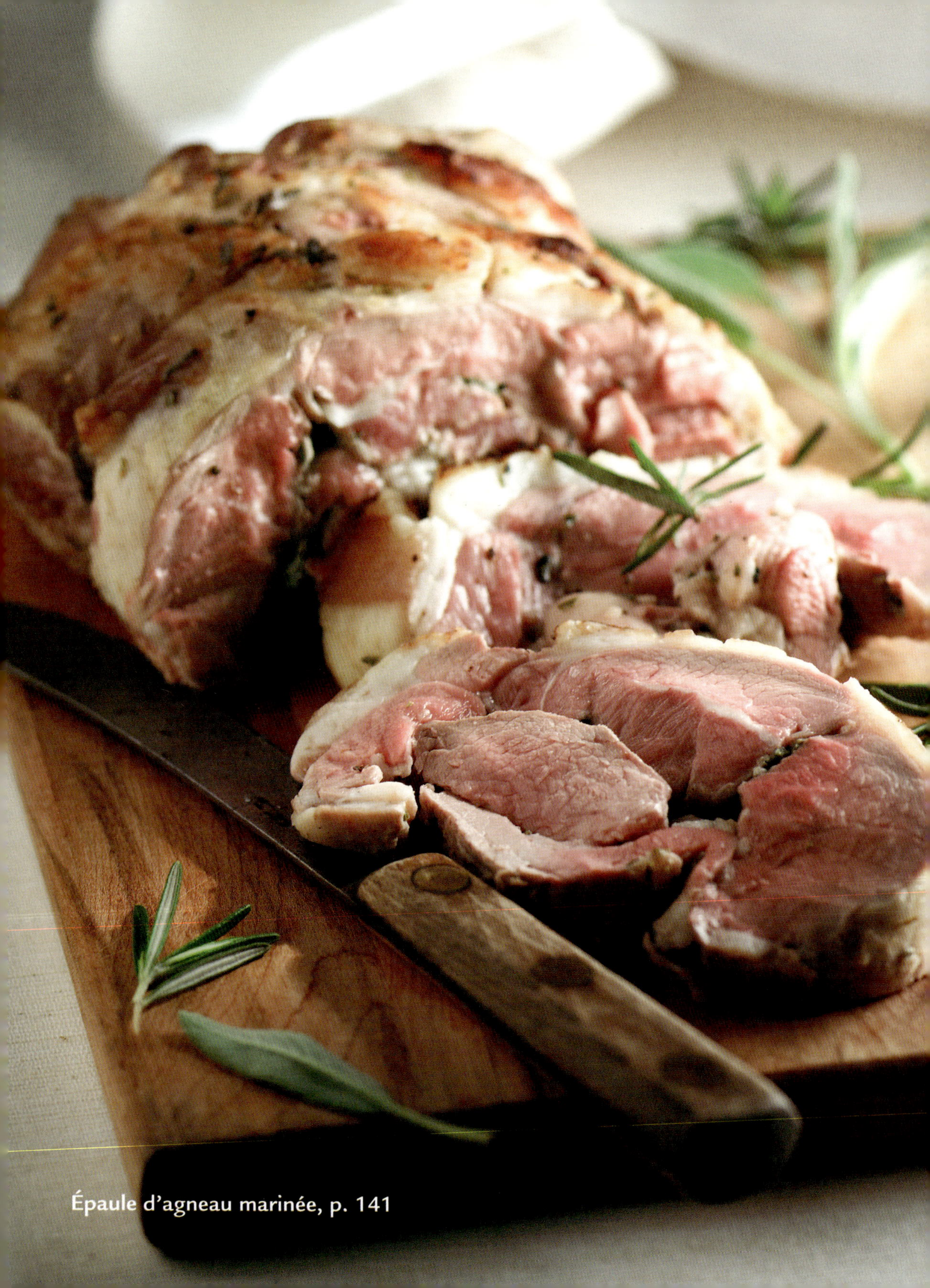

Épaule d'agneau marinée, p. 141

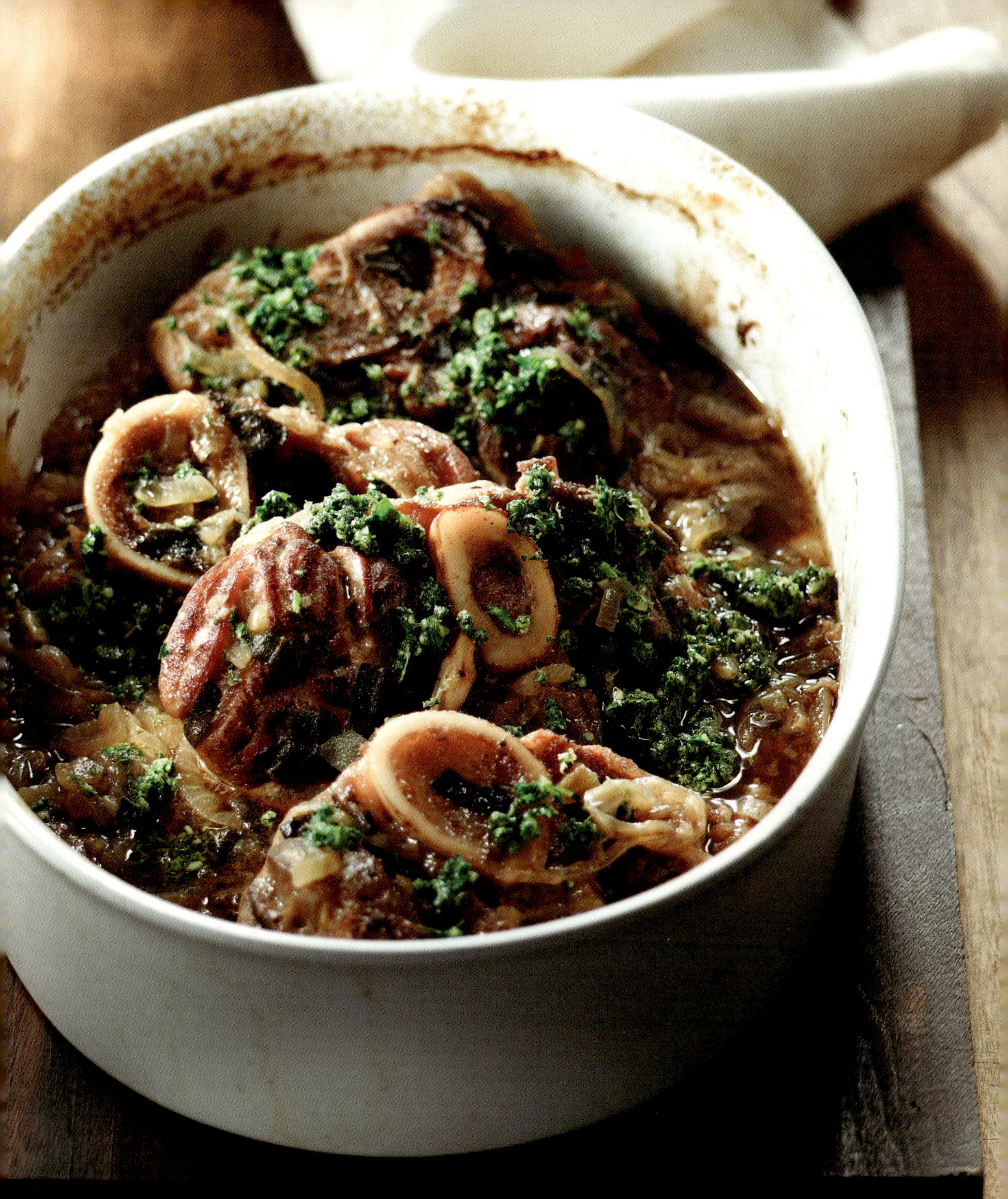

Osso-buco, p. 142

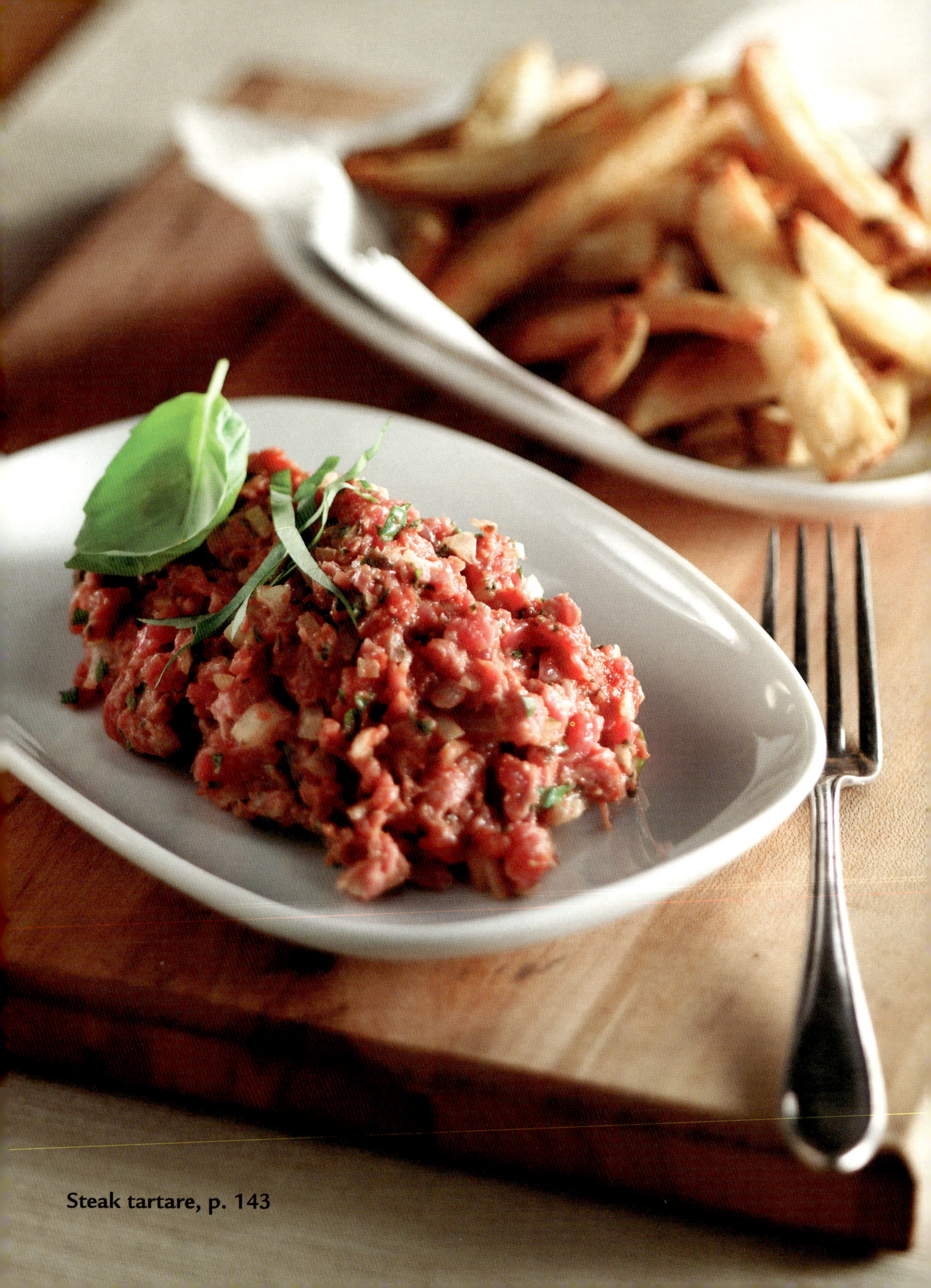

Steak tartare, p. 143

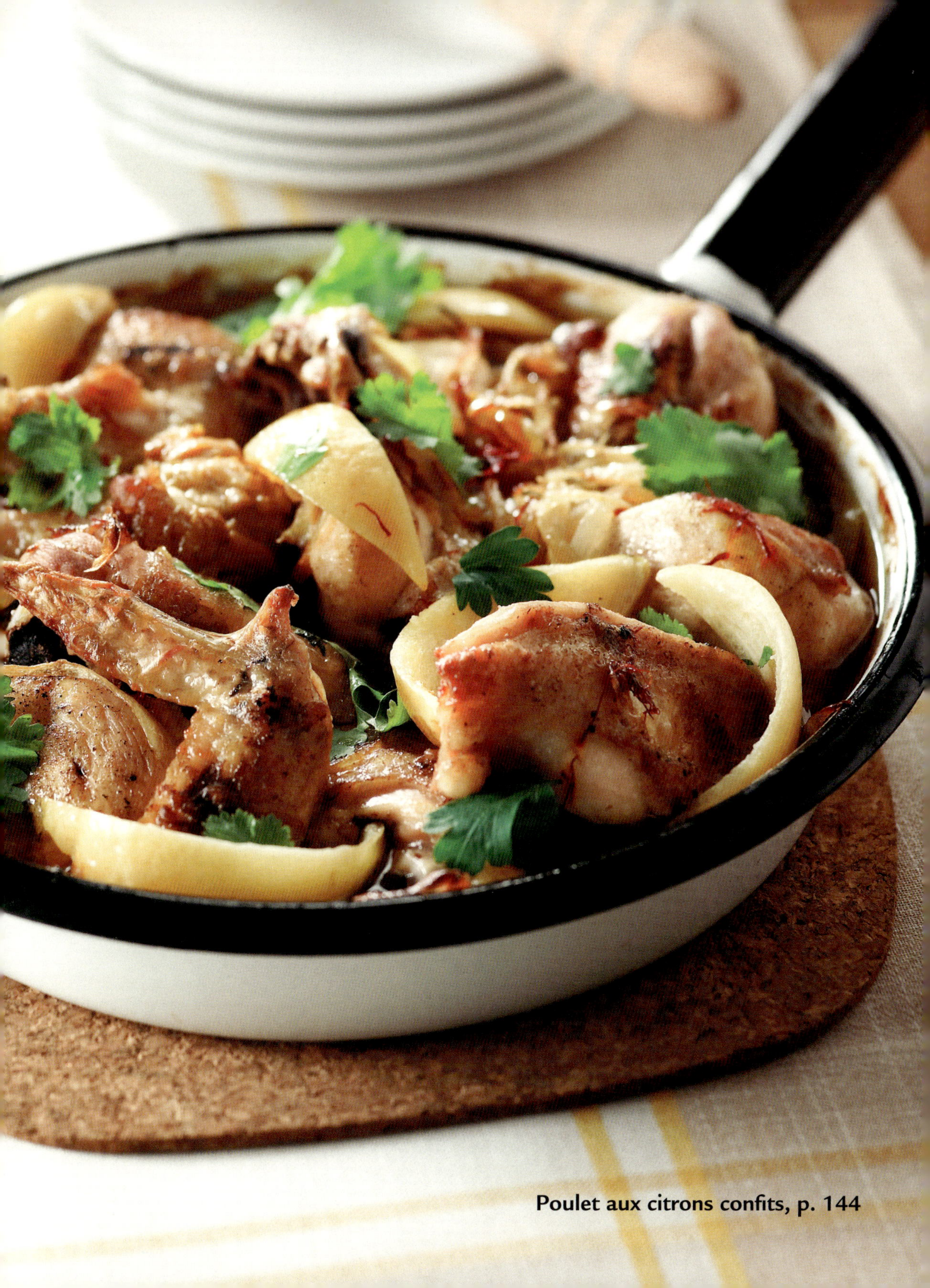

Poulet aux citrons confits, p. 144

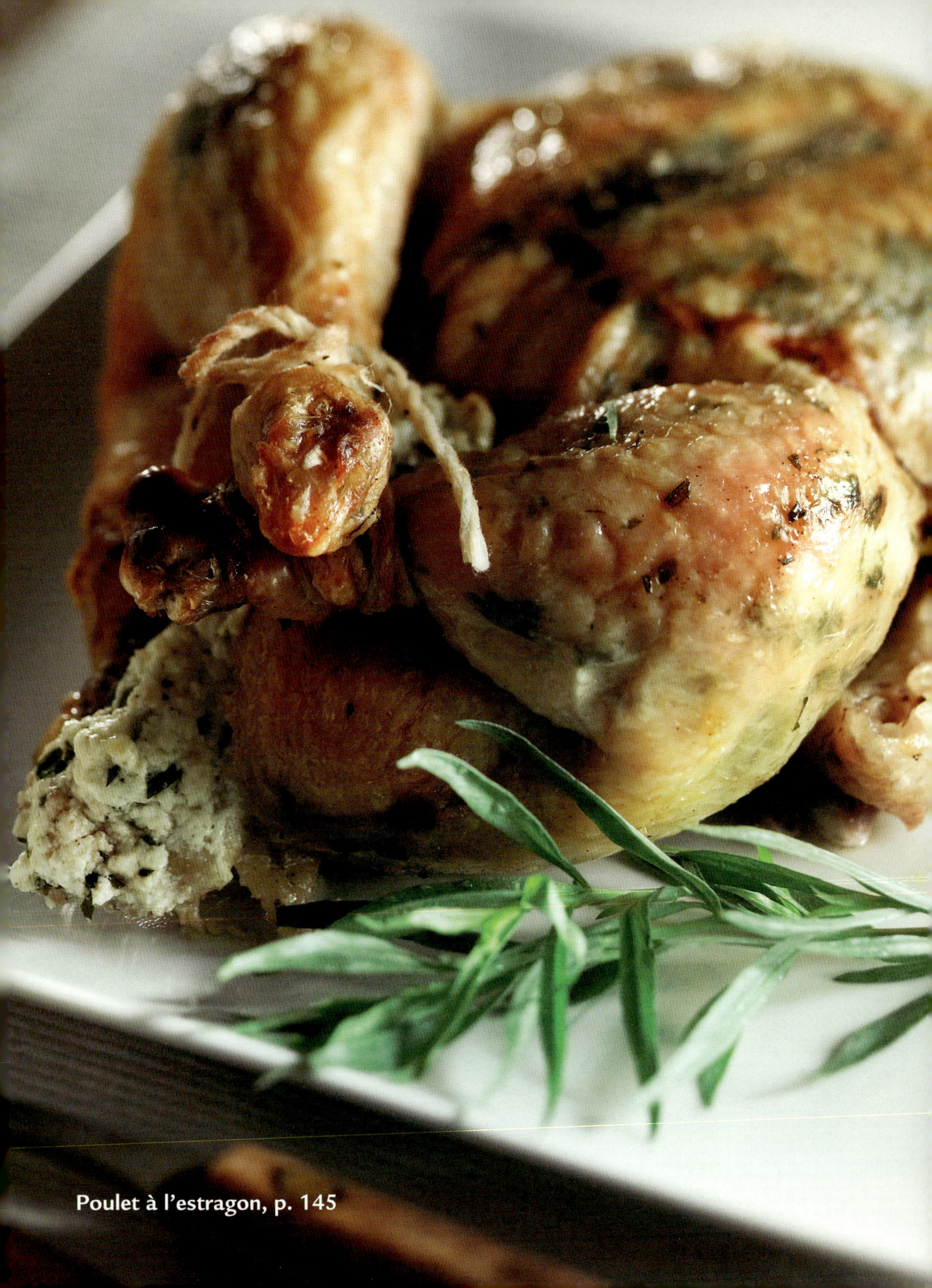

Poulet à l’estragon, p. 145

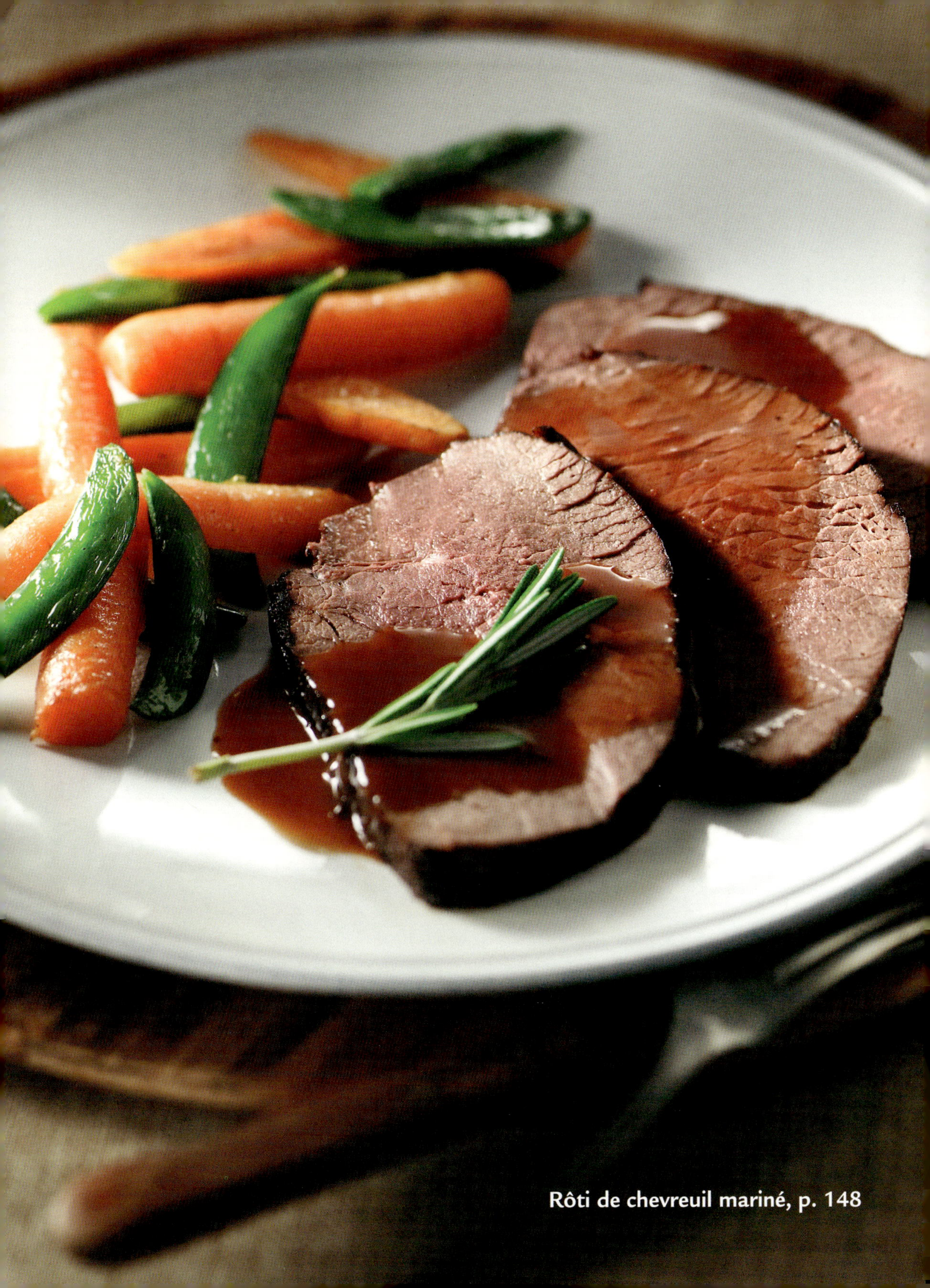

Rôti de chevreuil mariné, p. 148

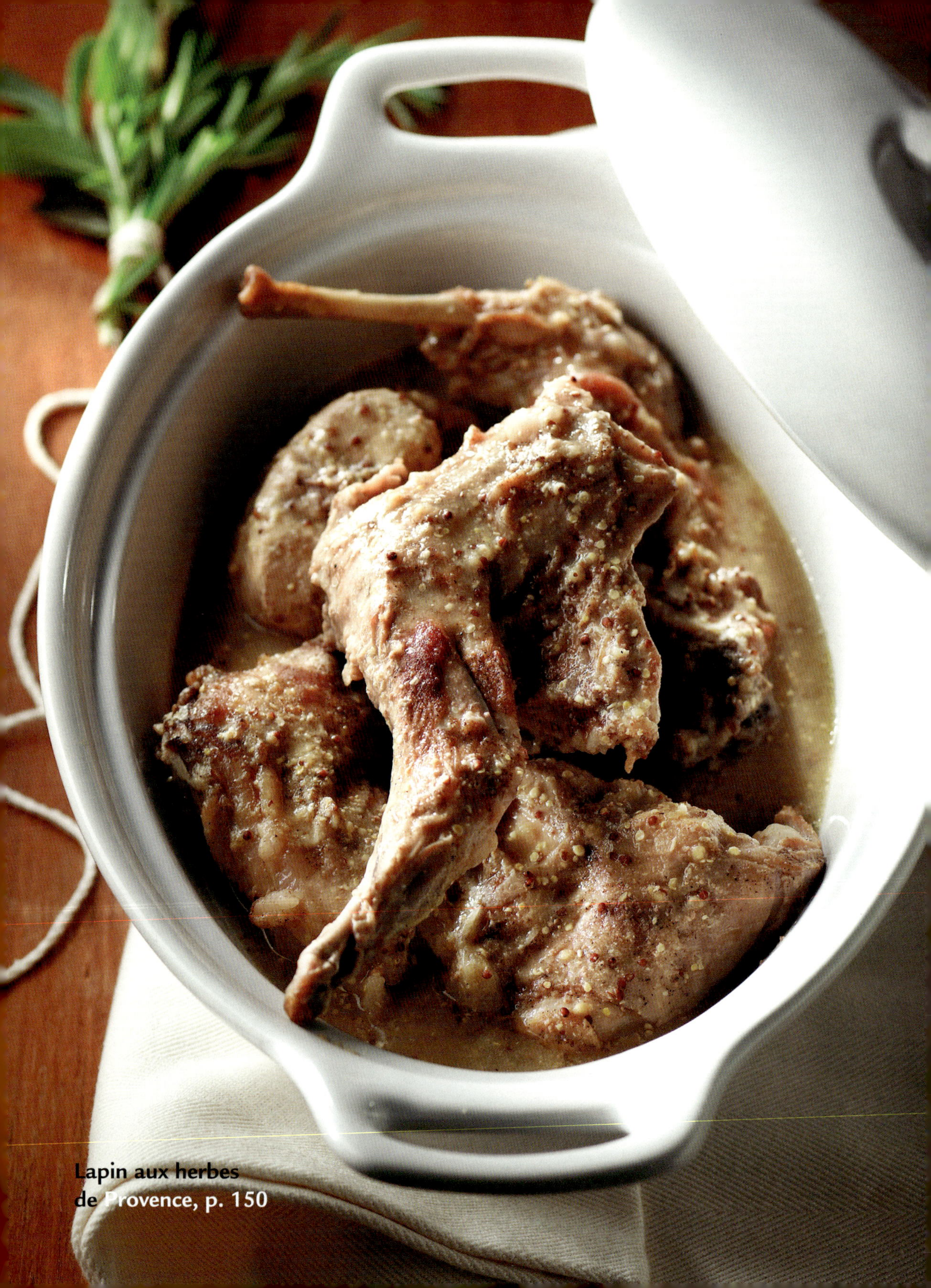

Lapin aux herbes
de Provence, p. 150

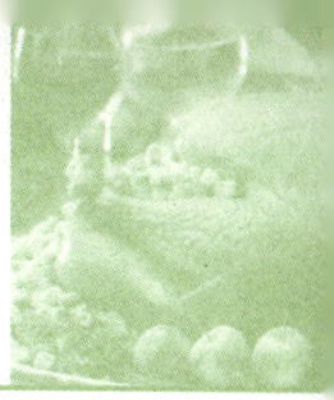

Poulet à l'estragon

4 PERSONNES

Le poulet et l'estragon forment une heureuse association. On peut aussi préparer ce plat avec de la pintade.

O convient
A ne pas mettre le poivre

B ne convient pas
AB ne convient pas

1 poulet fermier de 1,6 à 1,8 kg (3 ½ à 4 lb)
1 bouquet d'estragon
4 c. à soupe d'huile d'olive
Sel de mer
Poivre fraîchement moulu
1 fromage de chèvre de 225 g (7 ½ oz) environ
4 échalotes, grossièrement hachées

1. Préchauffer le four à 200 °C (400 °F).
2. Soulever délicatement la peau du poulet pour la séparer des blancs, des cuisses et des pilons, tel qu'indiqué dans la recette Poulet avec citron, sauge et ail (*p. 146*).
3. Hacher les feuilles d'estragon. Mélanger un tiers de l'estragon avec 2 c. à soupe d'huile d'olive. Introduire soigneusement ce mélange entre la chair et la peau sans la déchirer avec vos doigts ou avec une cuillère à café.
4. Saler et poivrer l'intérieur de la volaille.
5. Mélanger le fromage de chèvre frais avec les échalotes, le reste de l'estragon, un peu de sel et 2 c. à soupe d'huile d'olive et farcir le poulet. Fermer la cavité avec des brochettes en bois ou coudre avec une aiguille et du fil.
6. Enduire la volaille d'un peu d'huile d'olive et l'enfourner, posée sur le ventre, dans un plat allant au four. Au bout de 30 min, la retourner sur le dos et laisser cuire 30 min de plus.
7. Après 1 heure, tester le pilon avec la pointe d'un couteau. Si le jus est rose, le poulet n'est pas cuit. Si le jus est transparent, le poulet est cuit. Sortir le plat du four, recouvrir le poulet et laisser reposer 10 min, ce qui permettra au jus de se fixer dans la chair du poulet. Découper.
8. Servir le poulet avec sa farce et son jus.

Info ingrédient : l'estragon

Pour en savoir davantage sur l'estragon, reportez-vous à la section Les herbes aromatiques, à la page 82.

L'estragon est une herbe culinaire remarquable qu'il faut de préférence utiliser frais. Il sert à apprêter la volaille, les œufs, les sauces, les salades, et à parfumer vinaigres et moutardes. On utilisait jadis l'estragon pour traiter les problèmes de cœur et de foie, les tumeurs et les grosseurs. Il facilite la digestion, réduit les flatulences, stimule l'appétit, prévient les parasites, aide dans le cas d'une digestion faible et lente. Il est aussi connu pour son action antispasmodique et, plus spécifiquement, il permet d'arrêter le hoquet.

Poulet avec citron, sauge et ail

4 PERSONNES

L'originalité de cette recette consiste à glisser sous la peau du poulet les arômes qui vont le parfumer. Ce qui peut paraître compliqué est en réalité très simple.

O convient
A ne pas mettre le poivre
B ne convient pas
AB ne convient pas

1 poulet fermier de 1,6 à 1,8 kg
1 citron non traité
3 c. à soupe d'huile d'olive
1 c. à café (1 c. à thé) de thym
20 feuilles de sauge fraîche
1 gousse d'ail
1 c. à café (1 c. à thé) de miel
Sel de mer
Poivre fraîchement moulu

1. Exprimer le jus d'un demi-citron, l'ajouter à l'huile d'olive, ainsi que la moitié du thym, les 10 feuilles de sauge hachées et l'ail. Ce mélange est destiné à être glissé sous la peau des blancs, des cuisses et des pilons. Voici comment faire.
2. Poser le poulet sur le dos avec la cavité de l'estomac face à soi : glisser les doigts sous la peau et la passer soigneusement au-dessus des blancs tout en séparant la chair de la peau. Continuer et aller le long des cuisses et des pilons sans déchirer la peau. Mettre les trois quarts du mélange d'huile d'olive, de thym, de sauge et d'ail dans cet espace entre chair et peau. Ajouter le miel au reste du mélange et badigeonner l'extérieur du poulet.
3. Mettre l'autre moitié du citron dans la cavité du poulet, les 10 feuilles de sauge, le thym et une pincée de sel.
4. Poser le poulet sur un côté dans le plat allant au four. Le mettre à four froid et régler le four à 220 °C (425 °F). Pour que le poulet soit doré à point, le retourner à mi-cuisson et l'arroser de temps en temps.
5. Après $1\ ^{1}/_{4}$ heure de cuisson, tester le pilon avec la pointe d'un couteau. Si le jus qui en sort est rosé, il n'est pas cuit. S'il sort transparent, la cuisson est terminée.
6. Avant de découper le poulet, le laisser reposer 10 min à four éteint, porte ouverte pour permettre au jus de se fixer dans la chair.

Info ingrédient : la sauge

Lire les bienfaits de la sauge dans la section Les herbes aromatiques, à la page 82.

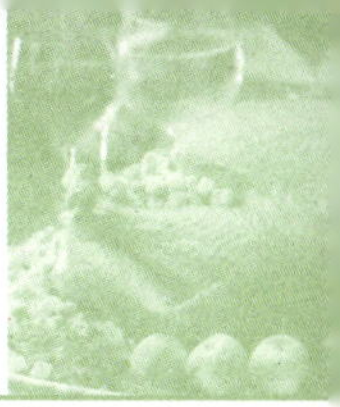

Pintade à la sauge

4 PERSONNES

O convient
A convient
B ne convient pas
AB ne convient pas

1 pintade de 1,3 kg (3 lb) avec le foie
8 gousses d'ail écrasées
1 c. à soupe de thym
6 brins de sauge fraîche
Huile d'olive
Sel de mer

Bouillon :
Le cou et le gésier de la pintade
2 gousses d'ail non épluchées
2 échalotes, hachées finement
Sel de mer
1 c. à café (1 c. à thé) de thym
350 ml ($1\frac{1}{2}$ tasse) d'eau
3 à 4 feuilles de sauge fraîche

1. Préchauffer le four à 200 °C (400 °F).
2. Dans un bol, mélanger les gousses d'ail, le thym et les feuilles hachées de 3 brins de sauge, 2 c. à soupe d'huile d'olive et du sel jusqu'à obtention d'une pâte épaisse.
3. Séparer la peau de la pintade de la chair (*p. 146*).
4. À l'aide d'une cuillère à café ou avec les mains, introduire soigneusement le mélange ail-herbes sous la peau des blancs, des cuisses et des pilons sans déchirer la peau.
5. Saler légèrement la cavité intérieure de la pintade et introduire les 3 autres brins de sauge fraîche ainsi que le foie. Fermer la cavité en la recousant.
6. Enduire la peau de la pintade d'huile d'olive et la mettre sur un côté dans un plat légèrement huilé allant au four.
7. Enfourner la pintade, posée sur un côté. Après 30 min de cuisson, la poser sur l'autre côté. Laisser cuire 30 min de plus puis la mettre sur le dos pour les 15 dernières minutes. Vérifier la cuisson, enlever la pintade du four et la laisser reposer pendant 10 min pour permettre au jus de se fixer dans les chairs.
8. Pendant la cuisson de la pintade, mettre le gésier, le cou, les gousses d'ail non épluchées, les échalotes, du sel et le thym dans une casserole avec l'eau et laisser mijoter pendant 30 min. Trois minutes avant la fin, ajouter les feuilles de sauge. Laisser infuser 10 min, puis passer. Verser cette infusion ainsi que les jus de cuisson de la pintade dans une casserole et faire réduire jusqu'à obtention d'environ 200 ml ($\frac{3}{4}$ tasse) de sauce.
9. Découper la volaille en récupérant les jus. Ajouter à la sauce et servir.

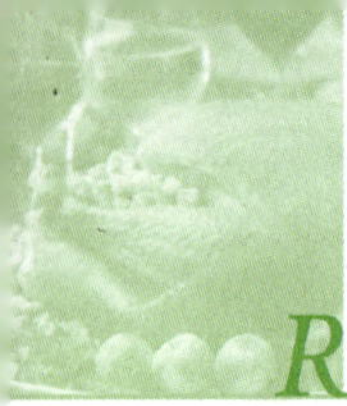

Rôti de chevreuil mariné

4 PERSONNES

L'opération qui consiste à faire mariner une viande la rend plus tendre et fait pénétrer des saveurs subtiles dans la chair.

O convient
A ne convient pas

B convient
AB ne convient pas

800 g (27 oz) de rôti de chevreuil
Huile d'olive

Marinade :
750 ml (3 tasses) de vin rouge
1 carotte, émincée
1 oignon, en fines rondelles
5 gousses d'ail non épluchées
Thym et romarin frais
1 feuille de laurier
10 baies de genièvre
Zeste d'une demi-orange
3 c. à soupe d'huile d'olive

Roux :
1 c. à soupe de beurre clarifié
1 c. à soupe de farine d'épeautre

1. Porter le vin à ébullition. Ajouter tous les ingrédients de la marinade à l'exception de l'huile d'olive et faire cuire à petit feu pendant 30 min. Laisser refroidir, ajouter l'huile d'olive et bien mélanger.
2. Mettre le rôti de chevreuil dans un plat en terre cuite, verser la marinade sur la viande, couvrir et laisser mariner pendant 24 heures. Retourner la viande deux fois par jour pendant une journée ou deux.
3. Retirer la viande de la marinade et réserver celle-ci. Essuyer la viande et la laisser reposer dans un endroit frais pendant 24 heures.
4. Dans une casserole en fonte, faire dorer le rôti de tous les côtés dans l'huile d'olive. Couvrir et laisser cuire à feu doux pendant 20 à 30 min (la durée dépend du diamètre du rôti). Retourner la viande pendant la cuisson. Éteindre et laisser reposer de 10 à 15 min pour permettre aux jus de se fixer dans les chairs.
5. Passer la marinade à travers un chinois et verser dans une casserole. Faire réduire de moitié.
6. Préparer la sauce. Faire fondre le beurre clarifié dans une casserole, ajouter la farine en tournant sans cesse jusqu'à obtention d'une belle couleur brune. Ajouter le liquide de la marinade. Assaisonner de sel et de poivre fraîchement moulu.
7. Découper la viande et la servir nappée de sauce brune.

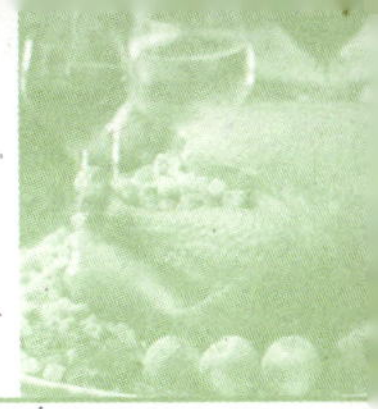

Rôti de chevreuil

4 PERSONNES

Pour cette recette, achetez un morceau de viande ficelé comme un rôti de bœuf.

O convient
A ne convient pas
B convient
AB ne convient pas

800 g (27 oz) de rôti de chevreuil
8 grosses échalotes, en rondelles
Huile d'olive
Thym, romarin et marjolaine

1. Préchauffer le four à 220 °C (425 °F).
2. Couper les échalotes en rondelles d'une épaisseur de 6 mm ($^{1}/_{4}$ po). Faire revenir dans l'huile d'olive jusqu'à ce qu'elles deviennent transparentes.
3. Choisir un plat en terre cuite allant au four, légèrement plus grand que le rôti. Mettre les échalotes au fond du plat, ajouter la viande recouverte des herbes. Enfourner le rôti. Faire cuire pendant 15 min, retourner la viande, baisser la température à 190 °C (375 °F) et cuire de 15 à 20 min de plus selon que l'on préfère la viande saignante, rosée ou bien cuite.
4. Avant de découper la viande, la couvrir et la laisser reposer pendant 10 min, ce qui permettra au jus de se fixer dans la viande.

Steaks d'autruche avec échalotes et vin

4 PERSONNES

Cette recette devrait satisfaire les personnes du groupe A qui ont envie de manger un bifteck.

O convient
A ne pas mettre le poivre
B convient
AB ne pas mettre le poivre

4 steaks d'autruche de 150 g (5 oz) chacun
2 c. à soupe d'huile d'olive
8 échalotes moyennes, finement hachées
4 c. à soupe de vin rouge
Sel de mer
Poivre fraîchement moulu

1. Faire chauffer l'huile d'olive dans une poêle, ajouter les échalotes et faire cuire jusqu'à ce qu'elles deviennent translucides. Enlever les échalotes et les mettre de côté.
2. Augmenter le feu, ajouter les steaks et les faire griller de chaque côté de 2 à 6 min, selon le degré de cuisson. Les mettre sur le plat de service.
3. Remettre les échalotes dans la poêle, ajouter le vin rouge, le sel et le poivre. Remuer pendant 30 sec sur le feu, puis verser sur la viande et servir immédiatement.

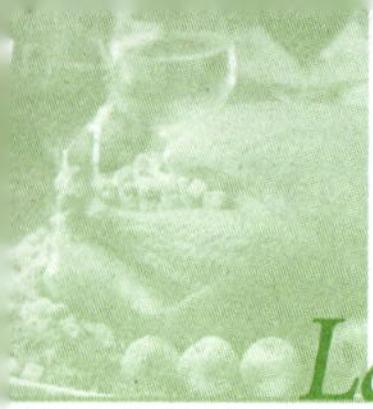

Lapin aux herbes de Provence

4 PERSONNES

O convient
A ne convient pas

B convient
AB ne pas mettre le poivre

1 lapin de 1,2 kg (2 1/2 lb), en morceaux
3 c. à soupe d'huile d'olive
2 têtes d'ail (éplucher les gousses)
Sel de mer
Poivre fraîchement moulu
2 c. à soupe de moutarde sans vinaigre

Infusion :
1 litre (4 tasses) d'eau
1 c. à soupe de sarriette
1 c. à soupe de thym
1 c. à soupe de romarin

1. Préparer d'abord l'infusion. Faire bouillir l'eau avec les fines herbes et laisser infuser pendant 10 min. Passer à travers un chinois et réserver.
2. Dans une casserole en fonte, faire dorer doucement les morceaux de lapin dans l'huile d'olive. Le lapin n'étant pas protégé par une peau, une cuisson trop forte dessécherait la chair.
3. Retirer les morceaux de lapin et jeter l'excédent de gras.
4. Remettre les morceaux de lapin dans la casserole, ajouter l'ail, le sel et le poivre et la moitié de l'infusion.
5. Laisser mijoter à petit feu pendant 40 min. Rajouter du liquide si nécessaire.
6. Retirer les morceaux de lapin et mettre de côté. Avec un mixeur électrique à main mixer l'ail dans le jus. Vous obtiendrez une sauce épaisse et onctueuse grâce aux gousses d'ail.
7. Ajouter la moutarde à la sauce, puis les morceaux de lapin, et faire réchauffer doucement avant de servir.

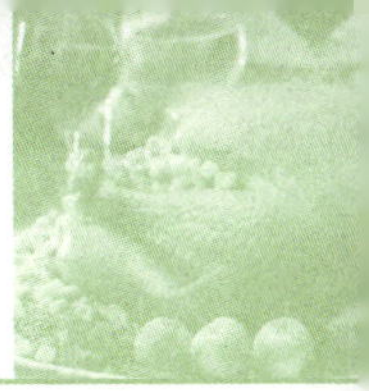

Lapin aux citrons confits

4 PERSONNES

O convient
A ne convient pas

B convient
AB ne pas mettre le poivre

1 lapin, en morceaux
2 c. à soupe d'huile d'olive
2 têtes d'ail (éplucher les gousses)
2 c. à café (2 c. à thé) de marjolaine
Sel de mer
Poivre fraîchement moulu
250 ml (1 tasse) d'eau ou de bouillon de poulet (*p. 200*)
1 Citron confit (*p. 207*)
$^{1}/_{2}$ bouquet de persil plat, finement haché

1. Dans une casserole, faire dorer les morceaux de lapin à l'huile d'olive.
2. Ajouter les gousses d'ail, la marjolaine, le sel et le poivre. Ajouter l'eau ou le bouillon de volaille et laisser le lapin cuire pendant 45 min.
3. Couper le citron confit en fines lanières et les ajouter au lapin.
4. Continuer la cuisson pendant 15 min. Servir le lapin parsemé de persil haché.

Canard sauvage

4 PERSONNES

Il n'y a pas de méthode plus simple pour cuire le canard sauvage. Le parfum de cet oiseau se suffit à lui-même.

O convient
A ne convient pas

B ne convient pas
AB ne convient pas

2 canards sauvages de 650 g chacun (22 oz), vidés
Huile d'olive
Sel de mer et poivre fraîchement moulu

1. Préchauffer le four à 220 °C (425 °F).
2. Enduire la peau du canard avec un peu d'huile d'olive en massant. Saler et poivrer l'intérieur et l'extérieur des canards.
3. Les placer dans un plat à four juste de la grosseur des canards.
4. Poser chaque canard sur un côté et enfourner.
5. Retourner les canards de l'autre côté au bout de 15 min et cuire 15 min de plus.
6. Sortir les canards du four, recouvrir et laisser reposer 10 min, permettant au jus de se fixer dans les chairs. Servir sur des assiettes chaudes.

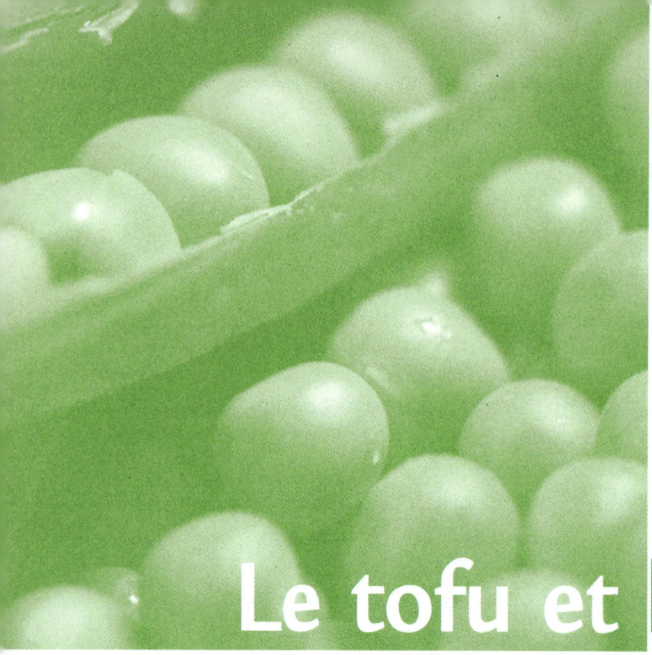

Le tofu et le tempeh

Le tofu est un caillé de légumineuses fabriqué avec des fèves de soja qui ont été mixées avec de l'eau chaude puis égouttées pour en extraire le lait. Ce lait est ensuite cuit pendant sept minutes avant qu'on y ajoute un agent coagulant qui sert à le cailler. Le tofu a un goût fade, mais il s'imprègne facilement des saveurs environnantes. Le tofu ne nécessite pas de cuisson : il se mange tel quel, mais on peut aussi le cuisiner.

Le tofu est une excellente source de protéines pour les personnes du groupe A et une bonne source pour celles du groupe AB. Celles du groupe O peuvent manger du tofu, mais dans leur cas, la viande rouge constitue une meilleure source de protéines. Les personnes du groupe B doivent éviter le tofu.

Le soja fermenté constitue une excellente manière de consommer le soja. Essayez le tempeh, ainsi que le miso, le tamari, le shoyu, le natto et l'okara (ces deux dernières formes sont malheureusement plus difficiles à trouver). La fermentation augmente considérablement leur teneur en enzymes. Nous avons besoin d'enzymes pour chacune des réactions biochimiques dans l'organisme. En incorporant ces produits fermentés à base de soja, vous augmentez votre ration d'enzymes et votre santé en bénéficie. Une étude publiée dans le journal *Cancer Research* en avril 1992 révèle que le tamari peut inhiber le développement du cancer chez les animaux de laboratoire. Le miso est aussi connu pour ses effets anticancéreux, son activité antioxydante et sa capacité à réduire le cholestérol.

Le tempeh est originaire de l'île de Java, en Indonésie. Les fèves de soja sont cuites puis inoculées avec une moisissure que l'on laisse agir sur les fèves, à une certaine température, pendant 30 heures. Ce processus produit des enzymes qui donnent aux fèves leur goût particulier et diminue les facteurs anti-nutritionnels du soja.

Le tempeh constitue une excellente source de protéines pour les personnes des groupes A et AB ; il leur apporte des antioxydants et des fibres. Le tempeh est reconnu pour être riche en vitamine B_{12}, mais on ne peut pas compter sur lui pour cet apport. En effet, la quantité de B_{12} varie avec chaque lot de tempeh et, en outre, il semble que l'organisme ne l'absorbe pas bien sous cette forme. Si vous êtes végétarien et manquez de vitamine B_{12}, prenez plutôt un supplément.

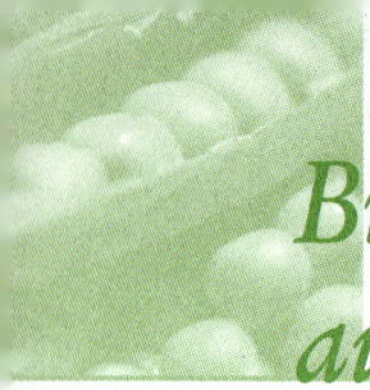

Brochettes de tofu mariné au thym et à la marjolaine

4 PERSONNES

Cette manière raffinée de préparer le tofu est un excellent moyen d'inclure des protéines dans un repas végétarien.

O convient
A ne mettre ni les tomates ni les poivrons
B ne convient pas
AB ne pas mettre les poivrons

450 g (1 lb) de tofu ferme
8 tomates cerise
2 poivrons, verts ou rouges, en morceaux de 2,5 cm (1 po)
2 courgettes, en morceaux de 2,5 cm (1 po)
4 oignons verts, en morceaux de 2,5 cm (1 po)
1 fenouil, en morceaux de 2,5 cm (1 po)

Marinade :
4 c. à soupe d'huile d'olive
2 c. à soupe de jus de citron, fraîchement pressé
2 gousses d'ail, pressées
$^1/_2$ c. à soupe de thym
$^1/_2$ c. à soupe de marjolaine
1 feuille de laurier
Sel

1. Mélanger tous les ingrédients de la marinade et mettre de côté.
2. Couper le tofu en dés de 2,5 cm (1 po) et les mettre dans la marinade pendant plusieurs heures (24 heures si possible). Mettre au réfrigérateur. Retourner les morceaux de temps en temps dans la marinade.
3. Assembler les éléments sur des brochettes en bois ou en métal de 20 à 25 cm (8 à 10 po) (2 par personne). Alterner les légumes et le tofu en variant les couleurs. Placer les brochettes sur du papier cuisson posé sur la plaque du four. Avec un pinceau, badigeonner les brochettes de marinade et griller celles-ci sur tous les côtés pendant 10 à 15 min. Le tofu doit être un peu doré.
4. Servir chaud accompagné d'une salade verte ou de riz complet avec un peu de la marinade. Utiliser le reste de la marinade pour des légumes cuits à la vapeur, du riz ou même comme vinaigrette pour une salade.

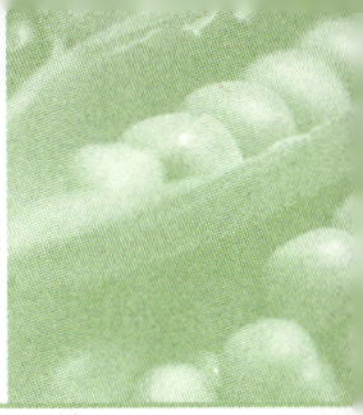

Tempeh mariné

4 PERSONNES

O convient
A convient
B ne convient pas
AB convient

350 g (11 1/2 oz) de tempeh

Marinade :
2 c. à soupe de tamari
3 c. à soupe de jus de citron
1 grosse gousse d'ail, hachée finement
1 morceau de gingembre frais de la grosseur d'une noix de muscade, en fine julienne

1. Faire cuire le tempeh à la vapeur pendant 15 min.
2. Pendant ce temps, préparer la marinade avec tous les ingrédients.
3. Couper le tempeh en tranches de 1 cm (1/2 po), puis chaque tranche en 4 morceaux.
4. Laisser le tempeh macérer dans la marinade pendant 30 min pour qu'il absorbe toutes les saveurs.
5. Servir tiède ou à la température ambiante avec la Sauce au basilic (*p. 164*) ou la Sauce à la coriandre (*p. 160*).

Tofu mariné

4 PERSONNES

O convient
A convient
B ne convient pas
AB convient

400 g (13 oz) de tofu

Marinade :
2 c. à soupe de tamari
2 c. à soupe de jus de citron
1 grosse gousse d'ail, hachée finement
1 morceau de gingembre frais de la grosseur d'une noix de muscade, en fine julienne

1. Mélanger les ingrédients de la marinade.
2. Couper le tofu en dés de 2 cm (3/4 po) de côté et les incorporer à la marinade. Laisser mariner au moins 1 heure.

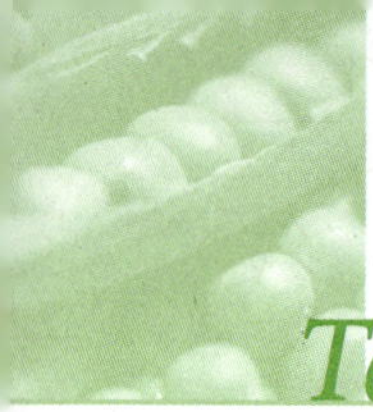

Tempeh à la poêle

4 PERSONNES

Il s'agit de la façon la plus simple de préparer le tempeh. À la différence du tofu, il faut toujours le cuire, à la vapeur, dans un court-bouillon ou à la poêle.

O convient
A convient
B ne convient pas
AB convient

240 g (8 oz) de tempeh, en tranches de 1 cm
2 c. à soupe d'huile d'olive
Sel de mer

1. Faire chauffer l'huile d'olive dans une poêle. Ajouter le tempeh et faire cuire les tranches 5 min de chaque côté afin de les faire dorer.
2. Poser le tempeh sur du papier absorbant. Saupoudrer légèrement de sel et servir chaud.

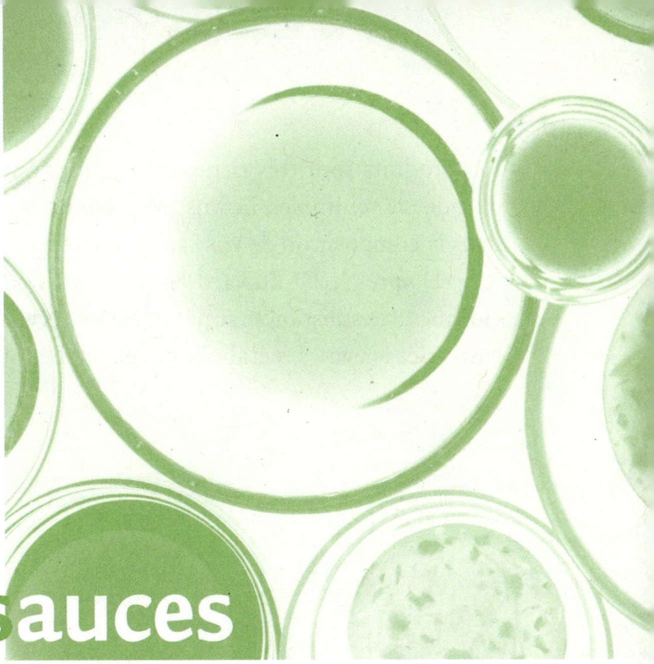

Les sauces

On a tendance à croire que les sauces fournissent des calories en trop et des matières grasses néfastes pour la santé, qu'elles contribuent à une augmentation de poids ou qu'elles provoquent une digestion difficile. Nous vous invitons à les considérer sous un jour différent.

Les sauces préparées avec des ingrédients crus apportent, outre des vitamines, des minéraux, des acides gras essentiels et des enzymes. Les enzymes sont indispensables à la vie. Sans les enzymes, les processus métaboliques et leurs myriades de réactions chimiques ne pourraient avoir lieu. Le rôle des vitamines et des minéraux est précisément de permettre aux enzymes de faire leur travail correctement. Les aliments crus sont notre meilleure source d'enzymes. Ces précieuses alliées se trouvent dans les salades, les fruits frais, les jus de légumes et les fruits fraîchement pressés, mais on peut aussi profiter de leurs bienfaits en préparant des sauces à base d'ingrédients crus.

Les sauces destinées à accompagner viandes, légumes, poissons et salades seront faciles à digérer et apporteront des saveurs originales à vos repas si vous les préparez essentiellement avec des aliments fermentés ou crus, tels que des huiles de première pression à froid, des herbes aromatiques, de la sauce soja et du miso.

Utilisez exclusivement des huiles de première pression à froid, non seulement pour les acides gras essentiels qu'elles contiennent, mais pour leur teneur en lipase, l'enzyme qui facilite la digestion. Les huiles ayant subi des traitements à haute température comme c'est le cas des huiles raffinées ne contiennent plus cette lipase et sont, pour cette raison, plus indigestes.

Le miso, le tamari et le shoyu sont des préparations provenant de la fermentation du soja effectuée à partir d'un champignon nommé *aspergillus oryzae* et de bactéries lactiques.

Ces produits sont très riches en enzymes qui favorisent la digestion des protéines, des glucides et des lipides. Le miso se présente sous la forme d'une pâte qui peut aussi entrer dans la composition de vos sauces à salade.

D'après le Dr Edward Howell, qui a consacré sa vie à explorer la biochimie des enzymes, ces substances sont des éléments vitaux et il existe selon lui une relation étroite entre « les enzymes métaboliques et ce phénomène qu'on appelle la vie ».

Aïoli

Cette recette diffère quelque peu de la recette traditionnelle de l'aïoli, mais elle est beaucoup plus simple à réaliser. Si vous suivez nos instructions étape par étape, vous réussirez votre aïoli en quelques secondes. Vous aurez besoin d'un mixeur électrique à main et d'un pot ou d'un verre d'un diamètre égal à la dimension de la base de l'appareil.

O convient ; utiliser de la moutarde au vinaigre de cidre
A ne pas mettre le poivre et utiliser une moutarde sans vinaigre et du jus de citron
B convient
AB ne pas mettre le poivre et utiliser une moutarde sans vinaigre et du jus de citron

---

3 gousses d'ail, hachées grossièrement
1 œuf biologique
1 c. à café (1 c. à thé) de moutarde de Dijon
1 pincée de sel de mer fin
1 tour de moulin à poivre
1 c. à café (1 c. à thé) de vinaigre de vin, de vinaigre de cidre ou de jus de citron
250 ml (1 tasse) d'huile d'olive extra-vierge douce

Tous les ingrédients doivent être à la température ambiante

1. Placer les 7 ingrédients dans le pot ou verre dans l'ordre donné : ail, œuf, moutarde, sel, poivre, vinaigre ou jus de citron et l'huile. Ne pas mélanger.
2. Introduire doucement les lames du mixeur jusqu'au fond du pot. Mettre l'appareil en marche et, avec un léger mouvement en spirale, remonter lentement l'appareil jusqu'à ce que toute l'huile soit incorporée. L'aïoli est fait. Cette étape ne prend que quelques secondes.
3. Rectifier l'assaisonnement selon votre goût. Ajouter un peu plus de vinaigre ou de jus de citron, de sel et de poivre au goût. Cet aïoli se conserve plusieurs jours au réfrigérateur. Ne pas le mélanger à la sortie du réfrigérateur, car l'émulsion se décomposerait. Attendre qu'il soit à la température ambiante puis mélanger si nécessaire.

Info ingrédient : l'ail

L'ail est un des aliments les plus miraculeux au monde. Son activité antimicrobienne permet de lutter contre toutes sortes d'organismes : les bactéries, les virus, les champignons et les parasites. Cependant, pour profiter de ces vertus, il faut manger l'ail cru.

L'ail est aussi une bénédiction pour la santé cardiovasculaire : il diminue la tension artérielle, réduit le cholestérol et prévient la coagulation du sang. Si vous consommez cinq gousses d'ail cru par jour, vous diminuerez votre cholestérol de façon sensible et si vous en mangez deux par jour, vous le maintiendrez à un niveau acceptable. L'ail cru et l'ail cuit ont tous deux un effet bénéfique pour le cœur. Pour rester en bonne santé, mangez-en régulièrement dans vos plats crus et cuisinés. Pour neutraliser le goût de l'ail, mangez du persil.

Sauce à la coriandre

4 PERSONNES

Pour cette recette, vous aurez besoin d'un mixeur électrique à main et d'un pot ou d'un verre de la dimension de la base de l'appareil. Cette sauce sert d'accompagnement à plusieurs plats tels que le bœuf braisé, la mousse de poisson, le poisson, le tempeh et les légumes cuits à la vapeur.

O convient
A convient
B utiliser des noix
AB utiliser des noix ou des pignons

50 g (grosse poignée) de feuilles de coriandre
2 gousses d'ail hachées grossièrement
4 c. à soupe d'huile d'olive extra-vierge
2 c. à soupe de pignons ou de noix grillés, ou de tahini (purée de graines de sésame)
1 pincée de sel de mer fin

1. Laver et sécher les feuilles de coriandre.
2. Mettre tous les ingrédients dans un pot ou un verre, à l'exception de la coriandre. Mixer avec votre appareil.
3. Ajouter les feuilles de coriandre et mixer jusqu'à ce que les feuilles soient bien incorporées.
4. Rectifier l'assaisonnement, si nécessaire.

Info ingrédient : la coriandre

Un effet étonnant de la coriandre a été découvert par un chercheur japonais qui a constaté que, consommée en grande quantité, la coriandre avait le pouvoir d'éliminer du système nerveux – un système difficile à détoxiquer – des métaux nocifs tels que le mercure.

Pour en savoir davantage sur les bienfaits de la coriandre, lisez la section Les herbes aromatiques, à la page 83.

Sauce au gingembre et au tamari

4 PERSONNES

Cette sauce est délicieuse avec du thon grillé ou de la volaille froide. Si vous désirez donner une note d'exotisme, vous pouvez utiliser des baguettes chinoises pour tremper chaque morceau dans la sauce.

O convient
A convient
B convient
AB convient

125 ml (1/2 tasse) de tamari
1 gousse d'ail, écrasée
1 morceau de gingembre de la grosseur d'une noix de muscade, coupé finement
2 oignons nouveaux avec le vert

1. Verser le tamari dans un bol.
2. Ajouter l'ail écrasé et le gingembre finement coupé. Laisser mariner le temps de préparer le reste du repas.
3. Couper le vert des oignons en fines lamelles biseautées. Juste avant de servir, les ajouter à la sauce et verser dans 4 coupelles individuelles

Info ingrédient : le gingembre

Lisez les informations sur le gingembre dans la recette Thé vert au gingembre (*p. 178*).

Sauce au yogourt de soja à l'aneth

4 PERSONNES

Cette sauce accompagne bien les plats de poisson.

O convient
A ne pas mettre le poivre
B ne convient pas
AB ne pas mettre le poivre

250 ml (1 tasse) de yogourt de soja
1 c. à soupe d'huile d'olive extra-vierge
1/2 bouquet d'aneth, coupé très fin
Zeste et jus d'un demi-citron vert
Sel de mer fin
Poivre fraîchement moulu

Mélanger tous les ingrédients et servir.

Info ingrédient : l'aneth

Lisez les informations sur l'aneth dans la section portant sur les herbes aromatiques, à la page 83.

Sauce au persil

Mangez du persil en abondance. Il possède d'excellentes propriétés antioxydantes et il apaise le système digestif. Cette recette va vous permettre d'en profiter pleinement. Elle accompagne bien le poisson ou le poulet froid. Pour cette recette, vous aurez besoin d'un mixeur électrique à main et d'un pot ou un verre de la dimension de la base de l'appareil.

O convient
A convient
B convient
AB convient

125 ml (1/2 tasse) d'huile d'olive extra-vierge
2 gousses d'ail, finement hachées
1/2 c. à café (1/2 c. à thé) de sel de mer
1 gros bouquet de persil plat sans les tiges (de quoi remplir un volume de 500 ml (2 tasses) une fois effeuillé)

Verser l'huile d'olive dans le pot ou le verre, ajouter l'ail et le sel et mixer. Ajouter le persil par petites poignées jusqu'à ce que le tout soit bien incorporé. Rectifier l'assaisonnement.

Info ingrédient : le persil

Lisez les informations sur le persil dans la section sur les herbes aromatiques, à la page 82.

Vinaigrette d'été

4 PERSONNES

Utilisez toute une variété d'herbes aromatiques pour faire cette vinaigrette. Elles sont abondantes en été et le choix est multiple : persil plat, ciboulette, coriandre, cerfeuil, estragon, basilic, menthe, etc. ; Laissez-vous inspirer par votre créativité.

O utiliser du jus de citron
A utiliser du jus de citron et ne pas mettre de poivre
B convient
AB utiliser du jus de citron et ne pas mettre de poivre

Herbes aromatiques d'été
3 c. à soupe d'huile d'olive extra-vierge
1 c. à soupe de vinaigre balsamique, de vinaigre de vin rouge ou de jus de citron
1 c. à café (1 c. à thé) de moutarde sans vinaigre (*p. 92*)
Sel de mer
Poivre fraîchement moulu

Mélanger tous les ingrédients et servir cette vinaigrette sur les feuilles tendres des salades d'été.

Vinaigrette

4 PERSONNES

Cette vinaigrette utilise quelques gouttes d'huile de sésame grillée qui apporte un subtil parfum supplémentaire. Même si « théoriquement » les B et AB devraient l'éviter, ces quelques gouttes ont un effet négligeable.

O utiliser du jus de citron ou du vinaigre de cidre
A utiliser du jus de citron
B convient (voir ci-dessus)
AB utiliser du jus de citron (voir ci-dessus)

1 c. à café (1 c. à thé) de moutarde (*p. 92*)
3 c. à soupe d'huile d'olive extra-vierge
1 c. à soupe de vinaigre balsamique ou de jus de citron
1 gousse d'ail, écrasée
Quelques gouttes d'huile de sésame grillé
Quelques gouttes de tamari ou de sauce soja
Sel de mer fin
Poivre fraîchement moulu

1. Dans un saladier mettre la moutarde, l'huile, et le vinaigre ou le jus de citron. Tourner jusqu'à ce que la sauce épaississe, puis ajouter les ingrédients restants. Rectifier l'assaisonnement.

Sauce au basilic

4 PERSONNES

Les sauces vertes faites avec une grande quantité d'herbes aromatiques constituent une excellente façon de bénéficier des grandes vertus de ces plantes. Cette sauce peut accompagner une multitude de plats tels que le bœuf braisé, la mousse de saumon, les escargots, le tempeh et les légumes à la vapeur. Il vous faudra un mixeur électrique à main et un pot ou un verre de la dimension de la base de l'appareil.

O convient
A convient
B utiliser des noix
AB utiliser des noix ou des pignons

50 g (1 2/3 oz) de basilic (feuilles seulement)
2 gousses d'ail, hachées grossièrement
2 c. à soupe de pignons ou de noix grillés, ou de tahini (purée de sésame)
4 c. à soupe d'huile d'olive extra-vierge
1 pincée de sel de mer fin

1. Laver et sécher soigneusement les feuilles de basilic.
2. Mettre tous les ingrédients dans le pot à l'exception du basilic. Mixer jusqu'à obtention d'une pâte homogène.
3. Ajouter le basilic et mixer jusqu'à ce que les feuilles soient bien incorporées.
4. Rectifier l'assaisonnement.

Info ingrédient : le basilic

Lisez les informations sur le basilic dans la section sur les plantes aromatiques, à la page 83.

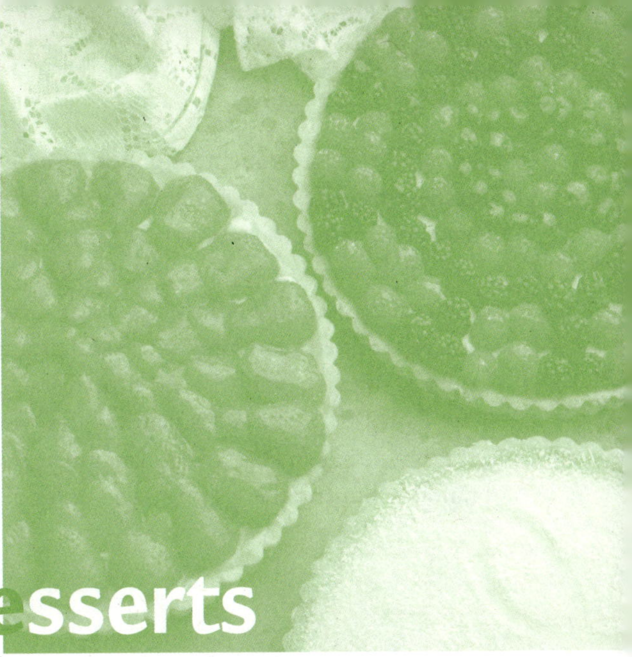

Les desserts

Les desserts font partie de la vie et ils sont fréquemment associés à la notion de fête. Faisons en sorte qu'ils soient bons pour la santé ! Le sucre en est souvent un des ingrédients importants. Dans nos recettes nous l'avons réduit au minimum. Depuis le début du XXe siècle, notre consommation de sucre a augmenté de façon vertigineuse. Les desserts se multiplient et certains repas de la journée – je pense au petit déjeuner et au goûter – sont de véritables concentrés de sucre.

Le sucre est addictif : plus nous en mangeons plus il nous attire. Il épuise l'organisme de nutriments essentiels comme le chrome et le zinc et plus nous en manquons, plus le corps est attiré par le sucre. Les aliments riches en sucre donnent à l'organisme des glucides que celui-ci absorbe très rapidement et qui soulagent immédiatement son besoin de nourriture, mais ne nourrissent pas de façon durable.

La surconsommation de sucre provoque un affaiblissement du système immunitaire, augmente le taux de lipides dans le sang, est responsable de niveaux élevés d'acide urique pouvant entraîner, entre autres, la goutte, des troubles de l'apprentissage et du comportement chez les adultes et les enfants, le diabète, l'obésité, l'hypertension, la candidose et une mauvaise digestion.

Si vous éprouvez des envies irrépressibles de manger du sucre, ou si vous pensez que vos problèmes de santé sont liés à votre surconsommation de sucre, demandez l'aide d'un nutritionniste ou d'un naturopathe qui pourra vous donner des conseils personnalisés sans que vous ayez à faire appel uniquement à votre volonté.

Commencez par réduire le sucre dans votre alimentation. Envisagez de prendre certains nutriments comme le zinc, le chrome, le magnésium, la biotine et le vanadium.

Le zinc est un nutriment important, car il est essentiel au bon fonctionnement des papilles gustatives. Une déficience en zinc peut diminuer votre goût pour les aliments et vous inciter à saler ou à sucrer davantage.

La consommation excessive de sucre peut influencer votre niveau d'énergie et vous donner des « coups de pompe » qui vous incitent à remanger du sucre.

Nos desserts sont préparés avec un minimum de sucre. Nous avons utilisé du sucre brun (cassonade), du miel et du sirop d'érable, car chacun apporte une saveur différente.

Faites des desserts des plaisirs rares (vous en choisirez d'autres !) et apprenez à vos enfants à ne pas en faire une gourmandise quotidienne. Vous leur transmettrez l'une des pratiques alimentaires les plus sages et les plus profitables pour leur santé.

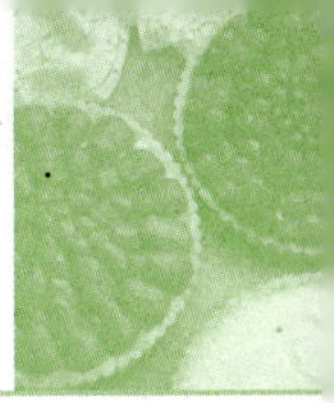

Tarte aux pommes, aux noix et au sirop d'érable

6 PERSONNES

Cette tarte, simple à faire, est un véritable délice.

O convient
A convient
B convient
AB convient

1 pâte à tarte (*p. 209*) pour un moule de 27 cm ($10\ ^{1}/_{2}$ po) de diamètre
200 g (7 oz) de noix, fraîchement décortiquées et grossièrement hachées
4 pommes à tarte, épluchées, coupées en quartiers puis en tranches fines
200 ml (1 tasse) de sirop d'érable

1. Préchauffer le four à 190 °C (375 °F).
2. Griller les noix au four pendant 8 à 10 min, en les remuant de temps en temps pour qu'elles deviennent dorées et exhalent leur parfum.
3. Disposer les pommes en tranches fines sur la pâte. Commencer par l'extérieur et travailler en allant vers l'intérieur et en superposant légèrement les pommes.
4. Faire cuire la tarte de 35 à 40 min en surveillant la couleur des pommes.
5. Pendant la cuisson, faire réduire le sirop d'érable de moitié à feu doux.
6. Retirer ce mélange du feu, ajouter les noix et remuer jusqu'à ce que l'ensemble soit tiède. Verser sur la tarte et servir à la température ambiante.

Info ingrédient : les noix

Les noix sont très bonnes pour la santé. Il s'agit d'un des rares oléagineux à contenir de l'acide linolénique, aussi appelé oméga-3. C'est bien connu, l'alimentation des Occidentaux, pauvre en oméga-3, est responsable de différents problèmes de santé. Bien que les noix soient riches en lipides, elles contiennent des graisses bénéfiques. Elles sont aussi une excellente source de minéraux et de fibres. L'huile de lin constitue également une des meilleures sources d'acide linolénique.

En raison de leur teneur en acide linolénique, les noix rancissent rapidement. Il vaut mieux les acheter dans leurs coques et les décortiquer soi-même juste avant de les consommer. Les noix conviennent à tous les groupes sanguins.

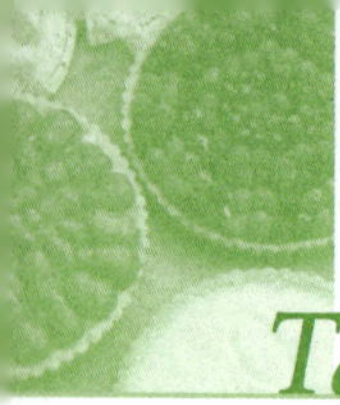

Tarte aux pommes d'automne

4 À 6 PERSONNES

O convient
A convient
B ne convient pas
AB ne convient pas

1 pâte à tarte (*p. 209*) pour un moule de 27 cm (10 1/2 po) de diamètre
800 g (27 oz) de pommes à tarte, épluchées, coupées en quartiers puis en tranches fines
2 c. à soupe de beurre clarifié (*p. 203*)
1 c. à soupe de sucre roux (cassonade)

Garniture :
100 g (3 1/2 oz) de noisettes, grossièrement concassées
1 c. à soupe de beurre clarifié
1 c. à soupe de sucre roux (cassonade)

1. Préchauffer le four à 190 °C (375 °F).
2. Disposer les pommes coupées en tranches fines en cercle sur la pâte. Commencer par l'extérieur et travailler en allant vers l'intérieur en superposant légèrement les pommes.
3. Parsemer de petits morceaux de beurre clarifié et le sucre roux sur les pommes et mettre au four pendant 25 min.
4. Disposer les noisettes concassées, le beurre clarifié et le sucre de la garniture sur les pommes. Remettre au four 10 min de plus en veillant à ce que les noisettes ne brûlent pas. Servir à la température ambiante.

Info ingrédient : les pommes

Les Anglais ont l'habitude de dire : *An apple a day keeps the doctor away* (Une pomme par jour éloigne le médecin). Pourquoi ? L'une des raisons est l'effet des pommes sur notre système cardiovasculaire. On a montré qu'en mangeant deux pommes par jour, le cholestérol LDL (le mauvais) diminuait et le cholestérol HDL (le bon) augmentait. Grâce à leur effet diurétique, les pommes peuvent contribuer à faire baisser la tension artérielle.

Lorsque vous êtes constipé, mangez au moins deux pommes crues par jour. Si vous avez de la diarrhée, mangez des pommes cuites. Une pomme bien mastiquée aide à régler les problèmes digestifs, et même la dysenterie.

La pectine des pommes est probablement leur composant le plus bénéfique. Cette pectine est un excellent agent détoxifiant qui assiste l'organisme dans l'élimination de toutes sortes de toxines. Elle facilite le mouvement de l'intestin.

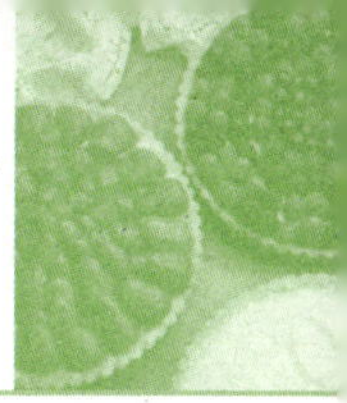

Délice au chocolat

6 PERSONNES

Ce dessert au chocolat est simple et rapide à réaliser. Vous pouvez le décorer avec du zeste d'orange râpé, de l'écorce d'orange confite ou du gingembre confit.

O convient
A convient
B convient
AB convient

300 ml ($1\frac{1}{4}$ tasse) de lait de soja ou d'amande non sucré ou de lait (selon le groupe sanguin)
1 gousse de vanille
240 g (8 oz) de chocolat à 70 p. 100 de cacao ou plus
3 œufs biologiques

1. Dans une petite casserole, faire chauffer le lait à feu doux avec la gousse de vanille jusqu'à ébullition. Retirer du feu, laisser reposer 10 min et retirer la gousse de vanille.
2. Couper le chocolat en petits morceaux et laisser fondre dans le lait chaud.
3. Incorporer les œufs entiers, un à la fois. Remuer jusqu'à ce que le mélange soit parfaitement homogène.
4. Répartir la crème dans 6 petits ramequins et mettre au réfrigérateur au moins 3 heures.

Salade de poires au gingembre

6 PERSONNES

Le goût délicat et sucré des poires est relevé grâce au piquant du gingembre.

O convient
A convient
B convient
AB convient

6 poires mûres
Zeste et jus d'un citron non traité
2 c. à soupe de sucre roux (cassonade)
$\frac{1}{2}$ c. à café ($\frac{1}{2}$ c. à thé) de gingembre moulu
3 c. à soupe d'eau

1. Éplucher les poires, les couper en quartiers, et enlever le cœur. Couper chaque quartier en trois. Arroser les poires au fur et à mesure avec un peu de jus du citron afin qu'elles ne noircissent pas.
2. Mélanger le reste du jus de citron avec le zeste râpé, le sucre, le gingembre et l'eau. Verser ce mélange sur les poires et remuer soigneusement avec les mains pour ne pas les abîmer. Servir à la température ambiante.

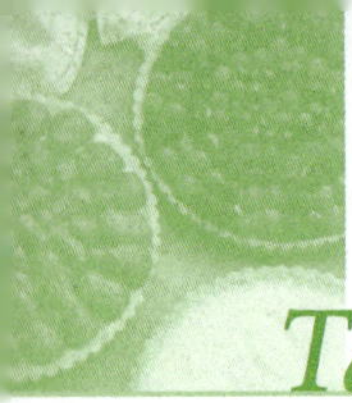

Tarte aux quetsches

4 À 6 PERSONNES

O convient
A utiliser le beurre clarifié
B convient
AB utiliser le beurre clarifié

1 pâte à tarte (*p. 209*) pour un moule de 27 cm (10 1/2 po) de diamètre
6 gousses de cardamome verte
1 kg (2 lb) de quetsches ou autres prunes
1/2 c. à café (1/2 c. à thé) de gingembre moulu
2 c. à soupe de sucre roux (cassonade)
25 g (1 oz) de beurre ou de beurre clarifié, en petits morceaux

1. Préchauffer le four à 190 °C (375 °F).
2. Abaisser la pâte et la disposer sur le moule.
3. Retirer les graines des gousses de cardamome et les faire griller légèrement dans une poêle sèche pour accentuer leur parfum et les écraser grossièrement dans un mortier.
4. Couper les quetsches en deux dans le sens de la longueur et retirer les noyaux. Disposer les moitiés de quetsches dans le moule en cercles concentriques côté peau vers le bas.
5. Saupoudrer la cardamome, le gingembre et le sucre sur les quetsches puis parsemer de morceaux de beurre ou de beurre clarifié.
6. Mettre au four 30 à 35 min en surveillant la cuisson de la pâte. Elle doit être dorée sur les bords. Les fruits deviendront rouge foncé. Servir à la température ambiante.

Info ingrédient : la cardamome

La cardamome est une épice exquise utilisée en cuisine indienne et en médecine ayurvédique, pratiquée en Inde depuis plus de 5 000 ans. Son goût est piquant, légèrement acide et chaud. Il réchauffe le corps. La gousse renferme plusieurs petites graines. Choisissez les gousses vertes, ce sont les meilleures. On peut utiliser les gousses de cardamome ou simplement les graines. Cependant, achetez toujours la cardamome en gousses, car elle perd rapidement son arôme et sa qualité lorsqu'elle est moulue. Les petites graines à l'intérieur des gousses doivent avoir une couleur brun foncé ou noire. Dès qu'elles perdent leur couleur, elles perdent aussi leur arôme et leur goût.

On peut mâcher des graines de cardamome après un repas pour rafraîchir l'haleine et blanchir les dents ; si vous avez mangé de l'ail, pensez-y. La cardamome contribue à diminuer les flatulences et améliore la digestion. Elle soulage les maux de ventre, les spasmes intestinaux et la colite ; elle est utilisée pour soigner les affections génito-urinaires comme la cystite et l'incontinence urinaire. Cette épice au goût merveilleux peut aussi vous remonter le moral quand vous êtes déprimé.

Contre les ballonnements et les gaz, faites une infusion de cardamome. Écrasez les graines de 2 ou 3 gousses dans un mortier, ajoutez à 250 ml (1 tasse) d'eau bouillante et laissez infuser 10 min. Ajoutez un peu de miel si vous le désirez. Buvez-en plusieurs fois dans la journée.

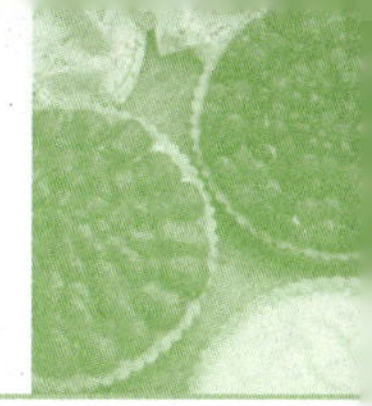

Crumble (croustade) aux mirabelles

4 PERSONNES

On peut remplacer les mirabelles par d'autres fruits tels que des pommes, des fruits rouges (fraises, framboises, groseilles, cerises, abricots, etc.). Pour les pommes, on peut omettre la poudre d'arrow-root.

O convient
A utiliser du beurre clarifié
B convient
AB utiliser du beurre clarifié

1 kg (2 lb) de mirabelles, coupées en deux
Jus d'un demi-citron
1 c. à café (1 c. à thé) de gingembre moulu
1 c. à soupe d'arrow-root (fécule de maranta)
Un peu de sucre roux (cassonade) si les fruits sont acides
100 g (3 $^{1}/_{2}$ oz) de farine d'épeautre
50 g (2 oz) de flocons d'avoine (facultatif)
100 g (3 $^{1}/_{2}$ oz) d'amandes en poudre
50 g (2 oz) de sucre roux (cassonade)
125 g (4 oz) de beurre ou de beurre clarifié, en dés
Zeste d'un citron non traité

1. Préchauffer le four à 190 °C (375 °F).
2. Beurrer un plat allant au four et y mettre les mirabelles.
3. Mélanger le jus de citron, le gingembre et l'arrow-root et verser ce mélange sur les fruits.
4. Mettre la farine d'épeautre, les flocons d'avoine, la poudre d'amandes, le sucre roux, le beurre et le zeste de citron dans un saladier et mélanger avec le bout des doigts. Ce mélange doit rester léger et grumeleux.
5. Verser ce mélange sur les mirabelles et enfourner pendant 35 min. Le crumble doit être doré.

Salade de pêches épicées au vin rouge

4 PERSONNES

O convient
A convient
B convient
AB convient

6 pêches jaunes ou blanches
$^{1}/_{2}$ c. à café ($^{1}/_{2}$ c. à thé) de gingembre moulu
2 c. à soupe de sucre roux (cassonade)
Zeste d'un citron non traité, râpé
250 ml (1 tasse) de vin rouge léger

1. Mélanger le gingembre, le sucre et le zeste de citron avec le vin rouge.
2. Enlever la peau des pêches. Si elles sont mûres, la peau partira facilement sinon les mettre dans l'eau bouillante pendant 30 sec. Les couper en tranches et enlever le noyau.
3. Verser le vin rouge sur les pêches et servir.

Poires au jus d'agrumes et au Grand Marnier

6 PERSONNES

O utiliser le jus de pamplemousse
A utiliser le jus de pamplemousse
B utiliser le jus d'orange ou de pamplemousse
AB utiliser le jus de pamplemousse

6 poires fermes, épluchées en conservant les queues
1 zeste d'orange non traitée, en fines lamelles
500 ml (2 tasses) de jus d'orange ou de pamplemousse, fraîchement pressé
Jus d'un citron vert
1 c. à soupe de miel
3 c. à soupe de Grand Marnier ou de Cointreau

1. Faire cuire les zestes d'orange 3 min dans l'eau bouillante, égoutter et mettre de côté.
2. Disposer les poires debout dans une casserole. Verser le jus d'oranges et de citron vert sur les poires; ajouter les zestes d'orange et faire cuire à feu doux environ 15 min. Arrêter la cuisson dès que la pointe d'un couteau traverse facilement les poires.
3. Retirer les poires en laissant le jus dans la casserole et les placer dans le plat de service.
4. Ajouter le miel au jus et faire réduire doucement pendant 15 min pour obtenir un sirop. Dans une petite casserole, faire chauffer le Grand Marnier ou le Cointreau et flamber (ceci élimine l'alcool). L'ajouter au jus et verser le tout sur les poires. Servir à la température ambiante.

Info ingrédient: les oranges et les pamplemousses

On a montré que l'orange et le pamplemousse, originaires de l'Asie du Sud, contribuent à diminuer le taux de cholestérol. Pour ce faire, vous devez manger la pulpe, les membranes et si possible la peau blanche. La pectine semble être le composant actif qui travaille en synergie avec les autres composants de ces fruits. Si vous faites votre propre jus d'orange ou de pamplemousse, n'oubliez pas de consommer les parties que normalement vous jetteriez. Il semble que les pamplemousses soient plus efficaces que les oranges pour réduire le taux de cholestérol sanguin.

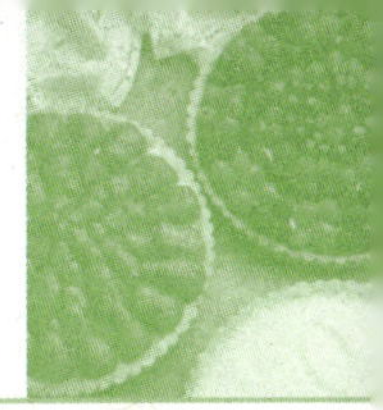

Sorbet instantané aux mangues

4 PERSONNES

Ce sorbet se prépare dans l'ordre inverse de la méthode traditionnelle. Au lieu de congeler le mélange fruits/sucre, vous utilisez des fruits congelés. Le grand avantage de cette méthode est que vous confectionnez votre sorbet en quelques minutes. Si vous ne pouvez pas trouver de mangues congelées, achetez des mangues fraîches, coupez-les en deux, enlevez les noyaux et congelez-les.

O ne pas mettre la crème
A ne convient pas
B convient
AB ne convient pas

450 g (1 lb) de mangues congelées, en tranches
$^{1}/_{2}$ banane
Jus d'un demi-citron
2 c. à soupe de sucre roux (cassonade) (facultatif)
1 c. à soupe de crème épaisse (facultatif)

1. Sortir les mangues du congélateur environ 10 min avant de confectionner le sorbet.
2. Dans le bol mélangeur du robot, mettre les mangues, la banane, le jus de citron, le sucre et éventuellement la crème, et mixer juste assez pour obtenir une consistance crémeuse qui se tienne.
3. Mettre dans des bols individuels et servir tout de suite, car le sorbet n'attend pas.

Sorbet instantané aux framboises

4 PERSONNES

Dans les sorbets traditionnels, c'est le mélange fruits/sucre qui est congelé ; dans cette recette, on utilise des fruits congelés comme dans la recette précédente. Si vous préférez ne pas utiliser des fruits déjà congelés, achetez des fruits frais et congelez-les pendant quelques heures.

O convient
A convient
B convient
AB convient

500 g (1 lb) de framboises congelées
4 c. à soupe de sucre brun
5 c. à soupe de jus de citron

1. Sortir les framboises du congélateur 10 min avant la préparation si elles sont en morceaux, et 15 min avant, si elles sont entières.
2. Dans le bol mélangeur du robot, mixer tous les ingrédients rapidement. Racler les bords du bol et mixer de nouveau pour obtenir la consistance voulue. Si les framboises sont très acides, mettre moins de jus de citron et un peu plus de sucre.
3. Servir immédiatement.

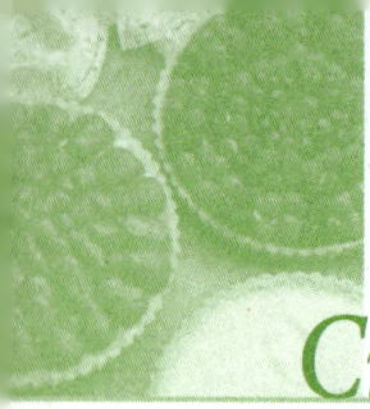

Crêpes levées au sarrasin ou à l'épeautre

30 PETITES CRÊPES

Ces crêpes légèrement levées peuvent être servies comme un dessert nourrissant ou pour le petit-déjeuner du dimanche. Elles sont excellentes aussi servies en guise de repas léger avec du fromage de chèvre et une salade verte.

O utiliser du lait de soja
A convient
B utiliser de la farine d'épeautre
AB utiliser de la farine d'épeautre

500 ml (2 tasses) de lait de soja ou de d'amandes
2 c. à soupe de levain biologique séché
1 c. à soupe de sucre roux (cassonade)
280 g (1 1/2 tasse) de farine de sarrasin ou d'épeautre
1/2 c. à café (1/2 c. à thé) de sel
4 œufs biologiques
Beurre clarifié (*p. 203*)
Sirop d'érable, miel, jus de citron, etc.

1. Faire chauffer le lait dans une petite casserole jusqu'à ce qu'il atteigne la température du corps.
2. Mélanger avec un fouet 125 ml (1/2 tasse) de lait, le levain séché et le sucre. Laisser reposer 10 min.
3. Ajouter le reste du lait, la farine, le sel et les œufs, un par un. La consistance devrait ressembler à de la crème liquide. S'il est trop épais, ajouter encore du lait ou un peu d'eau.
4. Pour permettre à la pâte de lever, couvrir le mélange avec un linge et laisser reposer quelques heures au chaud ou toute une nuit au réfrigérateur. Elle devrait doubler de volume
5. Faire chauffer une grande poêle à crêpes. Pour savoir si elle est suffisamment chaude, laisser tomber quelques gouttes d'eau ; si elles rebondissent, la plaque est prête. Graisser la poêle avec le beurre clarifié.
6. Avec une petite louche, verser le mélange dans la poêle et faire plusieurs crêpes levées de 7 cm (2 3/4 po) environ de diamètre. Laisser cuire 2 ou 3 min, jusqu'à apparition de petites bulles à la surface des crêpes. Les retourner et continuer la cuisson 1 ou 2 min. Vous pouvez les garder au chaud au four, mais elles sont meilleures si on les mange dès qu'elles sont cuites.
7. Servir avec du sirop d'érable, du miel, une purée de fruits frais, de la compote de pommes ou des fruits frais, selon votre groupe sanguin.

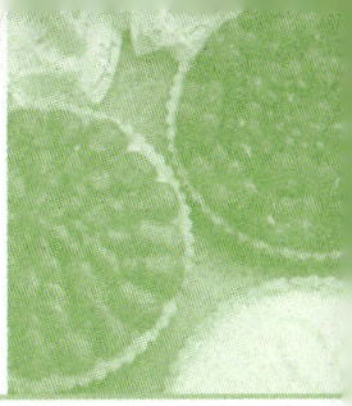

Surprise aux fruits rouges

4 PERSONNES

En été, lorsque les marchés regorgent de fruits rouges, ce dessert légèrement parfumé au gingembre est une agréable alternative au classique dessert de baies rouges à la crème.

O convient
A convient
B convient
AB convient

150 g (5 oz) de framboises
150 g (5 oz) de groseilles rouges
1/2 citron vert (jus)
3 c. à soupe de sucre roux (cassonade)
1 c. à café (1 c. à thé) de gingembre moulu
1 c. à soupe d'agar-agar
1 c. à soupe d'arrow-root (fécule de maranta)
450 g (1 lb) de fraises

1. Mettre tous les ingrédients sauf les framboises dans une casserole. Amener à ébullition puis laisser mijoter pendant 5 min.
2. Ajouter les framboises.
3. Verser le mélange dans des bols individuels (ou ramequins), laisser refroidir et mettre au réfrigérateur.
4. Trente minutes avant de servir, sortir les bols ou ramequins du réfrigérateur.

Info ingrédient : l'agar-agar et l'arrow-root (maranta)

L'agar-agar est produit à partir d'une algue rouge. Il provient des côtes du Pacifique le long de la Chine, du Japon et de l'Afrique du Sud. Il est utilisé comme agent épaississant dans l'alimentation et il prend plus rapidement que la gélatine. Il a aussi comme propriété de stimuler le transit intestinal.

L'arrow-root ou fécule de maranta est une poudre blanche de texture très fine. Elle est généralement employée pour épaissir des sauces. Elle provient d'un rhizome originaire des régions situées au nord de l'Amérique du Sud et des Antilles. Traditionnellement, elle était utilisée par les Arawak de l'Amérique du Sud comme antidote au poison des flèches. Elle peut être utilisée pour soulager l'acidité de l'estomac et favoriser la digestion.

Ces deux ingrédients se trouvent dans les magasins d'aliments naturels.

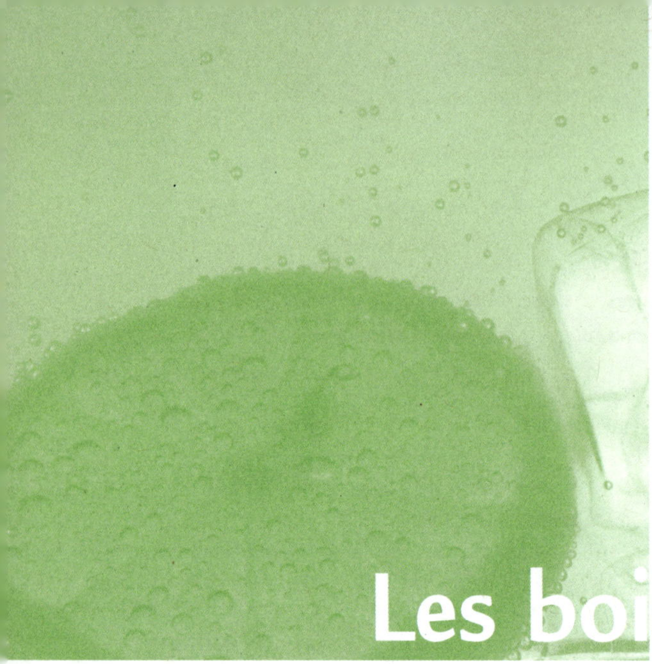

Les boissons

Dans cette section, nous avons inclus des recettes de boissons chaudes: chicorée avec cardamome, thé vert au gingembre et boisson au miso. La chicorée est un excellent substitut au café, alors que le thé vert remplace avantageusement le thé noir. Le café et le thé noir, bus en quantité excessive, peuvent avoir des effets néfastes sur la santé. Tous deux contiennent de la caféine, qui stimule les glandes surrénales, et augmentent le niveau de sucre dans le sang, produisant ainsi un effet de « remontant ». Le système nerveux est lui aussi stimulé par la caféine. Lorsque la consommation de café devient une habitude et que l'on s'y adonne plusieurs fois par jour, des symptômes de toxicité peuvent apparaître: insomnie, anxiété, nervosité, syndrome prémenstruel, tachycardie, brûlures d'estomac, augmentation de la tension artérielle, etc. Si vous êtes sérieusement « accro » au café, vous aurez peut-être besoin de l'aide d'un nutritionniste ou d'un naturopathe pour vous aider à rompre avec cette habitude.

La chicorée et le thé vert ont tous deux des qualités nutritionnelles exceptionnelles. La chicorée, qui remplace avantageusement le café, contribue aussi au processus de détoxication. Elle contient une fibre soluble appelée inuline, bénéfique pour le transit et la flore intestinale. Elle est riche en minéraux et est bénéfique pour le foie. Le thé vert contient trois fois moins de caféine que le thé noir et ses bienfaits en général l'emportent sur le contenu en caféine (*p. 178-179*). Par ailleurs, il semble que le thé vert contienne une substance qui annule l'effet de la caféine.

Nous avons également inclus quatre recettes de jus de légumes qui conviennent aux quatre groupes sanguins.

Chicorée avec cardamome

2 PERSONNES

*La cardamome apporte à cette boisson un goût aromatique fort agréable. On peut trouver de la racine grillée de chicorée (*cichorium intybus*) dans les magasins où l'on vend des aliments diététiques. Vous pouvez aussi faire cette boisson avec de la chicorée soluble. Ajoutez la cardamome et laissez infuser 10 min avant de boire.*

O convient
A convient
B convient
AB convient

6 gousses de cardamome
1 c. à soupe de racine de chicorée grillée
500 ml (2 tasses) d'eau filtrée

1. Pincer légèrement chaque gousse de cardamome pour l'ouvrir un peu, ce qui permettra à l'arôme de mieux se répandre. Vérifier aussi la couleur des graines. Celles-ci doivent être brun foncé. Les graines claires ont perdu leur arôme.
2. Mettre tous les ingrédients dans une casserole et amener à ébullition. Éteindre le feu et laisser reposer pendant 10 min. Servir tel quel ou avec du lait (B et AB) ou du lait de soja (O, A, AB).

Info ingrédient : la cardamome

Lisez l'information sur la cardamome dans la recette Tarte aux quetsches (*p. 170*).

Boisson au miso

1 PERSONNE

Voici une boisson chaude, saine et riche en protéines qui aide l'organisme à se nettoyer. Elle peut accompagner un repas à la manière d'un bouillon ou être bue comme un en-cas nourrissant. C'est la manière la plus simple d'utiliser le miso.

O convient
A convient
B ne convient pas
AB convient

1 c. à soupe de miso
250 ml (1 tasse) d'eau chaude (juste avant ébullition)

Mettre le miso dans un bol ou une tasse. Ajouter un peu d'eau pour le diluer, puis ajouter le reste de l'eau. Boire chaud.

Info ingrédient : le miso

Lisez les informations concernant le miso dans la recette Soupe au miso (*p. 75*).

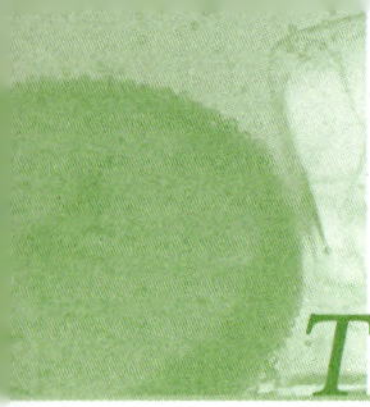

Thé vert au gingembre

1 PERSONNE

Cette boisson rassemble deux merveilles orientales bonnes pour la santé, le gingembre et le thé vert.

O convient
A convient
B convient
AB convient

4 tranches de gingembre frais, non pelé
1/2 c. à café (1/2 c. à thé) de thé vert
250 ml (1 tasse) d'eau bouillante filtrée

Verser l'eau bouillante sur les tranches de gingembre et laisser reposer pendant 10 min. Ajouter le thé vert et laisser 2 min de plus. Passer le thé et servir.

Info ingrédient : le gingembre

Le gingembre est utilisé sous plusieurs formes : frais, séché, confit, en sirop et moulu. Quand vous achetez une racine fraîche de gingembre, choisissez un rhizome bien dodu ayant une peau claire. En Inde, on appelle le gingembre « le grand médicament ».

Traditionnellement, on utilise le gingembre pour favoriser la digestion, stimuler l'appétit, calmer les gaz, la nausée, les vomissements et les spasmes ; en outre, il éveille la libido. On l'emploie aussi pour soigner le rhume, comme analgésique dans le cas de maux de têtes, de rhumatismes et de rages de dents.

Des études scientifiques sur les humains ont révélé son pouvoir anti-inflammatoire sur les douleurs arthritiques (groupe O, prenez-en note) et les maux de tête. Elles ont aussi démontré que son efficacité contre la nausée et le mal des transports était supérieure à celle d'un médicament très couramment utilisé. Des études sur les animaux confirment ses capacités à diminuer le cholestérol (groupes A et AB, prenez-en note), à prévenir la formation d'ulcères (fréquents chez le groupe O), à soulager la douleur et les coliques et à prévenir la coagulation du sang (point faible chez les groupes A et AB).

Le gingembre réduit l'excès de sécrétion gastrique dans l'estomac, ce qui peut être bénéfique pour les personnes du groupe O qui ont tendance à avoir un excès d'acidité. Le gingembre exerce aussi une action antibactérienne, ce qui peut profiter aux personnes du groupe B qui sont sujettes aux infections bactériennes.

Comme vous pouvez le constater, le gingembre a quelque chose à offrir à chaque groupe sanguin. Incorporez-le dans votre alimentation.

Info ingrédient : le thé vert

Bien qu'il y ait des centaines de variétés de thé, elles proviennent toutes de la même plante. La différence de couleur est due à la méthode de préparation : les thés bleu-vert, les thés rouges et noirs sont fermentés pendant des périodes plus ou moins longues, tandis que le thé vert n'est pas fermenté du tout. Les différences entre les thés verts sont dues à leur lieu d'origine.

Ce qui nous importe ici, ce sont les bienfaits du thé vert sur notre santé ; des études scientifiques ont prouvé qu'il protégeait d'une part le système cardiovasculaire et, d'autre part, qu'il était un puissant agent contre le cancer. Il contient des polyphénols qui ont un effet antioxydant supérieur à celui des vitamines C et E. Le thé fermenté, celui que nous appelons en Occident le thé noir, est oxydé, ce qui détruit la plus grande partie de l'action bénéfique des polyphénols que contient le thé. En plus, le thé vert pourrait augmenter le nombre d'enzymes antioxydantes qui sont déjà présentes dans le corps. Le thé vert semble principalement protéger contre les cancers du système digestif, du poumon et du sein. Le thé vert aurait aussi des effets sur le système cardiovasculaire en diminuant les niveaux de cholestérol et la tension artérielle.

Pour profiter des effets protecteurs du thé vert, il faudrait en boire au moins 750 ml (3 tasses) par jour. En faisant un petit tour dans les magasins de thé spécialisés, très vite vous vous apercevrez de la grande variété de qualités et de prix du thé. Un des maîtres chinois de thé les plus respectés, Yu Hui Tseng, recommande d'infuser le thé pendant 2 min dans une eau qui a refroidi jusqu'à 70 °C. Une autre façon de vous y prendre, si vous n'avez pas la patience d'attendre, serait de verser un peu d'eau froide sur les feuilles avant de verser de l'eau bouillante. Cela permet aux feuilles de se protéger de l'eau bouillante, car le thé vert est fragile. Achetez, si possible, la meilleure qualité de thé vert, qui contient les boutons et les feuilles du sommet de la plante, parties qui ont la plus grande concentration en polyphénols.

Le thé vert est excellent pour tous les groupes sanguins, mais il est particulièrement recommandé aux personnes des groupes A et AB, qui courent de plus grands risques de cancers et de maladies cardiovasculaires.

Le thé vert a aussi la réputation d'aider à lutter contre les micro-organismes, devenant une excellente boisson pour les personnes du groupe B. Il renforce certaines cellules de notre système immunitaire, les rendant plus combatives envers les bactéries et les virus. Comme l'affirme Lester A. Mitscher dans *The Green Tea Book*, « il empêche le développement et la reproduction de nombreuses espèces de bactéries et les tue sur le coup ».

Super jus de légumes et de fruits

La préparation de jus frais est un excellent moyen d'offrir à votre organisme un surplus de vitalité. Les jus sont une riche source de vitamines, de minéraux, de phytonutriments et d'enzymes. L'apport des enzymes, qui ne se retrouvent que dans les aliments n'ayant pas été chauffés, est particulièrement précieux. Considérées comme les étincelles de la vie, les éléments « magiques » de nos cellules, les enzymes déclenchent des réactions chimiques dans notre organisme. La vie ne serait pas possible sans elles ; leur abondance dans notre alimentation nous promet donc une meilleure qualité de vie.

Comparés aux compléments alimentaires, les jus apportent une abondance de nutriments, dont certains n'ont pas encore été identifiés. En brisant les fibres, les nutriments deviennent plus facilement utilisables par l'organisme. Au cours du siècle dernier, on a utilisé les jus frais pour soigner de nombreuses affections. Le Dr Max Gerson, par exemple, est bien connu pour ses cures de jus conçues pour lutter contre le cancer.

Combien faut-il boire de jus ? Cela dépend du but que vous souhaitez atteindre. Boire entre un et trois verres par jour équivaut à compléter son alimentation avec des nutriments supplémentaires. Si vous utilisez les jus comme traitement, il vous faudra probablement boire de 2 à 4 litres (8 à 16 tasses) par jour. Si vous faites un jeûne à base de jus, faites-vous suivre par un thérapeute.

Presque tous les légumes et les fruits peuvent être mis en jus à l'exception de la banane et de l'avocat. Il faut éplucher certains fruits tels que les kiwis, les papayes, les oranges et les pamplemousses. Enlevez la peau orange et jaune de ces derniers, mais laissez la peau blanche, qui est riche en bioflavonoïdes, un ingrédient qui contribue à renforcer les capillaires. Vous pouvez laisser les pépins.

Il faut vous débarrasser aussi de certaines feuilles, telles que les fanes de carottes. Les feuilles foncées du céleri en branches peuvent être amères ; vous préférerez peut-être les enlever, mais du point de vue de la santé elles sont très riches en nutriments. Pour bénéficier de toute la fraîcheur et de la richesse du jus de légumes et de fruits frais, buvez le jus aussitôt qu'il est prêt.

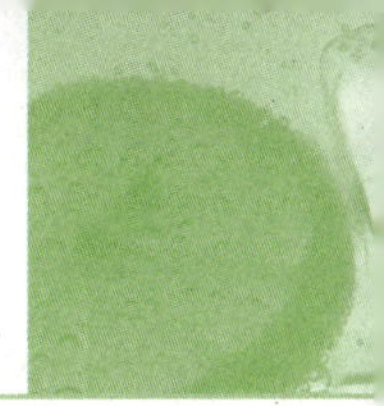

Super jus de légumes pour le groupe O

1 GRAND VERRE

Ce jus est bon pour tous les groupes sanguins, mais il est particulièrement bénéfique aux personnes du groupe O. Il s'agit d'une excellente base à laquelle on peut ajouter d'autres légumes et herbes aromatiques.

3 carottes, non épluchées
1 betterave moyenne, non épluchée
5 fleurettes de brocoli
$^{1}/_{2}$ citron non traité, non pelé
1 cube de gingembre frais de 1 cm ($^{1}/_{2}$ po), non pelé

1. Utiliser si possible des légumes biologiques. Laver et brosser les légumes. Les couper en morceaux convenant à votre extracteur à jus.
2. Extraire le jus et le boire immédiatement.

Super jus de légumes pour le groupe A

1 GRAND VERRE

Ce jus est bon pour tous les groupes sanguins, mais plus particulièrement pour les personnes du groupe A. C'est une excellente base à laquelle on peut ajouter d'autres légumes et herbes aromatiques.

3 carottes, non épluchées
1 betterave moyenne, non épluchée
1 branche de céleri
1/2 bulbe de fenouil
1/2 citron non traité, non pelé
1 cube de gingembre frais de 1 cm (1/2 po), non pelé

1. Utiliser si possible des légumes biologiques. Laver et brosser les légumes. Les couper en morceaux convenant à votre extracteur à jus.
2. Extraire le jus et le boire immédiatement.

Info ingrédient : le céleri

Le céleri a d'abord été utilisé comme remède médicinal avant d'être cultivé comme aliment. Il s'agit d'une excellente source de potassium, de sodium et de chlorure. Présents en bonne proportion dans l'organisme, ces éléments favorisent une bonne contraction musculaire et facilitent les transmissions nerveuses. Ces éléments assurent aussi l'équilibre de l'eau dans le corps.

Le céleri est traditionnellement utilisé comme diurétique pour équilibrer la distribution de l'eau dans le corps, comme aide à l'amaigrissement, comme tonique nerveux et remède contre le manque d'appétit, une digestion lente, l'arthrite, l'impuissance et différentes maladies de la peau. Le naturopathe indien H. K. Bakhru affirme : « Le céleri est connu pour ses propriétés antispasmodiques et ses effets positifs sur l'asthme et la bronchite. » Il ajoute que le céleri est utile dans les cas de calculs de la vésicule biliaire ou des reins et dans la prévention de ces affections.

Des recherches scientifiques ont démontré que le céleri diminuait de manière significative la tension artérielle. Un chercheur de l'Université de Chicago a constaté que le céleri contenait une substance responsable de cet effet. Sa découverte s'inspirait d'une expérience vécue par le père d'un des chercheurs, à qui on avait conseillé de manger deux branches de céleri par jour pendant une semaine. Durant cette courte période, sa tension artérielle est passée de 16/10 (élevé) à 12/8 (normal).

Le céleri contient aussi de nombreux composants anticancéreux. Il semblerait que les effets bénéfiques du céleri soient inclus dans les phytonutriments et les huiles essentielles plutôt que dans les nutriments.

Super jus de légumes pour le groupe B

1 GRAND VERRE

Ce jus est bon pour tous les groupes sanguins, plus particulièrement pour les personnes du groupe B. C'est une excellente base à laquelle on peut ajouter d'autres légumes et herbes aromatiques. Ce jus peut faire partie de votre déjeuner ou être pris en guise d'en-cas pour remplacer un fruit.

3 carottes, non épluchées
1 betterave moyenne, non épluchée
1 morceau de chou-fleur (A, B, AB) de la grosseur d'un citron ou 5 fleurettes de brocoli (O, A, B, AB)
1/2 citron non traité, non pelé
1 cube de gingembre frais de 1 cm (1/2 po), non pelé

1. Utiliser si possible des légumes biologiques. Laver et brosser les légumes. Les couper en morceaux convenant à votre extracteur à jus.
2. Extraire le jus et le boire immédiatement.

Super jus de légumes pour le groupe AB

1 GRAND VERRE

Ce jus est bon pour tous les groupes sanguins, plus particulièrement pour les personnes du groupe AB. C'est une bonne base à laquelle on peut ajouter d'autres légumes et herbes aromatiques.

3 carottes, non épluchées
1 betterave moyenne, non épluchée
1 branche de céleri
1 morceau de chou-fleur (A, B, AB) de la grosseur d'un citron ou 5 fleurettes de brocoli (O, A, B, AB)
1/2 citron non traité, non pelé
1 cube de gingembre frais de 1 cm (1/2 po), non pelé

1. Utiliser si possible des légumes biologiques. Laver et brosser les légumes. Les couper en morceaux d'une taille convenant à votre extracteur à jus.
2. Extraire le jus et le boire immédiatement.

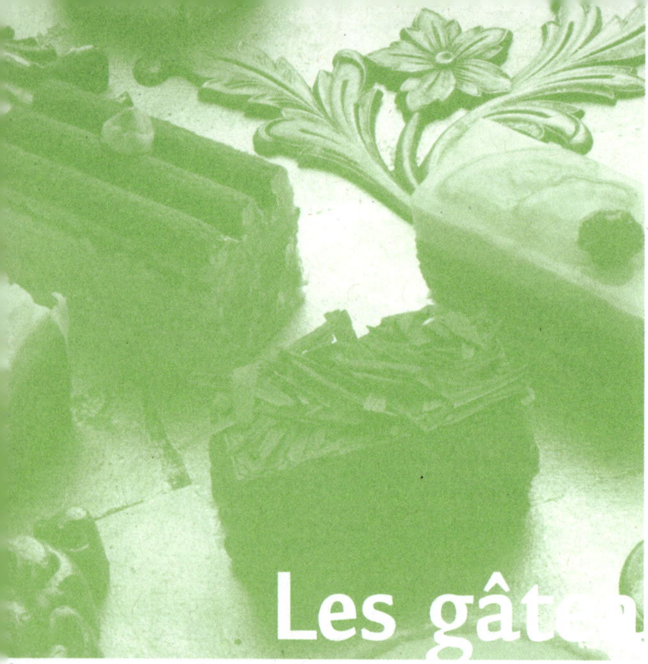

Les gâteaux festifs

Les gâteaux sont associés aux festivités telles que les mariages, les anniversaires, les événements familiaux et autres rassemblements. Le moment où l'on découpe un gâteau fait maison pour le partager est un moment fort pour tous ceux qui sont assis autour de la table.

Peut-on se passer de gâteaux ? Nous ne le croyons pas. Nous pouvons cependant tirer le meilleur parti de cette coutume en la réservant à des occasions très spéciales. (Lisez le texte sur le sucre aux pages 165 et 166 pour connaître les raisons de cette réserve.) Si vous faites vos propres gâteaux, vous en mangerez moins souvent. Il est tellement plus facile d'acheter un gâteau et il faut tellement plus de temps pour le faire !

Dans cette section, vous trouverez trois recettes de gâteaux. Le Gâteau aux trois gingembres utilise du gingembre moulu, du gingembre frais et du gingembre confit. Le Gâteau Williamsburg de Virginie a un parfum merveilleux d'oranges et de noix. Le Gâteau d'anniversaire est très élaboré et comprend trois fonds de gâteaux style génoise et deux garnitures différentes, le tout enrobé d'un glaçage au citron. Il nous est arrivé de multiplier cette recette par six pour en faire un gâteau de mariage pour 120 personnes. Nous vous donnons nos astuces pour réaliser cette aventure. Souvent, les gâteaux de mariage ne sont pas la meilleure partie du repas, mais celui que nous vous proposons devrait demeurer longtemps dans la mémoire des invités.

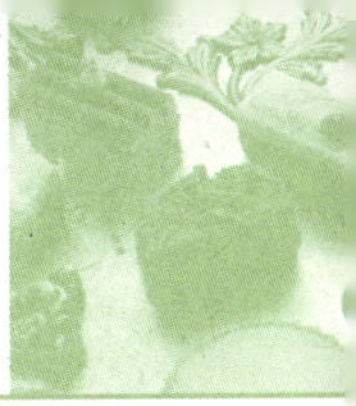

Gâteau d'anniversaire

20 PARTS

Ce gâteau délicieux et très spécial, fait à partir de recettes provenant de différents pays, a évolué au cours des années. Il est formé de trois fonds de gâteau composés de chapelure et de poudre d'amandes, entre lesquels on met une purée de quetsches et une crème au beurre au café, et que l'on recouvre d'un glaçage au citron. Le contraste entre le goût de quetsches, de café et de citron donne à ce gâteau son caractère particulier. Il gagne à être fait deux ou trois jours à l'avance, car il devient moelleux et ses saveurs s'entremêlent subtilement. La chapelure peut se faire avec du pain d'épautre.

O ne convient pas
A ne convient pas
B convient
AB ne convient pas

Seules les personnes du groupe B peuvent en principe manger ce gâteau. Pour les autres c'est l'occasion de faire une joyeuse exception !

2 kg (4 1/2 lb) de quetsches dénoyautées (fraîches ou congelées)

Fonds de gâteau :

100 g (1 tasse) de chapelure maison faite à partir d'une baguette séchée au four (ne pas utiliser de chapelure toute faite) et mixée finement dans le robot de cuisine
7 œufs à la température ambiante (jaunes et blancs séparés)
240 g (1 1/4 tasse) de sucre
Zeste râpé et jus d'un citron non traité
1 c. à café (1 c. à thé) de cannelle moulue
100 g (1 tasse) de poudre d'amande
1 c. à café (1 c. à thé) de vanille liquide
1 pincée de sel

Crème au beurre au café :

4 c. à soupe de café soluble, de qualité supérieure
4 c. à soupe de vodka
150 g (3/4 tasse) de sucre semoule très fin
350 g (3/4 lb) de beurre doux à la température ambiante
4 à 5 c. à soupe de kirsch (ou eau-de-vie de poires, de cerises, de prunes, de framboises, etc.)

Glaçage préliminaire :

150 g (1 tasse) de sucre glace
Jus d'un citron

Glaçage :

Jus d'un citron
240 g (2 1/2 tasses) de sucre glace

20 cerneaux de noix pour décorer

1. La veille, préparer la purée de quetsches. Dans une casserole en fonte, amener les quetsches à ébullition, réduire le feu au minimum et laisser cuire jusqu'à l'obtention d'une pâte épaisse. Mixer ce mélange avec le robot de cuisine et laisser refroidir. La pâte doit être suffisamment épaisse pour être étalée avec une spatule sur un fond de gâteau sans qu'il y ait de coulures sur les bords du gâteau. Une fois refroidie, vérifier la consistance de la purée ; si elle semble trop liquide, la remettre à cuire. Elle doit avoir la consistance d'une purée de pommes de terre épaisse. Réserver.
2. Couper la baguette en fines tranches. Mettre dans un four tiède jusqu'à ce que le pain soit sec mais pas doré. Laisser refroidir puis réduire le pain en chapelure dans votre mixeur.
3. Doubler 3 moules de 23 x 33 cm (9 x 13 po) avec du papier cuisson. Préchauffer le four à 200 °C (400 °F).
4. Maintenant, préparer le gâteau. Fouetter les jaunes d'œufs avec le sucre jusqu'à l'obtention d'une masse mousseuse et claire. Ajouter le zeste et le jus du citron, la cannelle, la poudre d'amandes, la chapelure et la vanille. Bien mélanger.
5. Monter les blancs d'œufs en neige ferme avec une pincée de sel et les incorporer progressivement aux autres ingrédients sans casser les blancs. Diviser la pâte en trois et verser le mélange dans les trois moules tapissés de papier de cuisson. Étaler la pâte en penchant le moule pour qu'elle couvre bien le fond et qu'elle prenne place dans les coins. Cette opération est la partie la plus délicate. Utiliser une spatule au besoin, mais en ayant la main légère. Mettre au four pendant 15 à 20 min en veillant que la pâte ne fonce pas. Laisser refroidir.
6. Pendant que les fonds de gâteau refroidissent, préparer la crème au beurre. Faire dissoudre le café dans la vodka. Si la vodka sort directement du congélateur, réchauffer la bouteille en la posant dans un bol d'eau chaude. Ajouter le sucre au mélange café-vodka. Incorporer le tout au beurre. Fouetter.
7. Assembler le gâteau. Poser le premier fond de gâteau sur un plat ou une belle planche. Étaler la purée de quetsches avec un couteau plat en veillant à aller jusqu'aux bords et dans les coins du gâteau.
8. Poser le deuxième fond de gâteau sur la purée de quetsches en appuyant légèrement pour le placer. Imbiber ce fond avec 4 à 5 c. à soupe de kirsch ou d'une eau-de-vie de votre choix. Étaler régulièrement la crème au café. Poser dessus le troisième fond de gâteau en veillant à mettre le côté qui était attaché au papier de cuisson sur la crème au beurre. Appuyer légèrement.
9. Étendre le glaçage préliminaire. Cette étape permet de réaliser un glaçage définitif plus soigné. Mélanger le sucre glace (150 g/5 oz) et le jus de citron. Étendre une fine couche de glaçage sur le dessus du gâteau et le laisser sécher.
10. Pour le glaçage définitif, mélanger 240 g (5 oz) de sucre glace et le jus d'un citron. Étaler sur le dessus du gâteau ; la surface doit être lisse.
11. Décorer le gâteau avec les 20 cerneaux de noix. Nous les avons placées en rang pour que, une fois le gâteau coupé, chaque part soit décorée d'une demi-noix. Couvrir le gâteau et mettre au réfrigérateur pendant deux ou trois jours. L'alcool s'évaporera et il n'en restera que la saveur.

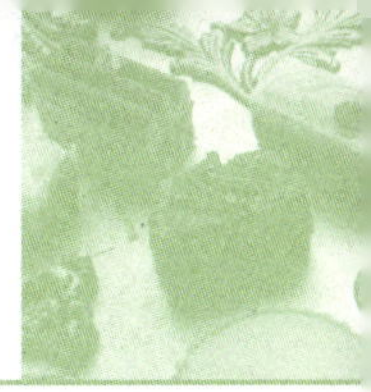

Gâteau aux trois gingembres

8 À 10 PERSONNES

Ce gâteau, dans lequel l'huile d'olive remplace le beurre, nous a été inspiré par une recette découverte il y a bien des années dans une revue américaine de cuisine gastronomique. Les ingrédients ont été quelque peu modifiés, mais l'esprit demeure. Pas plus tard que l'été dernier, nous avons découvert que les Grecs utilisaient l'huile d'olive dans la plupart de leurs recettes de pains et de gâteaux. Cela peut sembler curieux, de prime abord, mais le résultat est délicieux et excellent pour la santé.

O convient

A convient
B ne pas mettre la cannelle

AB convient

200 g (1 tasse) de sucre roux (cassonade)
250 ml (1 tasse) d'huile d'olive douce
250 ml (1 tasse) de mélasse ou de sirop de dattes
125 ml ($^1/_2$ tasse) d'eau
2 œufs, légèrement battus
1 c. à soupe de gingembre frais, râpé

420 g (3 tasses) de farine d'épeautre blanche (réserver 1 c. à soupe)
1 c. à soupe de cannelle moulue
2 c. à café (2 c. à thé) de bicarbonate de soude
1 c. à café (1 c. à thé) de clou de girofle moulu
1 c. à soupe de gingembre moulu
1 pincée de sel de mer
150 g (1 tasse) de gingembre confit, haché

1. Préchauffer le four à 180 °C (350 °F).
2. Huiler et fariner un moule à gâteau de 25 cm (10 po) de diamètre.
3. Mélanger dans un bol mélangeur le sucre roux, l'huile d'olive, la mélasse, l'eau, les œufs et le gingembre frais.
4. Tamiser la farine, la cannelle, le bicarbonate de soude, le clou de girofle et le gingembre moulus, et le sel dans un autre bol mélangeur.
5. Incorporer les ingrédients secs au premier mélange.
6. Mélanger le gingembre confit avec la farine d'épeautre réservée (1 c. à soupe), puis l'ajouter à la pâte à gâteau.
7. Verser ce mélange dans le moule préparé et faire cuire de 60 à 70 min. S'assurer que le gâteau ne se colore pas trop vite. Si nécessaire, recouvrir d'une feuille de papier d'aluminium. Tester avec la pointe d'un couteau qui doit rester propre. Sortir le gâteau du four, le retourner sur une grille et laisser refroidir avant de démouler.

Info ingrédient : le gingembre

Depuis des siècles, autant en Inde qu'en Chine, on emploie le gingembre à la fois comme aliment et comme remède. Dans la cuisine, il entre dans la composition d'une multitude de plats. Il peut agrémenter le poisson, la viande, la volaille, les légumes, les légumineuses et les fruits. On peut le boire en tisane et le manger en dessert (gingembre confit).

Ses utilisations médicinales sont elles aussi multiples. Il est très efficace pour traiter les problèmes digestifs : flatulences, spasmes, vomissements, nausée, mal des transports, nausée matinale des femmes enceintes, maux de ventre, diarrhée et constipation. En médecine ayurvédique, on dit que le gingembre fortifie la digestion.

Les états inflammatoires accompagnés de douleurs, comme la polyarthrite rhumatoïde et la migraine peuvent être soulagés grâce à l'ingestion régulière de gingembre. Dans ce cas, le gingembre moulu pris sous forme de capsules est généralement indiqué. Le gingembre améliore également le système circulatoire. Il contient des substances actives qui inhibent la coagulation du sang et favorisent la circulation sanguine, particulièrement celle des pieds et des mains.

Dès les premiers symptômes de rhume, buvez une tisane de gingembre : ajoutez 4 ou 5 tranches de gingembre frais (non pelé) à 250 ml (1 tasse) d'eau bouillante et laissez infuser 10 min. Buvez plusieurs tasses de cette infusion par jour.

Pour les utilisations médicinales, il est recommandé d'utiliser le gingembre frais ou séché et moulu. On peut aussi en extraire le jus et l'ajouter à des jus de légumes et de fruits frais.

Il suffit d'ajouter régulièrement du gingembre à vos repas pour bénéficier de ses grands bienfaits pour la santé. Tout ce qui peut fortifier le système digestif améliorera également votre bien-être.

Voyez aussi l'information sur le gingembre à la page 178.

Le gâteau de mariage de Valérie

Si vous voulez vous lancer dans une aventure comme celle qui fut la nôtre en préparant ce gâteau de mariage, entraînez-vous d'abord avec le Gâteau d'anniversaire (*p. 185*), car la recette de ce gâteau est la même, mais multipliée par six. En augmentant les quantités et en suivant la même méthode, nous avons réussi à faire un délicieux gâteau de mariage pour 120 personnes. Il nous a fallu du courage, du temps, de la concentration et une bonne organisation – ainsi qu'un peu d'aide.

Quand la fille de Karen nous a annoncé son mariage, nous avons immédiatement eu l'idée de lui offrir ce gâteau. Les festivités devaient avoir lieu à Berlin ; nous étions à Paris. La cuisine d'un jeune couple d'étudiants allait donc devenir notre laboratoire.

Il nous semblait évident que tout ce que nous pouvions préparer à l'avance dans nos propres maisons nous faciliterait la tâche. Nous avons donc rassemblé le matériel dont nous allions avoir besoin, acheté les noix et les moules à gâteau, préparé la purée de quetsches (que nous avons congelée), et la chapelure.

Puis ce fut le départ : en voiture pour Berlin ! Trois jours avant le jour J, nous nous sommes mises au travail. Il fallait en effet que le gâteau repose plusieurs jours avant d'être prêt à déguster. Nous avons commencé à 11 heures ce matin-là, avec une seule idée en tête : confectionner ce gâteau. (Nous avons terminé à 22 heures avec un arrêt d'une heure pour le déjeuner.) De très sympathiques amis des mariés nous avaient proposé leur aide. Comme nous désirions être seules dans notre atelier de travail, nous leur avons confié les 2 kg de noix à décortiquer et à transformer en 120 cerneaux parfaits. Leur enthousiasme et leur aide furent très appréciés.

Nous avons tout d'abord fait les 18 fonds de gâteau, puis les 6 portions de crème au beurre. Dès que les fonds ont été cuits, nous sommes passés à la deuxième étape et avons monté un à un les 6 gâteaux. Chaque gâteau fut recouvert de papier sulfurisé puis de papier aluminium et ensuite placé au réfrigérateur pendant deux jours. C'était le 23 juin à Berlin et il faisait très chaud.

C'est seulement le jour du mariage que nous avons procédé à la dernière étape : le glaçage des 6 gâteaux rassemblés, car il n'y avait pas de lieu d'entreposage frais suffisamment grand pour stocker le gâteau entier. Nous avions acheté une planche de contreplaqué de 86 cm x 86 cm pour y déposer le gâteau, après s'être assurées que la planche pouvait passer horizontalement dans la porte de la cuisine, puis qu'elle tiendrait dans le coffre de la voiture. Nous l'avons ensuite recouverte de papier kraft doré collé par endroits sur la planche avec un peu de glaçage. C'était essentiel pour le transport, car le poids du gâteau aurait pu déchirer le papier en cas d'arrêt brusque pendant le transport.

Dès que tous les gâteaux furent déposés sur la planche, nous avons rempli les espaces entre les gâteaux avec des cerneaux cassés. Le glaçage fut enfin étalé par-dessus le glaçage préliminaire. Un miroir parfaitement lisse et blanc apparut. Chaque gâteau a reçu 20 cerneaux bien espacés. Ceux-ci, en plus de contribuer à la beauté du gâteau, allaient faciliter le partage. Pour renforcer les bords, nous avons entouré le gâteau d'un ruban de pâtisserie transparent et rigide, que nous avons recouvert d'un ruban de satin blanc.

Des fleurs blanches devaient décorer la planche autour du gâteau, mais dans la fébrilité des préparatifs nous avions oublié de les commander !

Malgré cela, le résultat final remporta un grand succès.

Gâteau de mariage

120 PERSONNES

Gâteau :

- 1,5 kg (3 1/2 lb) de sucre
- 42 œufs biologiques
- 6 citrons non traités
- 6 c. à café (6 c. à thé) de cannelle moulue
- 675 g (6 tasses) de poudre d'amandes
- 675 g (6 tasses) de chapelure maison faite avec 3 baguettes séchées au four
- 6 c. à café (6 c. à thé) de vanille liquide
- 6 pincées de sel de mer

Purée de quetsches :

- 12 kg (27 lb) de quetsches

Deuxièmes fonds de gâteau :

- 450 ml (2 tasses) de kirsch (ou eau-de-vie de poires, cerises, prunes, framboises, etc.)

Pour la crème au beurre au café :

- 2 kg (4 1/2 lb) de beurre doux ramolli
- 900 g (2 lb) de sucre semoule
- 24 c. à soupe de café soluble de qualité supérieure
- 24 c. à soupe de vodka

Glaçage préliminaire :

- Jus de 6 citrons
- 900 g (3 3/4 tasses) de sucre glace

Glaçage définitif :

- Jus de 6 citrons
- 1,5 kg (6 1/4 tasses) de sucre glace

6 moules à gâteau de 23 x 33 cm (9 x 13 po)

Pour la décoration :

- 120 cerneaux de noix (acheter 2 kg (4 lb) de noix et les écaler soi-même)
- 1 planche de contreplaqué de 86 cm x 86 cm (34 x 34 po) (s'assurer que la planche pourra passer les portes de la cuisine et de votre maison une fois les gâteaux posés dessus)
- 1 rouleau de papier kraft doré pour couvrir la planche
- 5 m (16 1/2 pi) de ruban de pâtisserie transparent et rigide pour maintenir le pourtour du gâteau et protéger le ruban en satin.
- 5 m (16 1/2 pi) de ruban en satin blanc de 5 cm (2 po) de largeur pour entourer le gâteau.
- Des fleurs blanches pour décorer le papier doré autour du gâteau.

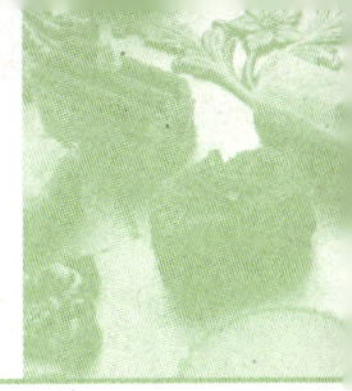

Gâteau Williamsburg de Virginie

8 À 10 PERSONNES

L'original de cette recette remonte à l'époque des premiers colons installés dans la région de Williamsburg, en Virginie. Des recherches historiques ont permis de redécouvrir ce gâteau dont la recette fut trouvée dans les archives personnelles de plusieurs familles venues en bateau de leur terre natale, l'Angleterre.

O ne convient pas
A ne convient pas
B convient
AB ne convient pas

Seules les personnes du groupe B peuvent « en principe » manger ce gâteau. Pour les autres, c'est l'occasion de faire une joyeuse exception.

---

2 oranges non traitées
200 g (1 1/3 tasse) de farine d'épeautre blanche tamisée
1/2 c. à café (1/2 c. à thé) de sel de mer
1 c. à café (1 c. à thé) de bicarbonate de soude
120 g (4 oz) de raisins secs de Smyrne, hachés grossièrement
150 g (3/4 tasse) de noix ou de noix de pécan hachées grossièrement
150 g (3/4 tasse) de sucre roux (cassonade)
100 g (3 1/2 oz) de beurre doux à la température ambiante
2 gros œufs
250 ml (1 tasse) de lait fermenté (type lait Ribot) ou de babeurre
1 c. à café (1 c. à thé) de vanille liquide

Glaçage (facultatif) :
200 g (1 tasse) de sucre glace
75 g (2 1/2 oz) de beurre doux à la température ambiante
3 à 4 c. à café (3 à 4 c. à thé) de xérès très sec
1 gros blanc d'œuf
1 segment d'écorce d'orange non traitée, très finement hachée

1. Préchauffer le four à 200 °C (400 °F).
2. Beurrer et fariner un moule de 25 cm (10 po) de diamètre.
3. Éplucher les oranges en incisant l'écorce de chaque orange en 4 segments. Mettez un de ces 8 segments d'écorce de côté pour le glaçage.
4. Mélanger la farine, le sel, le bicarbonate de soude, les raisins et les noix. Mettre de côté.
5. Hacher les 7 segments d'écorce d'orange en gros morceaux et les mixer dans le robot de cuisine avec la moitié du sucre, juste assez pour voir de minuscules particules d'oranges. Ajouter au mélange farine, raisins, etc. Vous pouvez aussi hacher les segments d'écorce d'orange à la main en tout petits dés.
6. Fouetter le beurre ramolli avec l'autre moitié du sucre. Ajouter les 2 œufs, un à la fois, puis le lait fermenté et la vanille. Ne pas trop mélanger. Ajouter le mélange sucre/zeste d'orange/ingrédients de l'étape 4. Mélanger légèrement sans essayer d'obtenir une pâte homogène. Cette étape est importante pour que le gâteau reste aéré.

7. Verser la pâte dans le moule, enfourner et laisser cuire 30 à 35 min. Vérifier la cuisson avec un couteau. Il doit sortir propre.
8. Laisser le gâteau refroidir complètement sur une grille avant de le glacer.
9. Maintenant préparer le glaçage. Mélanger tous les ingrédients avec un fouet, à l'exception de la peau d'orange pour obtenir une consistance onctueuse. Couper le segment d'écorce réservé en lanières très fines puis en tout petits morceaux de 1 mm. Ajouter au glaçage. Étaler ce glaçage sur tout le gâteau, avec une spatule. Attendre au moins une journée avant de le déguster.

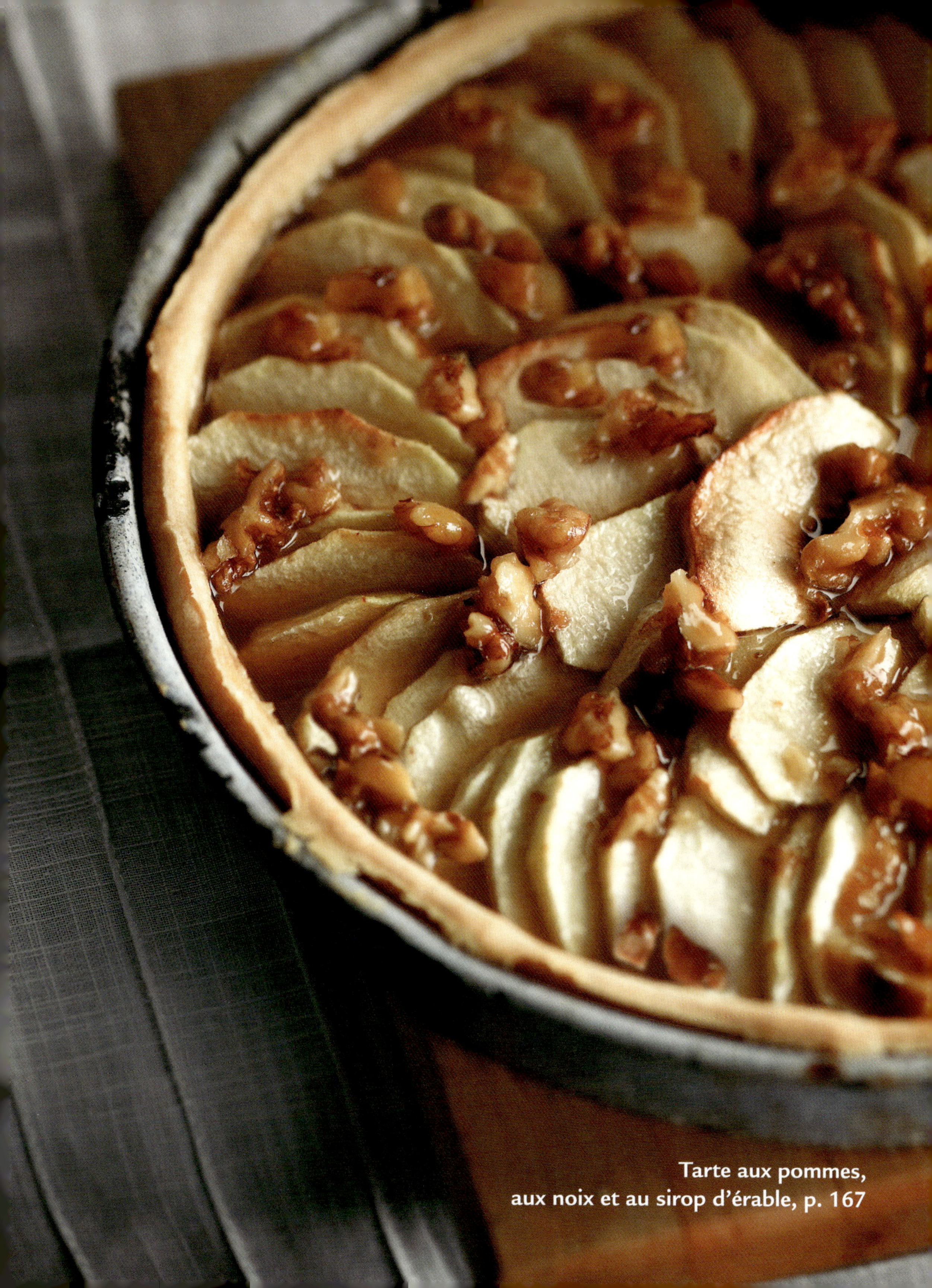

Tarte aux pommes,
aux noix et au sirop d'érable, p. 167

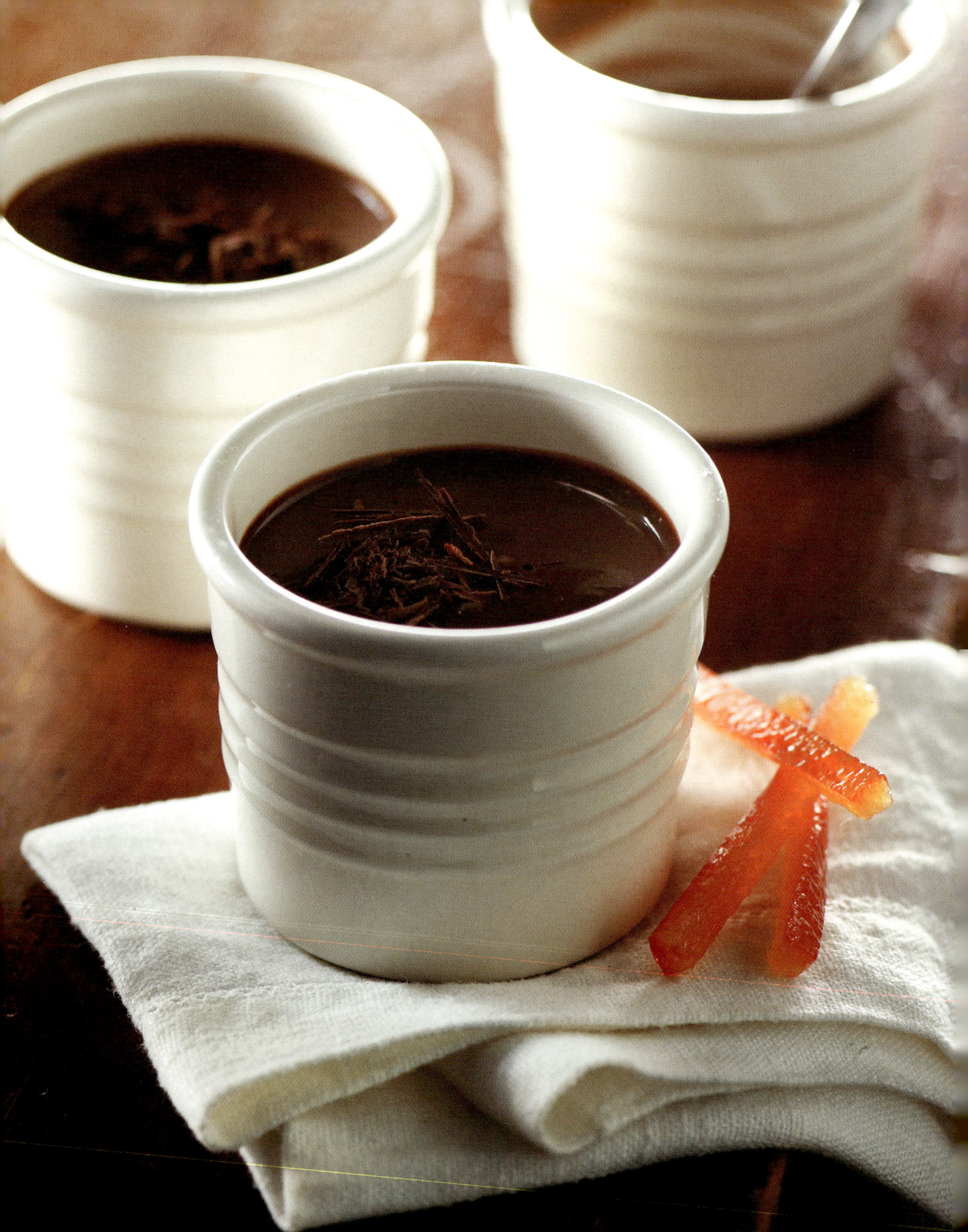

Délice au chocolat, p. 169

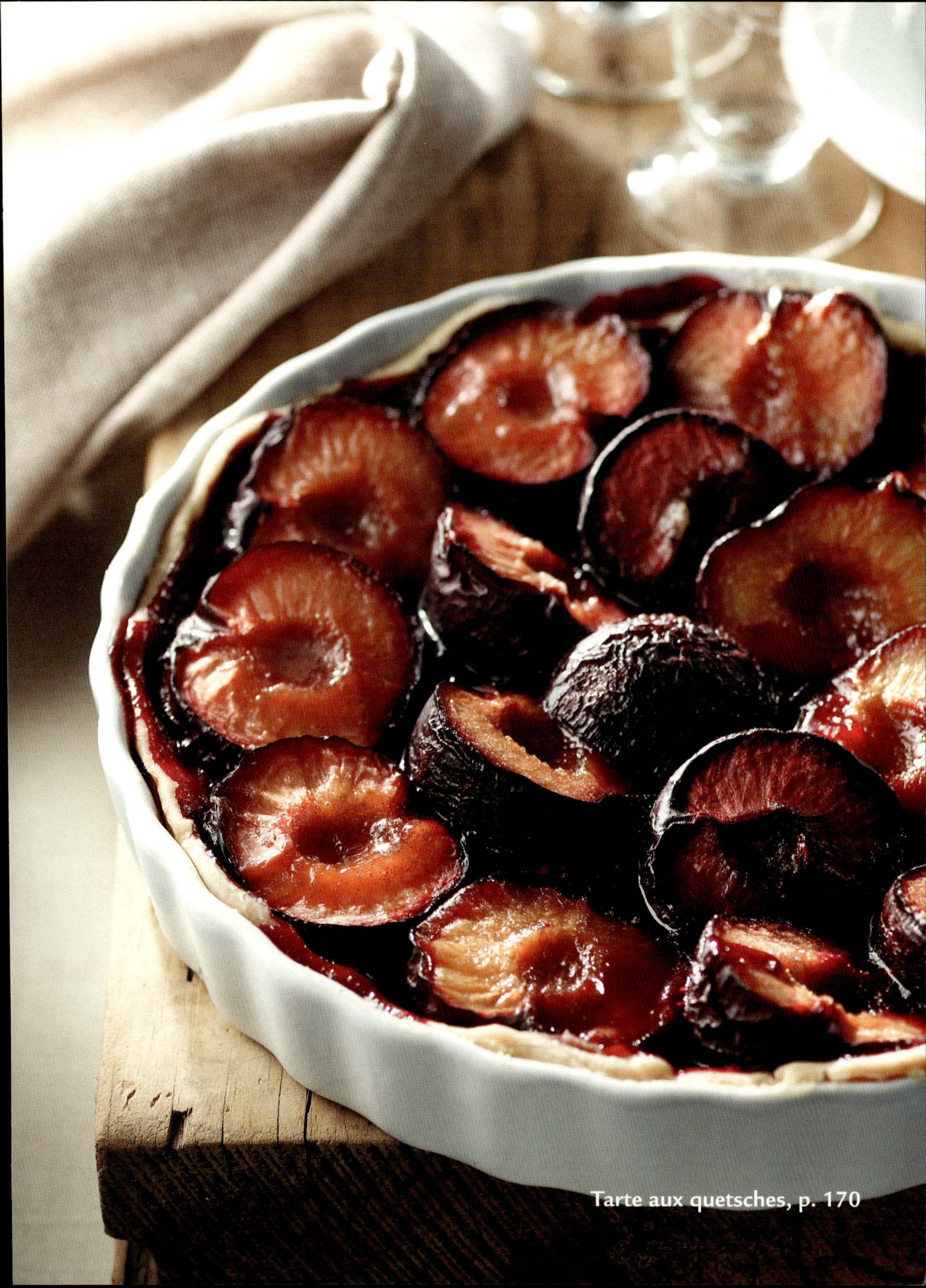

Tarte aux quetsches, p. 170

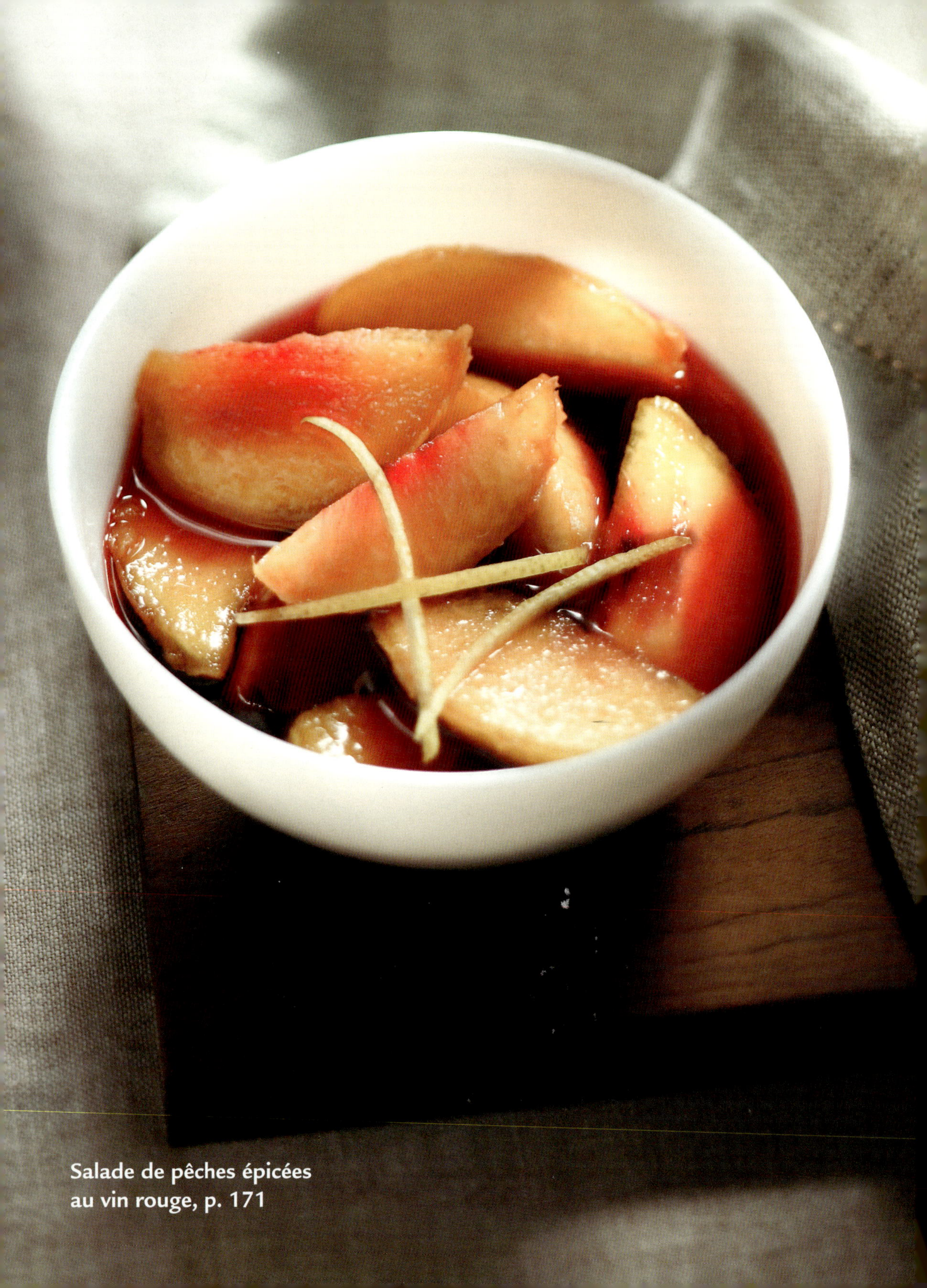

Salade de pêches épicées
au vin rouge, p. 171

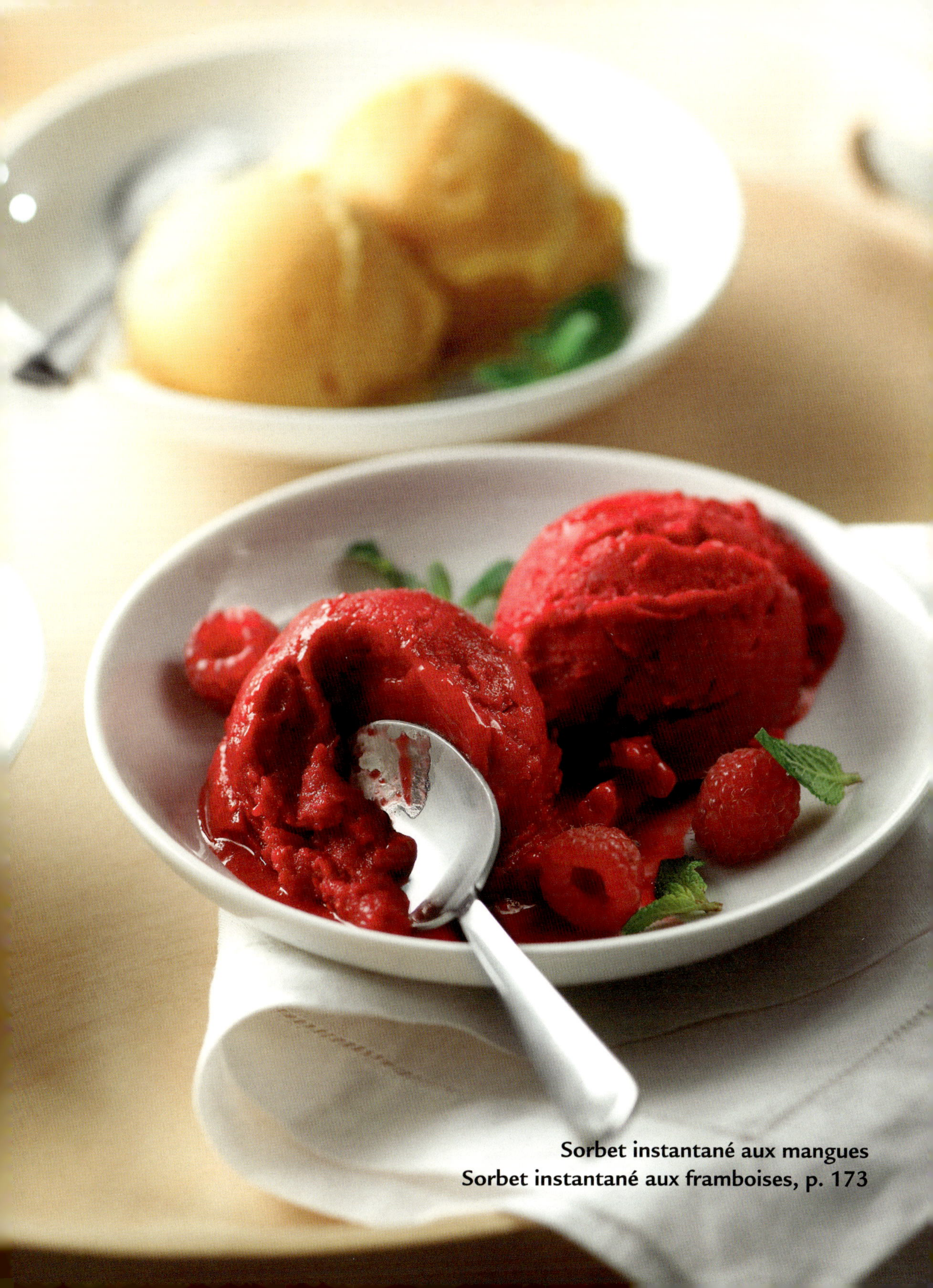

Sorbet instantané aux mangues
Sorbet instantané aux framboises, p. 173

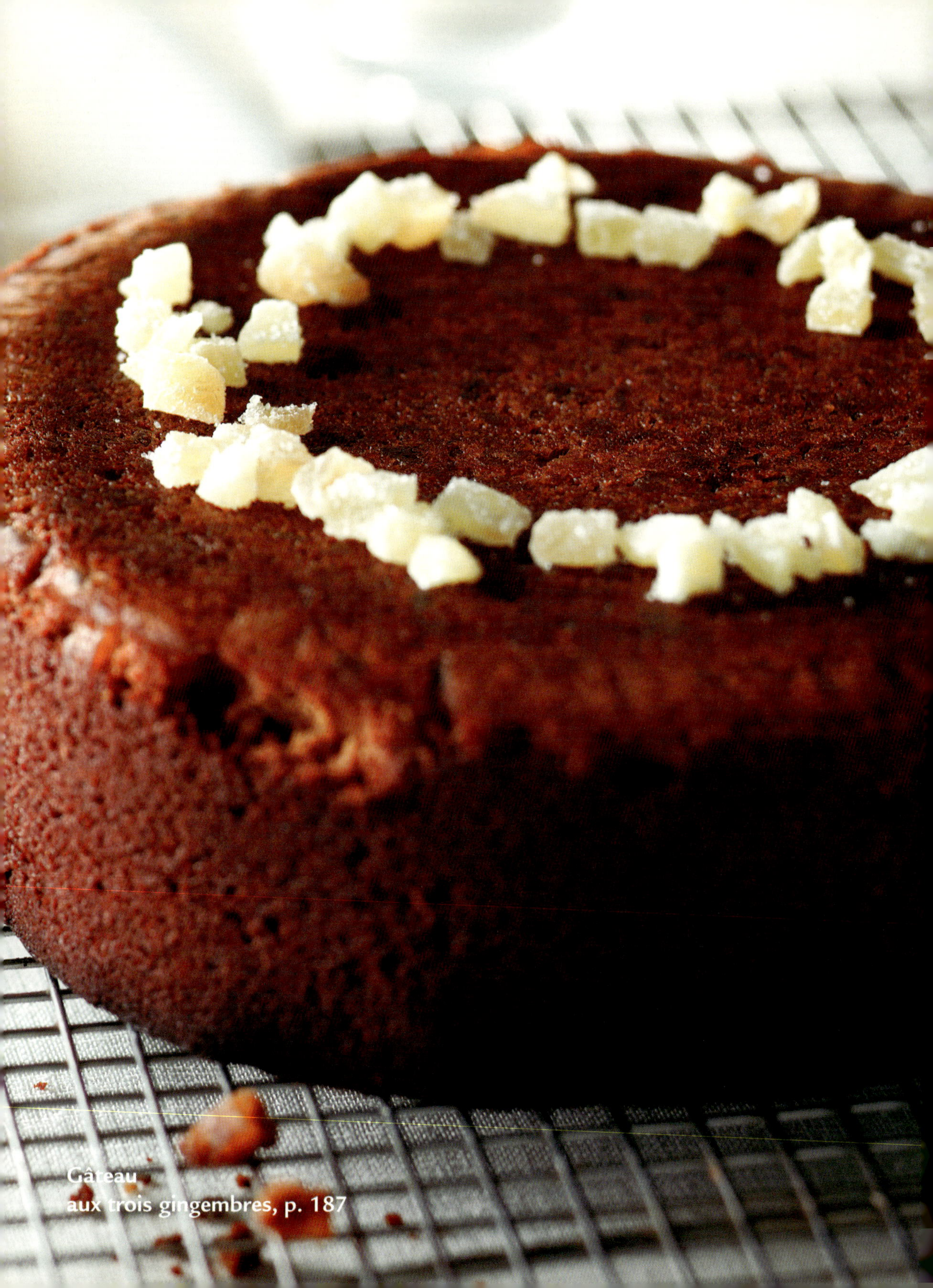

Gâteau
aux trois gingembres, p. 187

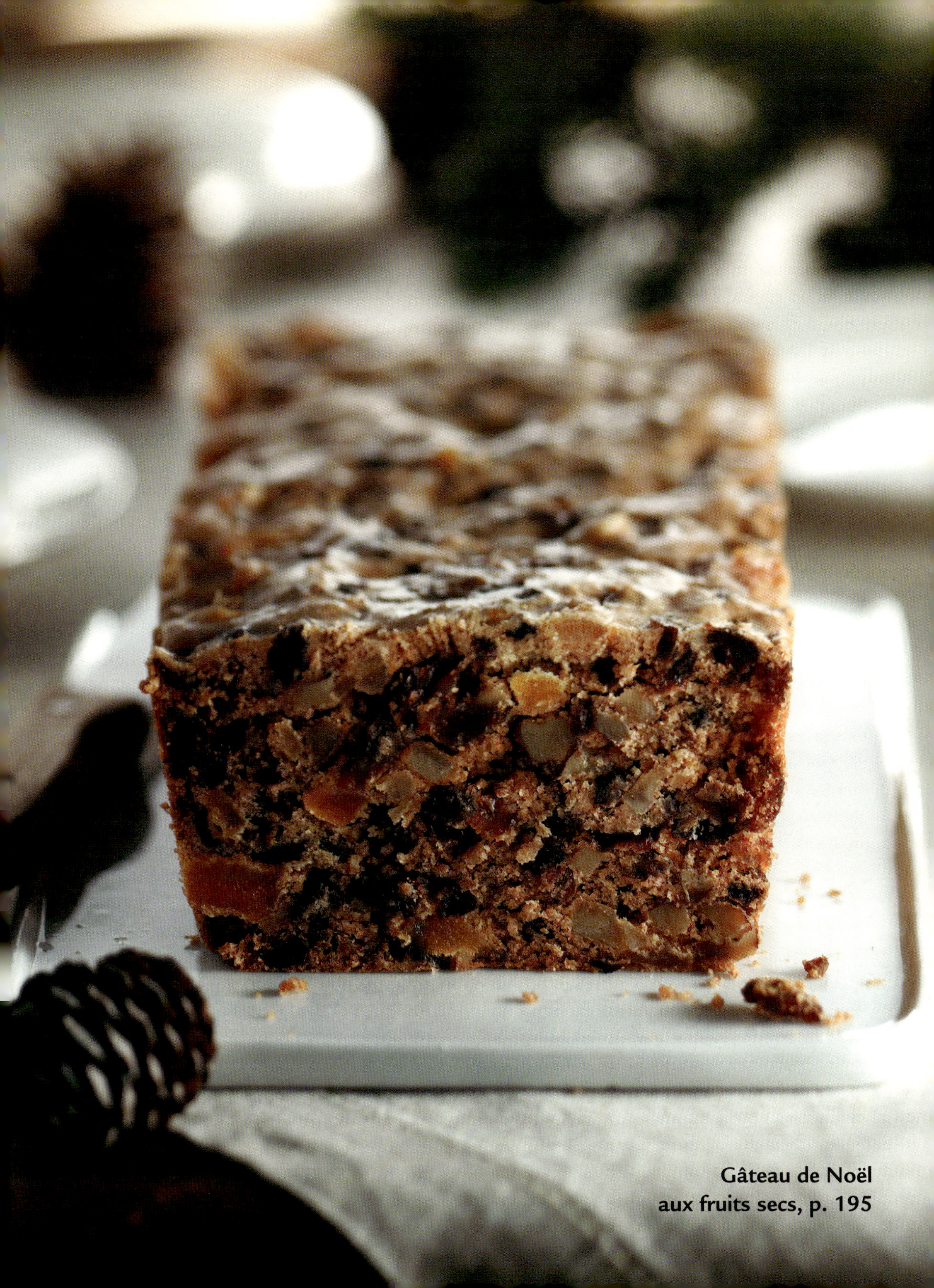

Gâteau de Noël
aux fruits secs, p. 195

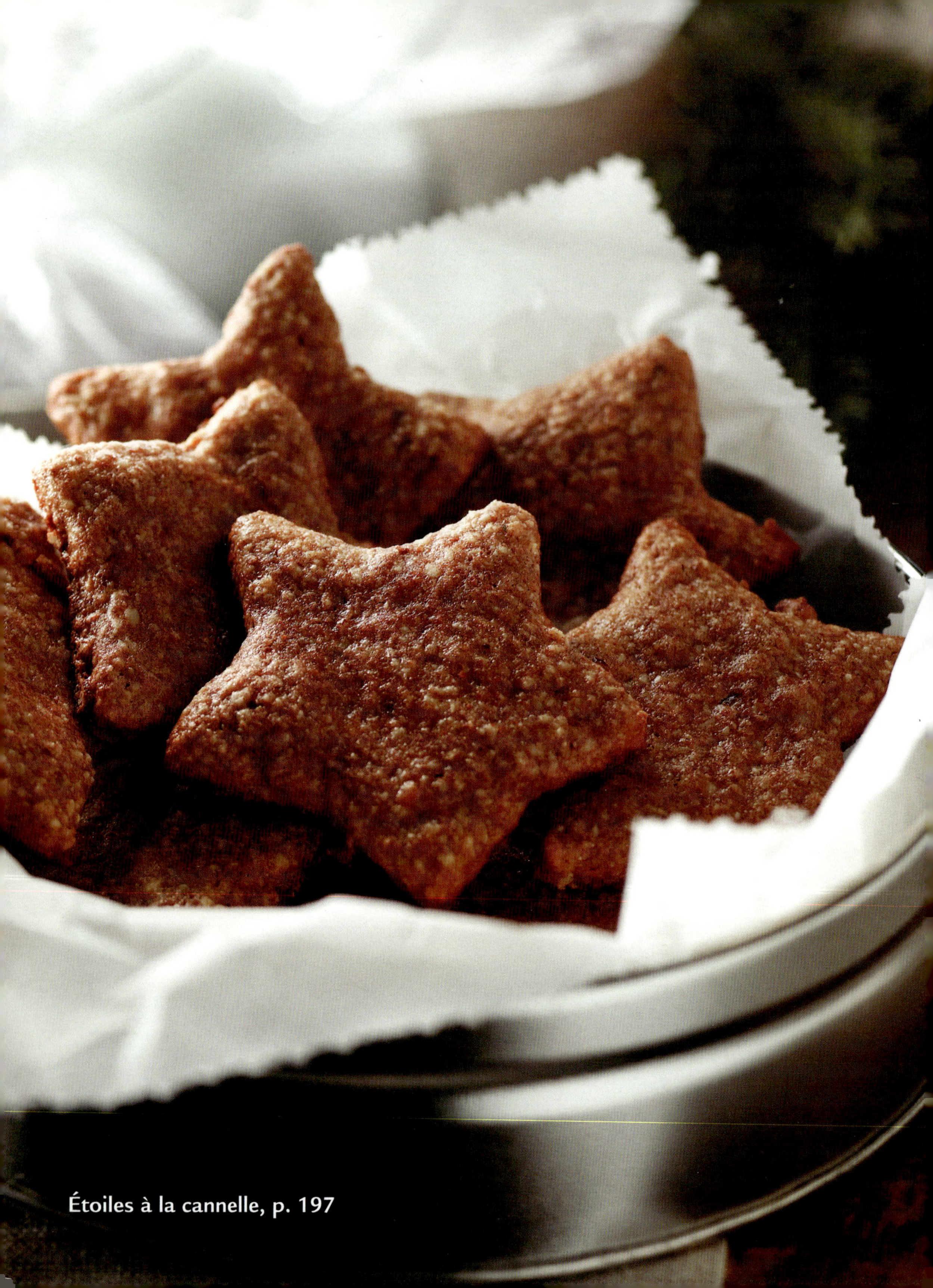

Étoiles à la cannelle, p. 197

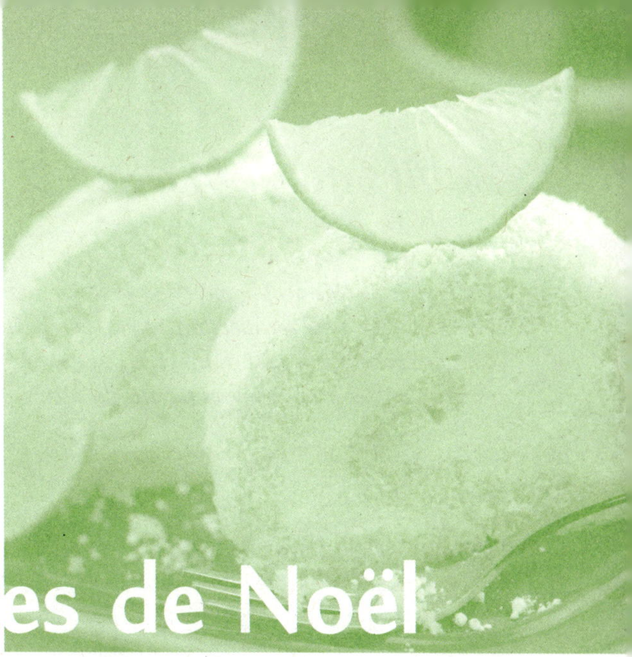

Les recettes de Noël

Les recettes de biscuits et celle du gâteau de Noël contenues dans cette section sont préparés avec des noix, des noisettes, des amandes et des fruits secs et le moins de sucre possible (voir p. 165 et 166 où il est question des inconvénients du sucre). Ce gâteau de Noël s'est transformé et amélioré au fil des 25 années où nous l'avons confectionné pour les retrouvailles familiales. Il a passé l'épreuve du temps. Les biscuits de Noël ressemblent à ceux qui sont fabriqués en Allemagne, en Suisse et dans les pays scandinaves. Généralement, ils sont préparés plusieurs semaines avant Noël, car ce temps d'attente améliore leur goût. Toutefois, afin qu'ils conservent leur texture et leur goût, il faut veiller à ce que chaque variété soit conservée séparément, dans des boîtes hermétiques.

Sablés aux amandes et aux raisins

90 BISCUITS

Ces biscuits de Noël sont inspirés d'une recette traditionnelle suisse. Confectionnez tous les biscuits de Noël trois ou quatre semaines à l'avance, leur goût n'en sera que meilleur, et gardez-les séparément dans une boîte hermétique. Dans cette recette, vous n'utiliserez que les jaunes d'œufs ; les blancs peuvent être utilisés pour les autres recettes de biscuits de Noël.

O convient
A ne convient pas

B convient
AB ne convient pas

225 g (8 oz) de beurre
115 g (1/2 tasse) de sucre roux (cassonade)
4 jaunes d'œufs
400 g (2 tasses) de farine d'épeautre blanche
100 g (3 1/2 oz) d'amandes effilées
100 g (3 1/2 oz) de raisins de Corinthe

1. Mélanger le beurre et le sucre jusqu'à obtention d'une masse crémeuse. Ajouter les jaunes d'œufs et la farine. Pétrir pour obtenir une pâte homogène.
2. Diviser la pâte en deux parts égales.
3. À une moitié ajouter les amandes et à l'autre, les raisins. Bien pétrir pour que les nouveaux ingrédients soient bien incorporés.
4. Avec chaque moitié, former un rouleau de 4 - 5 cm (2 po) de diamètre. Entreposer au réfrigérateur pendant une nuit, enveloppé dans du papier sulfurisé.
5. Préchauffer le four à 200 °C (400 °F).
6. Avec un couteau fin, couper vos sablés d'une épaisseur de 6 mm (1/4 po).
7. Mettre les biscuits sur une plaque recouverte de papier cuisson et faire cuire 8 à 10 min, jusqu'à ce qu'ils deviennent légèrement dorés.

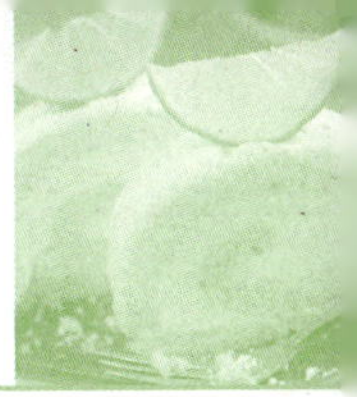

Gâteau de Noël aux fruits secs

2 Gâteaux

Ce gâteau, différent du cake traditionnel, est essentiellement composé de fruits secs. Il se prépare trois ou quatre semaines avant Noël afin que le bourbon se marie aux autres saveurs pour créer le goût riche, dense et moelleux qui le caractérise. Ce gâteau est tout aussi bon sans bourbon.

O remplacer la noix de muscade par du piment de Jamaïque
A ne convient pas
B convient
AB ne convient pas

2 Gâteaux
240 g (8 oz) de dattes dénoyautées
200 g (14 oz) de figues sèches
160 g (5 1/2 oz) d'abricots secs
120 g (4 oz) de noix, en morceaux
160 g (5 1/2 oz) de raisins de Malaga
160 g (5 1/2 oz) de raisins de Smyrne
160 g (5 1/2 oz) de raisins de Corinthe
50 g (2 oz) de gingembre confit (facultatif)
140 g (3/4 tasse) de farine d'épeautre
200 g (7 oz) de beurre
200 g (3/4 tasse) de sucre roux (cassonade)
4 œufs moyens
280 g (1 1/2 tasse) de farine d'épeautre
1 c. à café (1 c. à thé) de levure pour gâteaux
1 c. à café (1 c. à thé) de sel de mer
4 c. à café (4 c. à thé) de cannelle
1 c. à café (1 c. à thé) de noix de muscade
125 ml (1/2 tasse) de jus de raisins rouges
1 c. à café (1 c. à thé) d'extrait liquide de vanille
250 ml (1 tasse) (environ) de Bourbon

1. Beurrer 2 moules à cake et tapisser avec du papier cuisson beurré. Préchauffer le four à 140 °C (184 °F) 15 min avant d'enfourner les gâteaux.
2. Couper les dattes, figues et abricots en morceaux d'environ 1 cm. Ajouter les noix grossièrement hachées et les raisins secs. Ajouter 140 g de farine à ce mélange de fruits secs et mettre de côté.
3. Dans un deuxième récipient, mélanger le beurre et le sucre jusqu'à obtention d'une masse crémeuse. Ajouter les œufs, un à la fois, en les incorporant complètement. Mettre de côté.
4. Mélanger la farine (280 g), la levure, le sel et les épices dans un grand bol.
5. Verser le mélange de farine épicée dans le mélange œufs/sucre/beurre en ajoutant progressivement le jus de raisin et la vanille.
6. Verser sur les fruits secs et bien mélanger. Remplir les moules à cake, enfourner et laisser cuire à faible température de 2,5 à 3 heures. Les gâteaux ne doivent pas trop brunir. S'ils brunissent trop vite, les couvrir d'un papier aluminium. Laisser refroidir avant de démouler.
7. Envelopper les gâteaux d'un morceau de linge fin imbibé de bourbon. Verser du bourbon au fond d'une assiette, y tremper le linge pour qu'il soit complètement humide. Enrouler le linge autour du cake et couvrir avec du papier d'aluminium. Garder dans un endroit frais. Au bout de quelques jours, le cake aura absorbé le bourbon et le tissu sera presque sec. Recommencer l'opération autant de fois qu'il le faudra avant Noël. Deux jours avant de déguster, retirer le linge, envelopper le cake dans du papier cuisson puis dans une feuille d'aluminium et conserver au réfrigérateur jusqu'à Noël.

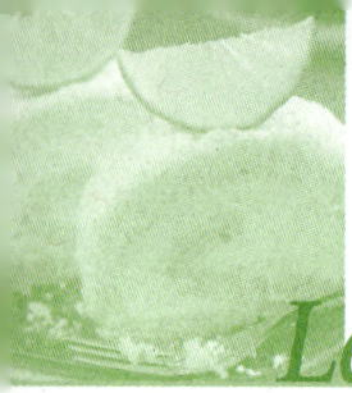

Leckerli aux noisettes

78 BISCUITS

Comme nous le suggérons pour les deux autres recettes, confectionnez ces biscuits au moins trois ou quatre semaines à l'avance et conservez-les séparément dans une boîte hermétique. Les leckerlis, tout comme les étoiles à la cannelle, peuvent être préparés avec les blancs des œufs dont vous avez utilisé les jaunes pour la recette de sablés aux amandes et aux raisins.

O convient
A convient
B ne convient pas
AB ne convient pas

330 g (11 oz) de noisettes grillées, avec peau (*p. 210*)
240 g (8 oz) de noisettes, avec peau
200 g (7 oz) d'amandes, avec peau
300 g (10 oz) de sucre roux (cassonade)
120 g (4 oz) d'écorce d'orange confite, en petits dés
Zeste de 2 citrons non traités
150 g (5 oz) de miel doux
2 c. à soupe de kirsch
2 blancs d'œufs, battus en neige
78 noisettes pour la décoration

Choisir un emporte-pièce de 4 cm (1 ½ po) de diamètre, environ.

1. Faire griller les noisettes. Mixer dans le robot de cuisine toutes les noisettes et les amandes pour obtenir une texture ressemblant à du sucre cristallisé. La préparation n'a pas à être uniformément fine. Transférer dans un bol mélangeur.
2. Ajouter le sucre, l'écorce d'orange, les zestes de citron, le miel, le kirsch et, en dernier, les œufs battus en neige. Mélanger avec une cuillère en bois et pétrir à la main jusqu'à ce que la masse tienne. Le pétrissage encourage l'extraction des huiles qui feront « tenir » la pâte.
3. Humidifier légèrement votre surface de travail. Prendre une partie de la pâte et l'aplatir avec la main mouillée à 1 cm d'épaisseur.
4. Mouiller l'emporte pièce et découper les biscuits. Rincer régulièrement l'emporte pièce afin que les biscuits s'en détachent bien. Au fur et à mesure, les poser sur une plaque de cuisson recouverte de papier cuisson.
5. Garnir le centre de chaque biscuit avec une noisette. Laisser reposer une nuit ou plusieurs heures à la température ambiante.
6. Chauffer le four 180 °C (350 °F) et cuire les biscuits pendant 8 à 10 min maximum. Une fois refroidis, les biscuits doivent être moelleux.

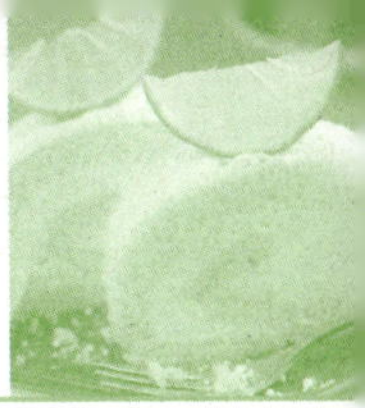

Étoiles à la cannelle

70 ÉTOILES

Ces biscuits doivent être confectionnés au moins trois ou quatre semaines à l'avance, car leur goût s'améliore avec le temps. Conservez-les séparément dans une boîte hermétique. Si vous les préparez en même temps que les sablés aux amandes et aux raisins, vous pouvez employer les blancs d'œufs inutilisés.

O convient
A convient
B ne convient pas
AB convient

450 g (1 lb) d'amandes avec leurs peaux
350 g (15 oz) de sucre roux (cassonade)
2 $\frac{1}{2}$ c. à soupe de cannelle moulue
1 c. à soupe de kirsch
3 blancs d'œufs
Emporte-pièce en forme d'étoile de 4 cm (1 $\frac{1}{2}$ po) de diamètre

1. Mixer les amandes pour obtenir une texture semblable à du sucre cristallisé. Verser dans un bol mélangeur.
2. Ajouter le sucre, la cannelle, le kirsch puis, en dernier, les œufs battus en neige ferme. Mélanger avec une cuillère en bois puis pétrir avec les mains jusqu'à ce que la masse tienne. (Le pétrissage permet l'extraction de l'huile des amandes.)
3. Humidifier légèrement une planche, prendre une partie de la pâte et l'aplatir avec la main mouillée à une épaisseur de 8 mm.
4. Mouiller l'emporte-pièce et découper les étoiles. Rincer régulièrement l'emporte-pièce afin que les étoiles s'en détachent bien. Les poser au fur et à mesure sur une plaque de cuisson plate recouverte de papier cuisson saupoudré d'un peu de sucre.
5. Laisser reposer les étoiles quelques heures ou toute une nuit dans un endroit tempéré sans les couvrir. Elles doivent sécher un peu.
6. Chauffer le four à 180 °C (350 °F). Glisser la plaque au milieu du four et faire cuire pendant 10 min maximum. Les biscuits, une fois refroidis, doivent être moelleux.

Info ingrédient : la cannelle

La cannelle est l'écorce intérieure d'un arbre à feuilles persistantes originaire du Sri Lanka et de l'Inde. Les Chinois, les Romains et les Égyptiens connaissaient ses vertus médicinales. Aujourd'hui, en Chine et en Inde, on s'en sert encore pour traiter diverses affections.

La cannelle aide à prévenir les rhumes et en allège les symptômes. Préparez une boisson d'eau chaude avec $\frac{1}{4}$ à $\frac{1}{2}$ c. à café (c. à thé) de cannelle moulue et de gingembre puis ajoutez le jus et le zeste d'un demi-citron. Si le goût est trop acide, ajoutez 1 cuillerée de miel. Buvez par petites gorgées. La cannelle est une épice qui réchauffe et peut faire transpirer.

La cannelle lutte efficacement contre la nausée, les vomissements et la diarrhée et améliore la digestion. Elle a un effet sédatif et antispasmodique sur les muscles douloureux.

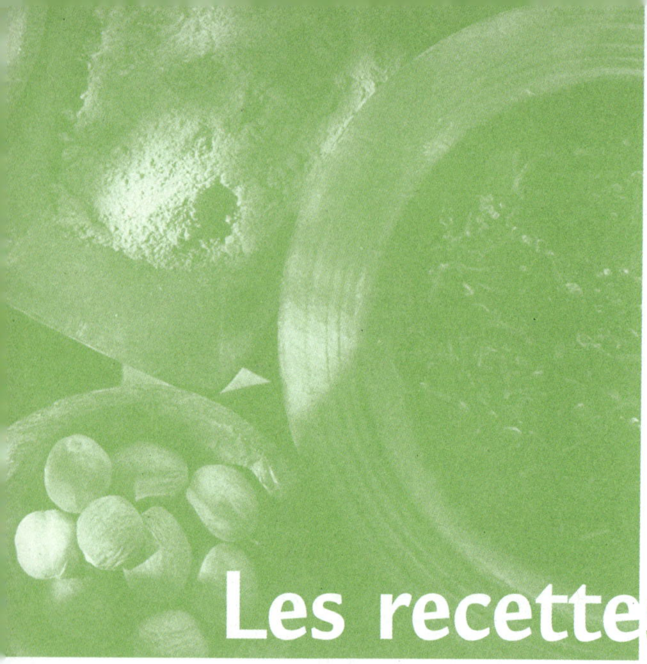

Les recettes de base

Certaines des recettes suivantes entrent dans la préparation d'autres recettes de ce livre. Vous apprendrez comment faire des bouillons pour les soupes, griller les noix et les graines, préparer du beurre clarifié, faire des citrons confits, mariner le gibier, réaliser une mayonnaise en un temps record, faire une pâte à tarte presque feuilletée et, enfin, préparer les légumineuses.

Les bouillons

Les bouillons, qu'ils soient faits avec de la volaille, de la viande, du poisson ou des légumes, sont un plus dans votre cuisine, aussi bien pour le goût que pour la santé. Des bouillons de bonne qualité constituent la base de la fine cuisine ; ils confèrent une profondeur de goût aux sauces et aux soupes.

Les Chinois font des soupes en se servant le plus souvent, comme base, de bouillon de poule, auquel ils attribuent une multitude de vertus pour la santé : il a la réputation de renforcer le système immunitaire, d'activer la circulation sanguine, d'augmenter les niveaux d'énergie et de protéger contre le cancer. Votre grand-mère vous a peut-être recommandé de prendre un bouillon de poule dès les premiers signes d'un rhume. Les chercheurs ont par la suite découvert que le bouillon de poule était efficace contre le rhume. C'est un vieux remède bien connu aussi de la culture juive. Les bouillons de viande et de poisson sont riches en minéraux tels que le calcium, le magnésium, le potassium et d'autres éléments contenus dans les cartilages, utiles pour les os et les articulations. On a démontré que les personnes qui souffrent de polyarthrite rhumatoïde et qui prennent du collagène provenant du cartilage de poulet ressentaient un soulagement au bout de trois mois.

Le bouillon fraîchement préparé est un liquide riche en vertus thérapeutiques encore inconnues, mais ses effets positifs sur la santé sont connus depuis des siècles et sont aujourd'hui confirmés par les chercheurs. Cela vaut vraiment la peine d'inclure des bouillons dans votre répertoire culinaire – ce petit effort apportera beaucoup de valeur nutritive à vos plats. En ajoutant un liquide acide comme le vin, le vinaigre ou le jus de citron lors de la cuisson, certains minéraux passent plus facilement dans le bouillon.

Dès que le bouillon est cuit, faites-le refroidir rapidement en trempant le fait-tout dans de l'eau froide. Garder au réfrigérateur jusqu'au lendemain et retirer la couche de graisse qui est montée à la surface. Il faut prendre quelques précautions pour conserver les bouillons, car ils fermentent facilement. Vous pouvez garder les bouillons de volaille et de légumes pendant trois jours au réfrigérateur et le bouillon de poisson pendant deux jours. Faites-le bouillir avant de vous en servir. On peut aussi congeler le bouillon pour une utilisation future.

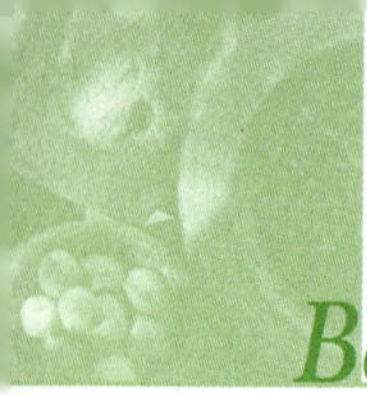

Bouillon de poulet ou de dinde

Ce bouillon est délicieux consommé tel quel. Il enrichira aussi vos plats. Utilisez de préférence des volailles fermières ou, mieux encore, biologiques.

O le poulet et la dinde conviennent
A le poulet et la dinde conviennent, ne pas mettre le poivre
B utiliser de la dinde
AB utiliser de la dinde, ne pas mettre le poivre

1 poulet fermier ou une petite dinde, ou 1 à 1,5 kg (2 à 3 $^{1}/_{2}$ lb) de poulet ou de dinde, en morceaux
2 oignons moyens, grossièrement hachés
4 branches de céleri, grossièrement hachées
4 c. à soupe de jus de citron, fraîchement pressé
6 gousses d'ail non épluchées
2 feuilles de laurier
3 tiges de thym
10 grains de poivre
Sel de mer
4 litres (16 tasses) d'eau froide, filtrée

1. Placer tous les ingrédients dans un fait-tout et recouvrir d'eau froide. Porter à ébullition, enlever au fur et à mesure les impuretés qui viennent à la surface, baisser le feu et laisser cuire pendant 2 à 3 heures.
2. Verser le bouillon à travers une passoire dans un grand récipient, et faites-le refroidir en plaçant le récipient dans de l'eau froide. Ce processus protège le bouillon contre le développement de bactéries qui se multiplient facilement dans ce milieu tiède. Ne mettre le bouillon au réfrigérateur qu'une fois qu'il aura refroidi. Le lendemain, enlever la graisse figée. Ce bouillon se gardera pendant trois jours; le faire bouillir avant de l'utiliser. On peut congeler le bouillon dans des récipients en verre sans leur couvercle, puis couvrir une fois que le bouillon est congelé.

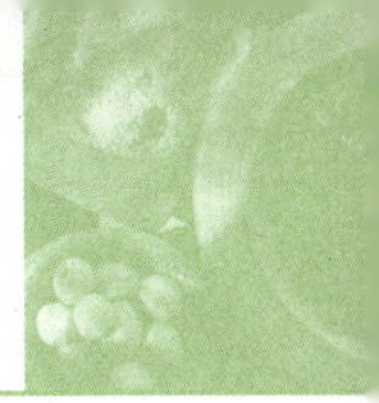

Bouillon de poisson

Le bouillon de poisson est la base de toutes les soupes de poissons. Utilisez-le tel quel ou ajoutez un soupçon de vin blanc, des feuilles de coriandre, des bâtonnets de gingembre frais et quelques gouttes de jus de citron fraîchement pressé. Pour ce bouillon, n'utilisez que des poissons maigres recommandés pour votre groupe sanguin.

O convient
A ne pas mettre le poivre

B convient
AB ne pas mettre le poivre

1 c. à soupe d'huile d'olive
1 oignon moyen, fraîchement haché
1 échalote, finement hachée
3 branches de céleri
Tiges de persil

1,5 kg (3 $^{1}/_{2}$ lb) de parures de poisson maigre, têtes et arêtes (parties osseuses)
1 $^{1}/_{2}$ litre (6 tasses) d'eau froide, filtrée
1 bouquet garni (thym, laurier, etc.)
Jus d'un demi-citron
Sel de mer
Grains de poivre

1. Faire chauffer l'huile dans un grand fait-tout en inox ; ajouter les légumes et les faire suer pendant 5 min en veillant à ce qu'ils ne brunissent pas. Durant ce temps, enlever les branchies des têtes de poisson et rincer les têtes et les parties osseuses sous l'eau courante. Hacher grossièrement ces parties de poisson et les ajouter aux légumes. Laisser tous les ingrédients suer pendant 5 min. Ajouter l'eau froide, le bouquet garni, le jus de citron et l'assaisonnement. Porter à ébullition, diminuer le feu et faire mijoter pendant 20 min. Avec une écumoire, enlever les impuretés montées à la surface.
2. Laisser le bouillon reposer pendant 15 min et le passer à travers une passoire en laissant les impuretés au fond du fait-tout. C'est maintenant que vous pouvez, si vous le désirez, faire réduire ce liquide à petit feu pour qu'il devienne plus concentré. Vous pouvez garder ce bouillon au réfrigérateur pendant deux jours au maximum ou le congeler pendant trois mois.

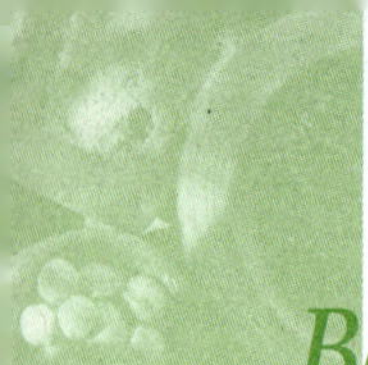

Bouillon de légumes

Vous pouvez varier en employant des légumes différents selon les saisons. En hiver, servez-vous de céleri-rave, de feuilles de bettes, de citrouilles, etc. En été, utilisez des courgettes, du fenouil, des tomates et de la marjolaine, du thym et du basilic comme herbes aromatiques. Évitez certains légumes comme le brocoli, le chou-fleur, les choux de Bruxelles, le chou et les navets qui donnent au bouillon un goût trop prononcé.

O ne pas mettre les poireaux
A ne pas mettre le poivre
B convient
AB ne pas mettre le poivre

2 c. à soupe d'huile d'olive
1 gros oignon, haché grossièrement
3 poireaux, hachés grossièrement
2 carottes moyennes, hachées grossièrement
3 branches de céleri avec les feuilles, hachées grossièrement
6 gousses d'ail, légèrement écrasées, non pelées
1 c. à café (1 c. à thé) de sel de mer
6 brins de persil
2 feuilles de laurier
4 tiges de thym frais ou 1 c. à café (1 c. à thé) de thym séché
4 feuilles de sauge ou 1 pincée de sauge séchée
1 c. à café (1 c. à thé) de grains de poivre
2 litres (8 tasses) d'eau froide, filtrée

1. Dans un fait-tout en inox, faire chauffer l'huile. Ajouter tous les légumes y compris l'ail, puis le sel. Faire suer ces légumes doucement à petit feu pendant 10 min. Ajouter les herbes, le poivre et l'eau, et laisser mijoter pendant 1 $^{1}/_{2}$ heure ou plus.
2. Passer ce mélange à travers une passoire en les pressant pour extraire le maximum de liquide. Utiliser ce bouillon tout de suite ou le laisser refroidir avant de le mettre au réfrigérateur ou de le congeler. Jeter les légumes.

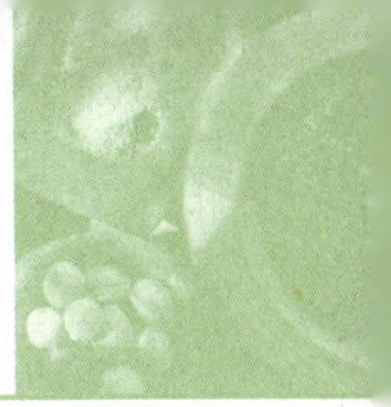

Beurre clarifié

Le processus de clarification consiste à retirer du beurre les protéines du lait, ne laissant que la matière grasse. Par ce processus, le beurre peut être utilisé par les personnes intolérantes aux produits laitiers. Il est excellent pour la cuisson, car il ne brûle pas et ne produit pas de substances cancérigènes. Les meilleures matières grasses pour la cuisson sont l'huile d'olive et le beurre clarifié car ils sont moins sensibles à la chaleur. Évitez de vous servir d'autres huiles pressées à froid pour la cuisine, car leur structure moléculaire les rend sensibles à la chaleur, et néfastes pour la santé. Le beurre peut-être utilisé, mais le beurre clarifié est de loin le meilleur. Il est important d'utiliser du beurre biologique. En effet, les pesticides largement utilisés en agriculture se concentrent dans les graisses animales. Le beurre clarifié a un délicieux goût de noisettes. Vous pouvez l'utiliser de plusieurs façons : pour frire, pour faire revenir, pour mettre sur les légumes avant de les manger, sur du pain à la place du beurre, dans les ingrédients pour faire un crumble (une croustade) aux fruits, etc.

O convient
A convient
B convient
AB convient

1 kg (2 lb) de beurre doux biologique, en morceaux.

1. Faire fondre le beurre à feu doux. Le laisser mijoter doucement pendant 20 à 40 min. Le temps de cuisson dépend de la quantité d'eau dans le beurre. Assez rapidement, vous verrez une mousse blanche apparaître à la surface du beurre liquide. Écumer au fur et à mesure qu'elle se forme et ce, pendant toute la durée de la « clarification ». Les particules solides du lait se fixeront au fond et sur les bords de la casserole. Petit à petit elles prendront une couleur dorée, indiquant que le beurre est clarifié. Le beurre liquide deviendra presque transparent.
2. Quand le beurre arrive à ce stade, le verser soigneusement à travers une mousseline ou un tissu fin dans un pot en terre cuite. Les particules dorées resteront au fond de la casserole. Le beurre clarifié se conserve à la température ambiante ou plusieurs semaines au réfrigérateur. Puisqu'il n'y a plus de particules solides de lait, ce beurre clarifié n'a pas besoin d'être réfrigéré. Vous pouvez le laisser à la portée de la main, à côté de votre cuisinière.

La préparation des haricots

Il existe deux méthodes pour la préparation des haricots : une méthode rapide et une autre, plus lente. Rappelez-vous, cependant, que plus vous faites tremper les haricots et mieux vous les rincez, moins ils provoqueront de gaz intestinaux.

Méthode 1 : long trempage à l'eau froide

Faire tremper les haricots dans une grande quantité d'eau toute la nuit. Le lendemain, jeter l'eau et rincer les haricots. Les remettre dans une casserole et les couvrir d'eau. Les faire cuire pendant 5 min, en écumant la mousse qui monte à la surface. Jeter l'eau, les rincer encore une fois et les couvrir avec de l'eau fraîche. Maintenant, faire cuire les haricots pendant le temps requis.

Méthode 2 : court trempage à l'eau chaude

Le trempage à l'eau chaude est une excellente méthode si vous avez oublié de tremper les haricots pendant la nuit et que vous voulez les servir le jour même.

Déposer les haricots dans une casserole d'eau froide, amener à ébullition et laisser cuire pendant 3 min. Éteindre le feu et laisser tremper pendant 1 heure. Jeter l'eau, rincer les haricots et les couvrir d'eau fraîche. Maintenant, faire cuire les haricots en suivant les indications.

Si vous ajoutez une algue appelée « kombu », les haricots seront plus faciles à digérer. L'ail, le gingembre, les herbes aromatiques et les épices en général sont ajoutés traditionnellement pour éviter la production excessive de gaz intestinaux. Ajouter le sel ou des aliments acides, comme les tomates, seulement à la fin de la cuisson, car ces ingrédients feront durcir la peau des haricots et rendront la cuisson plus difficile.

Marinade pour gibier

Cette marinade convient au cerf, au chevreuil, au daim, à la biche et au sanglier. Les personnes du groupe A qui doivent éviter de consommer du gibier peuvent employer cette marinade pour la viande d'autruche.

O convient
A convient

B convient
AB convient

750 ml (3 tasses) de vin rouge
1 carotte, en rondelles
1 oignon, en fines rondelles
5 gousses d'ail, non épluchées
Thym, romarin et laurier
10 baies de genièvre
Zeste d'une demi-orange non traitée
3 c. à soupe d'huile d'olive

1. Amener le vin à ébullition. Ajouter tous les ingrédients sauf l'huile d'olive. Couvrir et laisser cuire 30 min, à feu doux. Laisser refroidir. Ajouter l'huile et bien mélanger.
2. Mettre la viande dans un plat en terre cuite, verser la marinade dessus et couvrir. Laisser mariner à la température ambiante. Retourner la viande deux fois par jour pendant un ou deux jours. Elle est prête pour la cuisson.

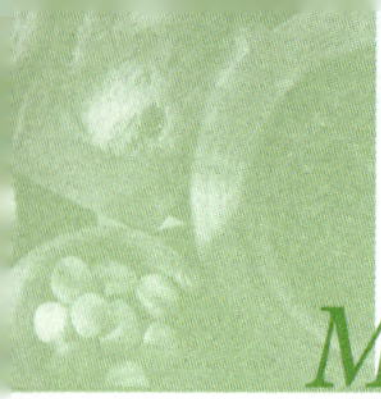

Mayonnaise

Voici une recette de mayonnaise très facile à réaliser. Si vous suivez chaque étape des instructions, vous réussirez votre mayonnaise en quelques secondes. N'oubliez pas de sortir du réfrigérateur les ingrédients conservés au frais afin qu'ils soient à la température ambiante. Vous aurez besoin d'un mixeur électrique à main et d'un pot ou d'un verre de la même dimension que la base de l'appareil.

O utiliser du vinaigre de cidre ou du jus de citron et de la moutarde sans vinaigre
A utiliser du jus de citron, de la moutarde sans vinaigre ; ne pas mettre le poivre
B convient
AB utiliser du jus de citron, de la moutarde sans vinaigre ; ne pas mettre le poivre

1 œuf biologique extra-frais
1 c. à café (1 c. à thé) de moutarde de Dijon
1 pincée de sel de mer fin
1 tour de moulin à poivre
1 c. à café (1 c. à thé) de vinaigre de vin, de vinaigre de cidre ou de jus de citron
250 ml (1 tasse) d'huile d'olive ou autre

Pour terminer :
1 c. à café (1 c. à thé) de vinaigre ou de jus de citron

Retirer les ingrédients du réfrigérateur quelque temps avant de commencer, afin qu'ils soient à la température ambiante.

1. Si le mixeur électrique à main n'est pas équipé de son propre récipient, prendre un pot juste un peu plus large que la base de l'appareil. Dans l'ordre suivant, mettre tous les ingrédients dans le récipient : l'œuf, la moutarde, le sel, le poivre, le vinaigre et enfin, l'huile.
2. Introduire doucement le mixeur jusqu'au fond du récipient. L'actionner et le tirer lentement vers le haut pour incorporer toute l'huile. La mayonnaise est faite.
3. Ajouter la dernière cuillère à café de vinaigre ou de jus de citron - plus si vous aimez un goût plus soutenu - et rectifier l'assaisonnement. Cette mayonnaise se conservera plusieurs jours au réfrigérateur.

Citrons confits

Cette spécialité de l'Afrique du Nord est utilisée traditionnellement dans des plats de poisson, de poulet, d'agneau et de lapin appelés « tagine ». L'écorce de citron confit se ramollit et prend un goût adouci mais riche ; elle apporte un arôme intense à vos plats.

O convient
A convient
B convient
AB convient

8 petits citrons biologiques bien mûrs
1 tasse de gros sel de mer
Eau
1 bocal à conserve de 1 litre (4 tasses)

1. Laver les citrons. Avec un couteau bien aiguisé enlever les deux extrémités. En tenant le citron d'une main et le couteau de l'autre, faire une entaille jusqu'à mi-hauteur du citron. Retourner le citron et faire une autre entaille jusqu'à mi-hauteur du citron à un angle de 90° par rapport à la première entaille. Les lignes d'entaille ne doivent pas se rencontrer.
2. Remplir les entailles des citrons avec du gros sel. Les mettre au fur et à mesure dans le bocal et les enfoncer en forçant un peu si nécessaire. Les laisser rendre du jus pendant 24 heures.
3. Recouvrir les citrons d'eau. Fermer le bocal et le ranger dans un endroit sombre et frais pendant 1 mois avant de les utiliser. Les citrons se gardent au moins un an au réfrigérateur.

Info ingrédient : le citron

Les citrons sont originaires de l'Inde. Ils étaient connus des Romains, mais ils se sont répandus au sud de l'Europe – où ils poussent facilement – autour du XIIe siècle. Le citronnier est un arbre à feuilles persistantes et il produit des fruits toute l'année. Toutes les parties du fruit sont comestibles : l'écorce, la pulpe, la peau blanche et le jus. Quand vous faites des jus de fruits et de légumes avec un extracteur, ajoutez toujours un morceau de citron entier, non seulement pour ses bienfaits nutritifs, mais pour ses effets antioxydants sur le jus que vous préparez.

En Espagne, les citrons sont très prisés pour leurs qualités nutritionnelles. Le jus de citron, malgré son goût acide, n'est pas un acidifiant pour le corps. Au contraire, il a un effet alcalinisant et, pour cette raison, il constitue un remède efficace contre les maladies rhumatismales. De plus, il a un effet détoxifiant et purifiant pour le corps. Les citrons sont riches en vitamine C et en potassium.

Les citrons ont de nombreuses propriétés curatives dont voici quelques exemples.

Lorsque vous ressentez les premiers symptômes d'un rhume, buvez le jus d'un citron dans de l'eau chaude plusieurs fois par jour, particulièrement avant de vous coucher.

Les citrons ont également la propriété de renforcer les parois des vaisseaux sanguins. Si vous avez des varices ou des varicosités sur les jambes, si vous souffrez d'hémorroïdes ou si vous faites facilement des bleus, utilisez le fruit entier lorsque vous faites des mélanges de fruits dans le mixeur. Par exemple, vous pouvez mixer une banane avec la moitié d'un citron sans pépins. Les bioflavonoïdes de la peau blanche sont des ingrédients actifs.

Pour stimuler l'appétit et permettre la sécrétion de sucs gastriques, buvez un verre d'eau avec un citron pressé. Le fruit a aussi d'autres effets bénéfiques dans tout le système digestif. Il aide à dissiper les gaz intestinaux, à soulager les brûlures d'estomac, à améliorer les fonctions du foie et de la vésicule biliaire et favorise la sécrétion biliaire.

Les citrons ont aussi une application externe : frottez une tranche de citron sur une peau sensible à l'apparition de boutons, utilisez du jus de citron fraîchement pressé deux fois par semaine comme lotion préventive contre les rides.

Les citrons ont de multiples usages dans la cuisine. On peut les utiliser cuits ou crus ; dans des plats sucrés ou salés ; avec du poisson, du poulet, du lapin, de l'agneau et du veau ; avec des légumineuses, des légumes, des salades et des fruits ; dans des gâteaux et des biscuits. Chaque partie du citron a son utilité. La peau blanche, malgré son goût amer, devrait être utilisée pour ses bioflavonoïdes et les pépins combattent les vers intestinaux.

La prochaine fois que vous vous procurerez des citrons, n'en achetez pas seulement un ou deux mais une douzaine et utilisez-les à « toutes les sauces ».

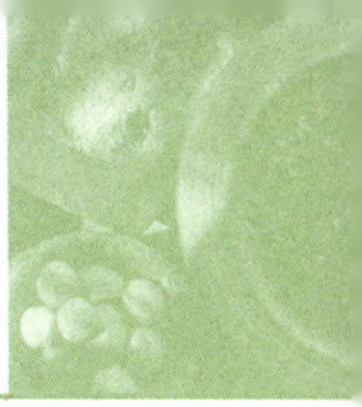

Pâte brisée fine

Pour un fond de tarte de 25 à 27 cm (10 à 10 $^{1}/_{2}$ po) de diamètre

Nous aimons beaucoup cette recette de pâte. Nous la roulons jusqu'à ce qu'elle soit fine comme du papier; quand elle est cuite, elle devient croustillante et prend l'aspect d'une pâte feuilletée. Elle sert aussi bien pour les tartes salées que pour les tartes sucrées.

O convient
A utiliser du beurre clarifié
B convient
AB utiliser du beurre clarifié

250 g (1 $^{2}/_{3}$ tasse) de farine d'épeautre blanche tamisée
1 pincée de sel (facultatif)
125 g (4 oz) de beurre ou de beurre clarifié (*p. 203*) sortant du réfrigérateur
3 à 4 c. à soupe d'eau glacée

1. Mettre la farine et le sel dans un bol. Ajouter le morceau de beurre.
2. Avec deux couteaux, un dans chaque main, couper le beurre dans les ingrédients secs, en laissant des morceaux de la grosseur de copeaux de bois. Ne pas chercher à incorporer le beurre uniformément dans la farine. Ce sont ces morceaux qui donneront l'aspect feuilleté.
3. Verser la moitié de l'eau en tournant avec une cuillère en bois. Rajouter encore de l'eau jusqu'à ce que la pâte commence à se tenir.
4. Avec le talon de la main, ramasser la pâte en une boule. Pétrir 4 ou 5 fois. Moins vous travaillerez cette pâte, mieux cela vaudra. Couvrir la pâte et la laisser reposer 30 min ou plus au réfrigérateur.
5. Beurrer et fariner votre moule. Fariner légèrement le rouleau à pâtisserie et la surface sur laquelle vous allez rouler votre pâte.
6. Rouler la pâte du centre jusqu'aux bords pour qu'elle soit de la dimension de votre moule. L'enrouler autour du rouleau à pâtisserie pour la poser sur votre moule. Elle devrait avoir une consistance élastique et doit être assez facile à manipuler. Abaisser la pâte dans le moule et enlever l'excès de pâte. Faire quelques trous sur le fond de la pâte, avec une fourchette.
7. Maintenant, ajouter la garniture salée ou sucrée.

Comment griller les noix et les graines

Il y a plusieurs avantages à faire griller légèrement les oléagineux, ce qui, entre autres, les rend plus digestes et rehausse leur goût. On peut les griller de deux manières, dépendant de leur grosseur.

Pour les noix, les amandes, les noisettes, les noix de pécan et les graines de courges, on privilégie la cuisson au four. Chauffez le four à température moyenne et faites-les griller pendant environ 10 minutes en remuant constamment et en étant attentif à leur odeur et à leur couleur. Les oléagineux ne doivent pas dégager une odeur âcre ni trop se colorer.

Pour les pignons, les graines de sésame et de tournesol, utiliser une poêle sèche. Chauffer la poêle. Ajouter les graines et remuer sans cesse jusqu'à ce qu'elles deviennent dorées, en surveillant constamment leur couleur, car trop de chaleur abîmerait leurs qualités nutritionnelles.

Info ingrédient : les oléagineux

Traditionnellement, les peuples de la terre ont inclus dans leurs habitudes alimentaires la consommation régulière d'oléagineux. En Occident, nous avons tendance à oublier cette coutume. Les oléagineux constituent une source de vitamines, de minéraux, de fibres, de protéines et d'acides gras essentiels. Il s'agit-là d'une excellente manière d'obtenir les lipides dont nos cellules ont besoin pour bien fonctionner. Mangez-en régulièrement, mâchez-les bien et consommez-en plusieurs variétés.

Les graines de lin et les noix occupent une place à part. (Pour les noix, voyez nos commentaires aux pages 87 et 97). Très prisées des Autochtones d'Amérique et des Grecs, cultivées à Babylone, recommandées par Hippocrate, les graines de lin font aujourd'hui l'objet d'études scientifiques approfondies suggérant qu'elles ont des effets bénéfiques sur différents aspects de la santé : prévention contre le cancer, la polyarthrite rhumatoïde, le cholestérol, régularisation des cycles féminins et de la ménopause. Mangez régulièrement des graines de lin et vous rendrez un grand service à votre organisme.

Il existe des graines dorées et des graines brunes. Le Canada, grâce au climat qui règne l'été dans ses grandes prairies, produit essentiellement des graines brunes, qui contiennent davantage d'acide linolénique (omega-3) que les graines dorées, produites plus au sud.

Depuis 1994, Le Canada est le premier producteur et exportateur de lin de qualité supérieure, avec 40 p. 100 de la production mondiale.

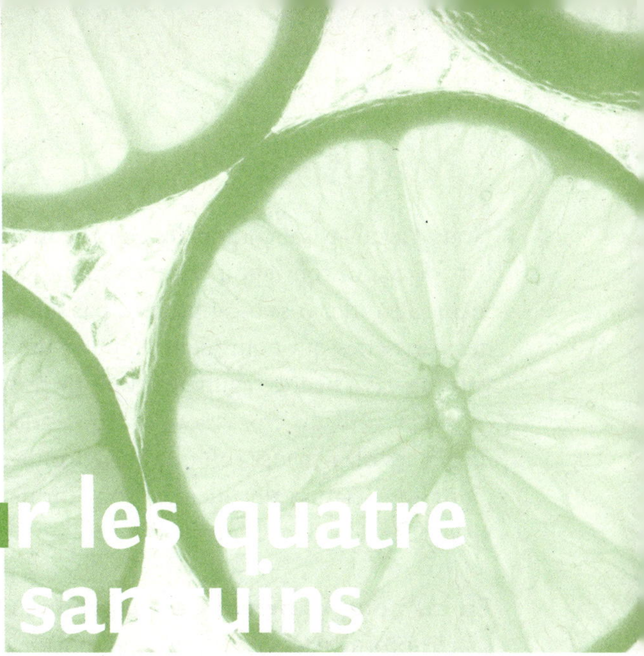

Menus pour les quatre groupes sanguins

Si vous avez des difficultés à planifier des repas équilibrés, les menus qui suivent devraient vous y aider. Nous avons prévu des menus pour une semaine, pour chacune des quatre saisons et pour chaque groupe sanguin. Ces menus vous aideront à incorporer les fruits et les légumes de saison à votre alimentation. Le samedi démarre avec un super jus de légumes. Il est suivi par un petit-déjeuner, un déjeuner léger et enfin un repas du soir à partager entre amis. Intervertissez les repas du midi et du soir à votre convenance. Le menu du dimanche comprend un repas plus copieux, un plat principal avec des légumes et un dessert du dimanche. Les recettes présentées dans ce livre sont en caractères gras.

Peu importe votre groupe sanguin, commencez la journée avec un grand verre d'eau filtrée ou minérale pour réhydrater notre corps. Les personnes des groupes A et AB peuvent ajouter le jus d'un demi-citron pour aider leur corps à se débarrasser des mucosités accumulées pendant la nuit. Il est préférable de boire de l'eau avant ou après les repas plutôt que pendant les repas, car une grande quantité de liquide prise en même temps que la nourriture dilue les jus gastriques et ralentit l'efficacité de la digestion. Limitez-vous à un verre par repas.

Nous avons remarqué que certaines personnes ont intérêt à manger trois repas légers par jour avec deux en-cas (l'un en milieu de matinée et l'autre en milieu d'après-midi) plutôt que de consommer un, deux ou trois repas copieux par jour. Sauter un repas n'est pas une bonne idée : la faim que vous ressentez, perçue comme un stress par l'organisme, devient alors une incitation à boire du café ou du thé, ce qui augmente le taux de sucre dans le sang, même si vous n'avez pas ajouté de sucre dans votre boisson.

Les en-cas

Nous n'avons pas incorporé les en-cas dans les menus. Nous vous proposons plutôt une liste de ce qui convient à chaque groupe sanguin pour que vous puissiez choisir vous-même. Planifiez vos en-cas pour ne pas tomber dans le piège des tablettes de chocolat ou des pâtisseries qui pourraient combler un besoin rapide de sucre. Essayez de manger votre en-cas à heures régulières avant de ressentir ce besoin irrésistible de sucre.

Les meilleurs en-cas sont composés de fruits frais ou secs, accompagnés de noix et de graines oléagineuses ou une autre forme de protéines convenant à votre groupe sanguin. L'association de glucides (sous forme de fruits) et de protéines stabilisera votre niveau de sucre dans le sang.

En-cas pour les personnes du groupe O

En été, profitez des cerises, des framboises, des myrtilles, des pêches, des prunes et des poires avec une source de protéines telle que le yogourt de soja, ou un morceau de fromage de chèvre.

En hiver, mangez des fruits secs tels que les figues, les dattes, les pruneaux, les abricots avec des noix, des noisettes, des noix de macadamia et des graines de courges.

Les bananes, les goyaves et les mangues sont très bénéfiques. Ces fruits peuvent être accompagnés d'un verre de lait de soja ou d'amandes.

En-cas pour les personnes du groupe A

Les pommes, les abricots, les baies, les cerises, les figues, les poires et toutes les variétés de prunes s'accompagnent bien d'un verre de lait de soja ou d'un yogourt de soja.

Les fruits secs tels que les figues, les dattes, les pruneaux, les abricots, les ananas, les raisins secs, les airelles et les pommes, avec une source de protéines telle que les graines de courge, les noix, les arachides, les amandes, les noix de macadamia, les noix de pécan et les graines de tournesol font un bon en-cas lorsque les fruits d'été sont terminés.

Des crack-pain de seigle, des galettes d'avoine ou de riz avec du beurre d'arachide, du tahin (purée de sésame), de la purée d'amandes ou une pâte à tartiner à base de tofu font l'affaire si la faim est plus substantielle.

En-cas pour les personnes du groupe B

Profitez des oranges (vous êtes les seuls à pouvoir en manger), des raisins, des baies, et de presque tous les fruits avec un yogourt.

Les fruits secs comme les figues, les dattes, les airelles, l'ananas, les bananes, les raisins secs et les pruneaux accompagnés d'une source de protéines telle que les noix du Brésil, les noix, les noix de pécan, les noix de macadamia et les amandes font de bons en-cas.

Vous avez de la chance car vous pouvez en principe consommer des produits laitiers. Prenez un morceau de fromage sur du pain d'épeautre ou sur une galette d'avoine ou de riz. Vous pouvez aussi boire un verre de lait accompagné d'une banane ou de dattes.

En-cas pour les personnes du groupe AB

Régalez-vous de cerises, d'airelles, de raisins, de prunes, de groseilles, de pêches, d'abricots, de framboises accompagnés de yogourt de brebis ou de chèvre.

Les fruits secs comme les figues, les abricots, les dattes, les raisins, l'ananas, les pruneaux avec des arachides, des noix et des amandes font un en-cas nutritif. Vous pouvez accompagner vos fruits secs d'un yogourt ou d'un verre de lait de soja.

Du beurre d'arachide ou une tranche de fromage sur un crack-pain de seigle, une galette de riz ou du pain essène feront un en-cas plus consistant.

Printemps pour le groupe O

Lundi

PETIT-DÉJEUNER

$^1/_2$ pamplemousse
1 tranche de pain d'essène avec du fromage de chèvre
Thé vert au gingembre

DÉJEUNER

Velouté au brocoli
Tofu en salade
Dattes, figues et noix
Infusion de menthe poivrée

DÎNER

Poisson à la vapeur avec **Sauce au persil**
Épinards avec raisins de Corinthe et pignons
Poire

Mardi

PETIT-DÉJEUNER

1 tranche d'ananas
1 banane arrosée de lait d'amandes, garnie de graines de lin moulues et de graines de courges
Infusion de menthe poivrée

DÉJEUNER

Salade de betteraves crues
Côtes d'agneau grillées
Brocoli à l'ail et au gingembre

DÎNER

Soupe au miso
Cuisse de canard grillé avec **Purée de courgettes**
Pruneaux

Mercredi

PETIT-DÉJEUNER

$^1/_2$ mangue
1 œuf brouillé
1 tranche de pain d'épeautre grillé
Chicorée avec du lait de soja

DÉJEUNER

Salade de fenouil
Thon grillé avec sa sauce
Tomates grillées au four
Fromage de chèvre

DÎNER

Asperges
Pintade à la sauge
Patate douce
1 tranche d'ananas

Jeudi

PETIT-DÉJEUNER

$^1/_2$ pamplemousse
1 tranche de pain essène tartinée de tahin (purée de sésame) et d'une $^1/_2$ c. à thé de miel
1 yogourt de soja
Infusion de cynorhodon

Déjeuner

Salade d'endives, de pommes et de noix
Foie de veau
Haricots verts

Dîner

Salade d'épinards à l'huile de noix
Quenelles de chèvre frais
½ mangue

Vendredi

Petit-déjeuner

1 bol de cerises
Yogourt de soja avec 2 figues, 2 pruneaux, des noix et des graines de lin moulues
Thé vert

Déjeuner

Salade de mâche
Steak grillé
Carottes braisées

Dîner

Saumon grillé avec **Sauce à la coriandre**
Salade verte mélangée
Noix avec fromage de chèvre

Samedi

Petit-déjeuner

Super jus de légumes
1 œuf à la coque
1 tranche de pain essène
Chicorée

Déjeuner

Radis
Sandwich de pain d'épeautre avec salade, tomates, thon et **Mayonnaise**
Salade de poires au gingembre

Dîner

Moules
Riz basmati
Salade de pissenlit avec noix et huile de noix
Crumble (croustade) aux fruits

Dimanche

Petit-déjeuner

Papaye avec citron vert
Crêpes levées au sarrasin – 3 avec fromage de chèvre, 3 avec sirop d'érable
Thé vert

Déjeuner

Salade verte
Poulet à l'estragon
Fenouil braisé
Riz sauvage
Sorbet instantané aux mangues
Vin rouge

Dîner

Soupe de haricots noirs et **Sauce à la coriandre**
Pain d'épeautre
1 poire

Été pour le groupe O

Lundi

PETIT-DÉJEUNER

Smoothie au lait de soja avec pêches, framboises et mangue et 2 c. à soupe de graines de lin moulues

DÉJEUNER

Salade de tomates avec mozzarella et basilic
Sardines grillées
Salade d'épinards à l'huile d'olive

DÎNER

Omelette aux fines herbes
Brocoli à l'ail et au gingembre
Salade de pêches et fraises

Mardi

PETIT-DÉJEUNER

Abricots
Pain 100 % seigle avec fromage de chèvre
Chicorée

DÉJEUNER

Salade de betteraves crues
Steak grillé
Petits pois et oignons nouveaux
Framboises

DÎNER

Poisson à la vapeur avec du citron
Ratatouille
Riz basmati

Mercredi

PETIT-DÉJEUNER

Brugnon
Œuf brouillé
Pain d'épeautre grillé
Thé vert

DÉJEUNER

Beignets de fleurs de courgettes
Saumon grillé avec **Sauce à la coriandre**
Épinards au beurre clarifié

DÎNER

Salade de roquette avec huile de noix
Cuisse de canard grillé
Aubergine à l'ail et au thym
Cassis

Jeudi

PETIT-DÉJEUNER

Myrtilles
Pain essène avec tahin (purée de sésame)
Yogourt de chèvre
Thé vert au gingembre

DÉJEUNER

Steak tartare
Salade verte avec tomates et fenouil
Fraises

DÎNER

Thon mariné grillé
Tomates grillées
Salade verte
Figues fraîches

Vendredi

Petit-déjeuner

Smoothie de lait d'amandes avec fraises, brugnon et banane
Crack pain 100 % seigle
Thé à la menthe

Déjeuner

Salade verte
Poulet à l'estragon
Purée de courgettes

Dîner

Poivrons marinés
Taboulé au quinoa
Fromage de chèvre

Samedi

Petit-déjeuner

Super jus de légumes
Œuf brouillé
Pain de seigle grillé avec beurre
Thé vert au gingembre

Déjeuner

Salade de poisson, riz, épinards crus et oignons rouges
Tarte aux quetsches

Dîner

Tartare de saumon au citron vert et à l'aneth
Salade verte
Pain d'épeautre
Sorbet instantané aux framboises

Dimanche

Petit-déjeuner

Crêpes levées aux myrtilles
Chicorée avec cardamome

Déjeuner

Salade de haricots verts au basilic
Mousse de saumon
Salade de tomates au curry
Surprise aux fruits rouges
Vin

Dîner

Côtes d'agneau
Courgettes farcies
Groseilles rouges et cassis

Automne pour le groupe O

Lundi

PETIT-DÉJEUNER

Raisins
Smoothie de lait d'amandes aux bananes et aux dattes
Thé vert au gingembre

DÉJEUNER

Salade de fenouil
Saumon sauvage grillé
Purée de courgettes

DÎNER

Salade de roquette avec noix et huile de noix
Omelette aux champignons
Figues fraîches

Mardi

PETIT-DÉJEUNER

1 tranche d'ananas
Pain essène avec **Fromage de chèvre à l'estragon et à l'échalote**
Chicorée avec lait de soja

DÉJEUNER

Côtes de veau grillées
Tomates grillées
Salade verte

DÎNER

Filets de poisson à la vapeur
Épinards avec raisins de Corinthe et pignons
Compote de pommes avec gingembre et cardamome

Mercredi

PETIT-DÉJEUNER

Raisins
Œuf brouillé
Pain de seigle grillé avec beurre
Thé à la menthe

DÉJEUNER

Salade verte
Steak grillé
Brocoli à l'ail et au gingembre

DÎNER

Bouillon de poulet chinois
Tofu en salade
Tarte aux quetsches

Jeudi

PETIT-DÉJEUNER

Smoothie au lait de soja (ou d'amandes) et à la mangue avec graines de lin et de courges
Chicorée

DÉJEUNER

Salade de betteraves crues
Lotte en papillote
Riz basmati

DÎNER

Soupe au miso
Poulet aux citrons confits
Fenouil braisé
Raisins

Vendredi

PETIT-DÉJEUNER

1 poire
Pain essène
Mozzarella
Thé vert au gingembre

DÉJEUNER

Salade de tomates au curry
Côtelettes d'agneau grillées
Haricots verts

DÎNER

Soupe de haricots écossés aux oignons
Salade d'endives avec noix et huile de noix
Pommes au four avec raisins secs et gingembre

Samedi

PETIT-DÉJEUNER

Super jus de légumes
Pain d'épeautre grillé
Œuf à la coque
Thé à la menthe

DÉJEUNER

Salade de cresson
Rôti de chevreuil
Carottes, fenouil et oignons braisés
Framboises

DÎNER

Bortsch
Pain de seigle
Crumble (croustade) aux prunes

Dimanche

PETIT-DÉJEUNER

Crêpes levées au sarrasin avec compote de pommes aux épices
Fromage blanc
Infusion de verveine menthe

DÉJEUNER

Salade de betteraves, noix et feta
Canard sauvage
Riz sauvage
Purée de céleri-rave et persil
Tarte aux pommes d'automne
Vin rouge

DÎNER

Soupe de haricots noirs et sauce à la coriandre
Salade de mâche avec œuf dur
1 poire

Hiver pour le groupe O

Lundi

PETIT-DÉJEUNER

Flocons d'avoine avec raisins secs et lait de soja
Infusion de menthe

DÉJEUNER

Céleri-rave râpé avec Mayonnaise
Steak
Chou à la vapeur

DÎNER

Soupe de haricots écossés aux oignons
Pommes au four avec raisins secs et épices

Mardi

PETIT-DÉJEUNER

1 tranche d'ananas
Œuf brouillé
1 tranche de pain d'épeautre
Thé vert

DÉJEUNER

Salade de mâche
Osso-buco
Fenouil braisé

DÎNER

Salade variée de verdures d'hiver
Crêpes au fromage de chèvre et sauce verte

Mercredi

PETIT-DÉJEUNER

1/2 pamplemousse
Pain essène avec mozzarella
Thé vert au gingembre

DÉJEUNER

Salade de betteraves crues
Rognons d'agneau
Riz basmati

DÎNER

Salade de mâche
Pintade à la sauge
Riz sauvage

Jeudi

PETIT-DÉJEUNER

1/2 mangue
1 œuf à la coque
Crack-pain 100 % seigle
Infusion de verveine

DÉJEUNER

Carottes râpées
Sardines grillées
Purée de courgettes

DÎNER

Poulet avec citron, sauge et ail
Purée de céleri-rave et persil

Vendredi

PETIT-DÉJEUNER

Boisson au miso

Yogourt de soja avec banane et figues, graines de courges et graines de lin moulues

DÉJEUNER

Côtelettes d'agneau grillées

Endives braisées

Une tranche de **Gâteau aux trois gingembres**

DÎNER

6 huîtres avec du pain de seigle

Flétan ou espadon à la vapeur

Carottes, fenouil et oignons braisés

Compote de pommes

Étoiles à la cannelle

Samedi

PETIT-DÉJEUNER

Super jus de légumes

Œuf brouillé

1 tranche de pain d'épeautre grillé

Infusion menthe

DÉJEUNER

Salade d'hiver avec noix, pruneaux et abricots secs

Lotte en papillote

Riz basmati

Poires au jus d'agrumes et au Grand Marnier

DÎNER

Soupe d'hiver aux haricots de Soissons

Délice au chocolat

Dimanche

PETIT-DÉJEUNER

Crêpes levées au sarrasin avec fromage blanc et compote de pommes

Thé vert

DÉJEUNER

Salade verte

Pintade à la sauge

Légumes d'hiver rôtis

Tarte aux pommes, aux noix et au sirop d'érable

Vin rouge

DÎNER

Soupe au miso

Galettes d'oignons

Salade d'endives

Fromage de chèvre

Printemps pour le groupe A

Lundi

PETIT-DÉJEUNER

½ pamplemousse
1 tranche de pain essène avec du fromage de chèvre
Thé vert

DÉJEUNER

Velouté au brocoli
Tofu en salade
Dattes, figues et noix

DÎNER

Filet de poisson à la vapeur avec **Sauce au persil**
Épinards avec raisins de Corinthe et pignons
Poire

Mardi

PETIT-DÉJEUNER

1 tranche d'ananas
Yogourt de soja avec noix, graines de lin, de courge et de tournesol
Infusion de cynorrhodon

DÉJEUNER

Salade de betteraves crues
Omelette au cerfeuil
Brocoli à l'ail et au gingembre

DÎNER

Soupe au miso
Nouilles au sarrasin (soba)
Salade verte
Pruneaux

Mercredi

PETIT-DÉJEUNER

1 pomme
2 tranches de pain d'épeautre grillées avec beurre de cacahuète
Thé vert au gingembre

DÉJEUNER

Salade de fenouil
Thon grillé avec **Sauce au gingembre et au tamari**
Haricots verts
Yogourt de brebis

DÎNER

Asperges fraîches
Pintade à la sauge
Purée de courgettes
Polenta
Ananas

Jeudi

PETIT-DÉJEUNER

1 kiwi
1 œuf brouillé avec 1 tranche de pain de seigle grillé
Café avec lait de soja

DÉJEUNER

Salade d'avocat
Tempeh mariné
Riz complet

DÎNER

Salade d'épinards à l'huile de noix
Quenelles de chèvre frais
Fraises

Vendredi

PETIT-DÉJEUNER

1 bol de cerises
Yogourt de soja avec des graines de tournesol, 2 c. à soupe de graines de lin moulues et du sirop d'érable
Thé vert au gingembre

DÉJEUNER

Salade de roquette avec feuilles de chêne rouge
Brochettes de tofu mariné au thym et à la marjolaine
Riz basmati

DÎNER

Saumon grillé avec **Sauce à la coriandre**
Salade de fenouil
Noix et fromage de chèvre ou de brebis

Samedi

PETIT-DÉJEUNER

Super jus de légumes
1 œuf à la coque
Crack-pain au seigle
Thé vert

DÉJEUNER

Radis
Sandwich au pain d'épeautre avec salade, oignons nouveaux, thon et **Mayonnaise**
Fraises

DÎNER

Escargots à la marjolaine et aux échalotes sur pain grillé de seigle
Salade de pissenlit aux noix
Crumble (croustade) aux fruits

Dimanche

PETIT-DÉJEUNER

1 tranche d'ananas
Crêpes levées au sarrasin – 3 avec fromage de chèvre, 3 avec sirop d'érable
Café avec lait de chèvre

DÉJEUNER

Salade verte
Poulet à l'estragon
Fenouil braisé
Riz sauvage
Sorbet instantané aux framboises
Vin rouge

DÎNER

Soupe de haricots noirs et sauce à la coriandre
Compote de pommes avec yogourt de brebis

Été pour le groupe A

Lundi

PETIT-DÉJEUNER

Smoothie au lait de soja, pêche et fraises avec 2 c. à soupe de graines de lin moulues
Thé vert

DÉJEUNER

Sardines grillées
Salade d'épinards à l'huile de noix
Brugnons

DÎNER

Pâtes au sarrasin avec **Sauce au basilic**
Salade de roquette
Myrtilles

Mardi

PETIT-DÉJEUNER

Abricots
2 tranches de pain de seigle grillées
Fromage de chèvre
Thé vert au gingembre

DÉJEUNER

Salade verte
Poulet aux citrons confits
Riz basmati
Délice au chocolat

DÎNER

Bouillon de poulet chinois
Tofu en salade
Salade de fraises et pêches

Mercredi

PETIT-DÉJEUNER

Framboises
1 œuf brouillé
Pain d'épeautre grillé
Thé vert

DÉJEUNER

Beignets de fleurs de courgettes
Saumon vapeur et **Sauce au yogourt de soja et à l'aneth**
Épinards au beurre clarifié

DÎNER

Omelette aux cèpes ou aux girolles
Salade de cresson à l'huile de noisettes
Fromage de chèvre

Jeudi

PETIT-DÉJEUNER

Myrtilles
Yogourt de chèvre
Pain essène avec tahin (purée de sésame)
Thé au ginseng

DÉJEUNER

Potage glacé à l'avocat
Tempeh mariné
Haricots verts

DÎNER

Taboulé au quinoa (sans tomates)
Thon grillé
Purée de courgettes
Cassis

Vendredi

Petit-déjeuner

Mûres

Yogourt de soja

Crack-pain 100 % seigle avec beurre d'arachide

Déjeuner

Salade de lentilles

Poulet à l'estragon

Petits pois et oignons nouveaux

Dîner

Tofu à la vapeur avec **Sauce au gingembre et au tamari**

Riz basmati

Figues fraîches

Samedi

Petit-déjeuner

Super jus de légumes

Yogourt de soja avec graines de courge

Thé vert au gingembre

Déjeuner

Salade de poisson, riz, épinards crus et oignons rouges

Tarte aux quetsches

Dîner

Tartare de saumon au citron vert et à l'aneth

Salade verte

Pain d'épeautre grillé

Sorbet instantané aux framboises

Dimanche

Petit-déjeuner

Crêpes levées au sarrasin avec myrtilles

Yogourt

Café

Déjeuner

Mousse de saumon

Raita de concombres aux graines de cumin grillées

Salade de haricots verts au basilic

Surprise aux fruits rouges

Vin rouge

Dîner

Courgettes farcies

Salade verte

Groseilles et cassis

Automne pour le groupe A

Lundi

PETIT-DÉJEUNER

Smoothie au lait de soja, poire et pruneaux avec 2 c. à soupe de graines de lin moulues
Thé vert au gingembre

DÉJEUNER

Salade de fenouil
Saumon sauvage grillé
Purée de courgettes
Riz

DÎNER

Omelette aux champignons
Salade de roquette avec noix et huile de noix
Figues fraîches

Mardi

PETIT-DÉJEUNER

Raisins
Pain essène et **Fromage de chèvre à l'estragon et aux échalotes**
Chicorée avec cardamome

DÉJEUNER

Salade de lentilles au fenouil, au persil et à la coriandre
Yogourt de soja

DÎNER

Poisson vapeur
Épinards avec raisins de Corinthe et pignons
Compote de pommes avec gingembre et cardamome

Mercredi

PETIT-DÉJEUNER

1 tranche d'ananas
1 œuf brouillé
Crack-pain 100 % seigle
Thé vert

DÉJEUNER

Salade verte
Thon grillé avec **Sauce au basilic**
Brocoli à l'ail et au gingembre
Quinoa

DÎNER

Bouillon de poulet chinois
Tofu en salade
Tarte aux quetsches

Jeudi

PETIT-DÉJEUNER

Mûres avec yogourt de brebis
Pain d'épeautre avec tahin (purée de sésame)
Infusion au cynorhodon

DÉJEUNER

Salade de betteraves crues
Lotte en papillote
Fenouil braisé
Yogourt avec compote de pommes

DÎNER

Soupe au miso
Poulet aux citrons confits
Riz basmati
Raisins

Vendredi

Petit-déjeuner

1 poire
Pain essène avec mozzarella
Thé vert au gingembre

Déjeuner

Steaks d'autruche avec échalotes et vin
Navets, carottes et courgettes à la vapeur avec **Aïoli**

Dîner

Soupe de haricots écossés (cannellini) aux oignons
Salade d'endives avec noix et huile de noix
Pommes au four avec raisins et gingembre

Samedi

Petit-déjeuner

Super jus de légumes
1 œuf à la coque
Pain de seigle grillé avec **Beurre clarifié**
Infusion de verveine

Déjeuner

Salade de cresson
Brochettes de tofu mariné au thym et à la marjolaine
Purées de courgettes
Framboises

Dîner

Bortsch (sans viande)
Pain de seigle
Fromage de chèvre
Crumble (croustade) aux mirabelles

Dimanche

Petit-déjeuner

Crêpes levées au sarrasin avec compote de pommes au gingembre et à la cardamome
Yogourt de brebis
Café

Déjeuner

Salade de betteraves, noix et feta
Poulet avec citron, sauge et ail
Riz sauvage
Purée de céleri-rave et persil
Tarte aux pommes d'automne
Vin rouge

Dîner

Soupe de haricots noirs et sauce à la coriandre
Salade de mâche avec 1 œuf dur
Salade de poires au gingembre

Hiver pour le groupe A

Lundi

Petit-déjeuner

Jus de pamplemousse
Crème de sarrasin au lait de soja avec graines de courges
Thé vert

Déjeuner

Soupe au miso
Tofu en salade

Dîner

Soupe de haricots écossés aux oignons
Pommes au four avec raisins secs et épices

Mardi

Petit-déjeuner

Smoothie au lait de soja avec abricots secs, poire et mélasse
Crack-pain 100 % seigle
Infusion de cynorrhodon

Déjeuner

Salade de betteraves avec noix et fromage de chèvre
Omelette

Dîner

Escalope de dinde grillée
Poireau, carotte et navet cuits à la vapeur avec **Aïoli**
Figues et abricots secs

Mercredi

Petit-déjeuner

1 kiwi
Porridge aux flocons d'avoine au lait de soja avec des graines de sésame
Café avec lait de soja

Déjeuner

Carottes râpées
Sardines grillées
Purée de courgettes

Dîner

Bouillon de poulet chinois
Tempeh à la poêle
Salade de mâche
Leckerli aux noisettes

Jeudi

Petit-déjeuner

1 tranche d'ananas
1 œuf brouillé
Pain essène
Thé vert au gingembre

Déjeuner

Céleri-rave râpé avec **Mayonnaise**
Poulet aux citrons confits
Fenouil braisé

Dîner

Salade de scarole
Crêpes au fromage de chèvre et sauce verte
Salade de poires au gingembre

Vendredi

Petit-déjeuner

1 pomme
Boisson au miso
Pain essène avec beurre d'arachide

Déjeuner

Velouté au brocoli
Salade de lentilles au fenouil, au persil et à la coriandre
Compote de pruneaux

Dîner

Filets de poisson au four avec échalotes et gingembre
Carottes, fenouil et oignons braisés
Compote de pommes
Étoiles à la cannelle

Samedi

Petit-déjeuner

Super jus de légumes
1 œuf à la coque
Pain de seigle
Thé au ginseng

Déjeuner

Salade d'hiver avec noix, pruneaux et abricots secs
Lotte en papillote avec **Sauce à la coriandre**
Riz basmati
Poires au jus d'agrumes et au Grand Marnier

Dîner

Soupe d'hiver aux haricots de Soissons
Salade frisée
Délice au chocolat

Dimanche

Petit-déjeuner

Crêpes levées au sarrasin avec yogourt de chèvre et compote de pommes
Café avec lait de soja

Déjeuner

Salade variée de verdure d'hiver
Pintade à la sauge
Légumes d'hiver rôtis
Tarte aux pommes, aux noix et au sirop d'érable
Vin rouge

Dîner

Soupe au miso
Galettes d'oignons
Salade d'endives
Fromage de chèvre avec crack-pain 100 % seigle

Printemps pour le groupe B

Lundi

PETIT-DÉJEUNER

½ pamplemousse
Pain essène avec fromage de votre choix
Thé vert au gingembre

DÉJEUNER

Velouté de brocoli
Steak
Salade verte
Dates, figues et noix
Café

DÎNER

Poisson vapeur et **Sauce au persil**
Épinards avec raisins de Corinthe et amandes grillées
1 poire

Mardi

PETIT-DÉJEUNER

1 tranche d'ananas
Yogourt avec noix, banane et graines de lin moulues
Thé vert

DÉJEUNER

Salade de betteraves crues
Côtelettes d'agneau grillées
Brocoli à l'ail et au gingembre

DÎNER

Lapin aux herbes de Provence
Patate douce au four
Salade verte

Mercredi

PETIT-DÉJEUNER

1 papaye avec du jus de citron vert
1 œuf brouillé
1 tranche de pain d'épeautre grillée
Chicorée avec lait

DÉJEUNER

Salade de fenouil
Thon mariné grillé avec **Sauce au gingembre et au tamari**
Raita de concombres aux graines de cumin grillées
Riz basmati

DÎNER

Asperges fraîches
Agneau braisé aux oignons et au citron
1 tranche d'ananas

Jeudi

PETIT-DÉJEUNER

1 kiwi
Porridge d'avoine avec lait et raisins secs
Café

DÉJEUNER

Salade d'endive, de pommes et de noix
Foie de veau
Haricots verts

DÎNER

Salade d'épinards à l'huile de noix
Quenelles de chèvre frais
Fraises avec crème fraîche

Vendredi

Petit-déjeuner

Cerises
Pain essène avec beurre
Yogourt
Thé vert au gingembre

Déjeuner

Salade de mâche
Maquereau grillé
Pommes de terre vapeur

Dîner

Salade verte
Côtelettes d'agneau grillées
Pain avec noix et fromage
Compote de pommes

Samedi

Petit-déjeuner

Super jus de légumes
1 œuf à la coque
Pain d'épeautre grillé avec mozzarella
Thé vert

Déjeuner

Salade de poires, noix et parmesan
Lapin aux citrons confits
Carottes braisées

Dîner

Saumon grillé avec **Sauce à la coriandre**
Pomme de terre vapeur
Salade de pissenlit avec huile de noix
Crumble (croustade) aux fruits

Dimanche

Petit-déjeuner

1 orange
Crêpes levées au sarrasin avec fromage de chèvre ou sirop d'érable
Café

Déjeuner

Salade verte du printemps
Épaule d'agneau marinée
Fenouil braisé
Riz basmati
Sorbet instantané de mangues
Vin rouge

Dîner

Soupe de haricots écossés aux oignons
Salade de poires

Été pour le groupe B

Lundi

PETIT-DÉJEUNER

Smoothie avec lait de vache, pêche et fraises et 2 c. à soupe de graines de lin moulues

Thé vert

DÉJEUNER

Salade d'épinards à l'huile de noix

Côtelettes d'agneau grillées

Haricots verts

Brugnon

DÎNER

Omelette aux champignons sauvages

Salade de cresson

Fromage

Mardi

PETIT-DÉJEUNER

Abricots

Pain d'épeautre grillé avec **Fromage de chèvre à l'estragon et à l'échalote**

Infusion aux feuilles de framboise

DÉJEUNER

Salade de concombre

Lapin aux citrons confits

Pommes de terre au safran

DÎNER

Thon grillé avec **Sauce au gingembre et au tamari**

Ris basmati

Fraises et crème

Mercredi

PETIT-DÉJEUNER

Framboises

Œuf brouillé

Pain essène

Thé vert au gingembre

DÉJEUNER

Beignets de fleurs de courgettes

Lotte en papillote avec **Sauce à la coriandre**

Épinards au beurre clarifié

DÎNER

Steak tartare

Salade verte

Pain d'épeautre

Yogourt de chèvre avec mélasse noire

Jeudi

PETIT-DÉJEUNER

Porridge d'avoine avec myrtilles et banane

Kéfir

Infusion de cynorrhodon

DÉJEUNER

Steak grillé

Salade de haricots verts au basilic

Délice au chocolat

DÎNER

Pâtes avec **Sauce au persil**

Salade de roquette

Fromage de chèvre

Salade de fruits d'été

Vendredi

PETIT-DÉJEUNER

Framboises

Pain d'épeautre grillé

Fromage

Infusion de menthe

DÉJEUNER

Salade de poisson, riz, épinards crus et oignons rouges

Tarte aux quetsches

DÎNER

Escalope de dinde grillée avec **Sauce à la coriandre**

Purée de courgettes

Pêches et fromage ricotta

Samedi

PETIT-DÉJEUNER

Super jus de légumes

Galette d'avoine

Fromage feta

Thé noir

DÉJEUNER

Côtelettes d'agneau grillées

Aubergine à l'ail et au thym

Frites au four

DÎNER

Tartare de saumon au citron vert et à l'aneth

Salade verte

Sorbet instantané aux framboises

Dimanche

PETIT-DÉJEUNER

Crêpes levées aux myrtilles

Yogourt de brebis

Café

DÉJEUNER

Poivrons marinés

Mousse de saumon

Raita de concombres et de graines de cumin grillées

Surprise aux fruits rouges

Vin

DÎNER

Côtes de veau

Légumes au romarin

Salade verte

Pain d'épeautre et fromage

Automne pour le groupe B

Lundi

Petit-déjeuner

Raisins
Porridge à l'avoine
Lait
Chicorée avec cardamome

Déjeuner

Salade de chou cru
Sardines grillées
Purée de pommes de terre

Dîner

Omelette aux champignons
Salade de roquette avec noix et huile de noix
Poire

Mardi

Petit-déjeuner

Figues fraîches
Pain essène avec mozzarella
Infusion aux feuilles de framboisier

Déjeuner

Salade de haricots verts au basilic
Côtelettes d'agneau grillées
Carottes braisées
Yogourt de chèvre

Dîner

Quenelles de chèvre frais
Salade d'épinards à l'huile de noix
Raisins

Mercredi

Petit-déjeuner

Jus d'orange fraîchement pressé
1 œuf à la coque
Pain d'épeautre grillé
Infusion de menthe poivrée

Déjeuner

Salade de fenouil
Lapin aux citrons confits
Riz basmati

Dîner

Maquereau grillé
Purée de céleri-rave et persil
Crumble (croustade) aux mirabelles

Jeudi

Petit-déjeuner

Prunes
Riz complet avec huile d'olive et tamari
Infusion de cynorrhodon

Déjeuner

Salade de betteraves, noix et feta
Foie de veau
Carottes, fenouil et oignons braisés

Dîner

Lotte en papillote
Tagliatelles avec **Sauce au persil**
Pommes au four

Vendredi

PETIT-DÉJEUNER

Poires avec noix
Yogourt de chèvre avec 2 c. à soupe de graines de lin moulues
Thé à la réglisse

DÉJEUNER

Escalope de dinde grillée
Purée de courgettes
Tarte aux pommes d'automne

DÎNER

Salade d'endives, de pommes et de noix
Steak
Frites au four

Samedi

PETIT-DÉJEUNER

Super jus de légumes
Galettes d'avoine
Fromage de chèvre à l'estragon et à l'échalote
Thé vert au gingembre

DÉJEUNER

Poisson vapeur
Pommes de terre vapeur à l'**Aïoli**
Salade de scarole
Framboises et crème

DÎNER

Lapin aux herbes de Provence
Fenouil braisé
Poires au jus d'agrumes et au Grand Marnier

Dimanche

PETIT-DÉJEUNER

Crêpes levées à l'épeautre avec compote de pommes
Yogourt de brebis
Café

DÉJEUNER

Salade de poires, noix et parmesan
Rôti de chevreuil
Purée de céleri-rave et persil
Sauce aux airelles
Tarte aux quetsches

DÎNER

Soupe d'hiver aux haricots de Soissons
Pain et fromage

Hiver pour le groupe B

Lundi

PETIT-DÉJEUNER

$^1/_2$ pamplemousse

Porridge à l'avoine avec lait, raisins secs et cannelle

Thé vert

DÉJEUNER

Betteraves râpées

Steak haché avec **Sauce au persil**

Purée de pommes de terre avec ail

Yogourt

DÎNER

Foie de veau

Légumes d'hiver rôtis

Sorbet instantané aux mangues

Sablés aux amandes et aux raisins

Mardi

PETIT-DÉJEUNER

Compote de pruneaux

Pain essène avec mozzarella

Thé vert au gingembre

DÉJEUNER

Poisson grillé

Brocoli à l'ail et au gingembre

Compote de pommes

DÎNER

Potage de légumes

Salade avec œuf dur

Fromage

Raisins

Mercredi

PETIT-DÉJEUNER

1 tranche d'ananas

Pain d'épeautre grillé avec **Fromage de chèvre à l'estragon et à l'échalote**

Infusion de feuilles de framboises

DÉJEUNER

Salade de mâche

Agneau braisé aux oignons et au citron

Pommes de terre au safran

DÎNER

Céleri-rave râpé avec **Mayonnaise**

Escalope de dinde grillée

Légumes sautés à l'huile d'olive

Pommes au four

Jeudi

PETIT-DÉJEUNER

Papaye avec jus de citron vert

Œuf brouillé

Galette d'avoine

Chicorée avec cardamome

DÉJEUNER

Velouté au brocoli

Osso-buco

Riz basmati

Figues sèches et noix

DÎNER

Salade romaine avec feta
Poisson vapeur avec **Sauce au persil**
Fenouil braisé
Poires au jus d'agrumes et au Grand Marnier

Vendredi

PETIT-DÉJEUNER

2 kiwis
Pain d'épeautre grillé
Yogourt de chèvre avec mélasse noire
Infusion de cynorhodon

DÉJEUNER

Salade d'hiver avec noix, pruneaux et abricots secs
Saumon grillé
Épinards au beurre clarifié

DÎNER

Salade frisée avec pomme
Lapin aux herbes de Provence
Riz sauvage
Dattes

Samedi

PETIT-DÉJEUNER

Super jus de légumes
Porridge de flocons d'avoine avec figues sèches et abricots
Thé vert au gingembre

DÉJEUNER

Bortsch
Pain d'épeautre avec fromage

DÎNER

Faisan rôti
Purée de céleri-rave et persil
Salade d'endive
Ananas frais
1 tranche du **Gâteau de Noël aux fruits secs**

Dimanche

PETIT-DÉJEUNER

Crêpes levées à l'épeautre
Fromage de chèvre à l'estragon et à l'échalote
Café

DÉJEUNER

Salade de mâche
Bœuf braisé
Tarte aux pommes, aux noix et au sirop d'érable

DÎNER

Soupe de haricots écossés aux oignons
Salade de poires au gingembre
Étoiles à la cannelle

Printemps pour le groupe AB

Lundi

PETIT-DÉJEUNER

$^1/_2$ pamplemousse
1 tranche de pain essène
Fromage de chèvre
Thé vert

DÉJEUNER

Velouté au brocoli
Tofu en salade
Dattes, figues et noix

DÎNER

Sardines grillées
Épinards avec raisins de Corinthe et pignons
Poire

Mardi

PETIT-DÉJEUNER

1 tranche d'ananas
Yogourt avec noix et amandes
Infusion de cynorrhodon

DÉJEUNER

Salade de betteraves crues
Omelette au cerfeuil
Brocoli à l'ail et au gingembre

DÎNER

Soupe au miso
Patate douce au four
Salade verte
Salade de kiwi

Mercredi

PETIT-DÉJEUNER

1 pomme
2 tranches de pain complet avec beurre d'arachide
Thé vert au gingembre

DÉJEUNER

Raita de concombres au cumin
Thon grillé avec **Sauce au gingembre et au tamari**
Haricots verts

DÎNER

Asperges fraîches
Lapin aux citrons confits
Purée de courgettes
1 tranche d'ananas

Jeudi

PETIT-DÉJEUNER

1 kiwi
Œuf brouillé
Pain de seigle grillé
Chicorée avec lait de soja

DÉJEUNER

Salade de fenouil
Tempeh mariné
Riz complet

DÎNER

Salade d'épinards à l'huile de noix
Quenelles de chèvre frais
Fraises

Vendredi

Petit-déjeuner

Cerises
Yogourt de chèvre avec sirop d'érable
Crack-pain multigrains
Thé vert au gingembre

Déjeuner

Salade de pissenlit
Brochettes de tofu mariné au thym et à la marjolaine
Riz basmati

Dîner

Saumon grillé avec **Sauce à la coriandre**
Salade verte
Noix et fromage

Samedi

Petit-déjeuner

Super jus de légumes
1 œuf à la coque
Pain essène
Thé vert

Déjeuner

Sandwich au pain d'épeautre avec salade, oignons nouveaux, thon et **Mayonnaise**
Salade de poires au gingembre

Dîner

Escargots à la marjolaine et aux échalotes
Salade d'endives à l'huile de noix
Crumble (croustade) aux fruits

Dimanche

Petit-déjeuner

Jus de myrtilles ou 1 tranche d'ananas
Crêpes levées à l'épeautre avec fromage de chèvre ou sirop d'érable
Chicorée avec lait de chèvre

Déjeuner

Salade verte de printemps
Épaule d'agneau marinée
Fenouil braisé
Riz sauvage
Sorbet instantané aux framboises
Vin rouge

Dîner

Soupe de haricots écossés aux oignons
Compote de pommes avec yogourt

Été pour le groupe AB

Lundi

PETIT-DÉJEUNER

Smoothie au lait de soja, pêche et fraises avec 2 c. à soupe de graines de lin moulues

DÉJEUNER

Salade d'épinards à l'huile de noix
Côtelettes d'agneau grillées
Tomates grillées
Brugnon

DÎNER

Salade verte
Lotte en papillote avec **Sauce à la coriandre**
Pommes de terre au jus de citron et au safran
Framboises

Mardi

PETIT-DÉJEUNER

Abricots
Pain de seigle grillé avec **Fromage de chèvre à l'estragon et à l'échalote**
Thé vert

DÉJEUNER

Velouté au brocoli glacé
Tofu en salade
Cerises

DÎNER

Salade de tomates
Pâtes avec **Sauce au basilic**
Fromage de chèvre

Mercredi

PETIT-DÉJEUNER

Fraises
Œuf brouillé
Pain essène avec mozzarella
Thé vert au gingembre

DÉJEUNER

Salade de haricots verts au basilic
Thon grillé et **Sauce à la coriandre**
Myrtilles

DÎNER

Filets de poisson au four avec échalotes et gingembre
Riz sauvage
Salade verte avec feuilles de roquette
Yogourt

Jeudi

PETIT-DÉJEUNER

Pêche
Galettes d'avoine avec feta
Thé vert

DÉJEUNER

Salade verte
Escargots sauce à la coriandre ou au basilic
Riz basmati
Pastèque

Dîner

Salade de concombre

Escalope de dinde grillée avec **Sauce à la coriandre**

Frites au four

Salade de fruits d'été

Vendredi

Petit-déjeuner

Fromage blanc avec brugnon et framboises

Crack-pain de seigle

Infusion de cynorhodon

Déjeuner

Salade de lentilles au fenouil, au persil et à la coriandre

Salade verte avec œuf dur

Yogourt de chèvre

Dîner

Lapin aux citrons confits

Purée de courgettes

Riz basmati

Salade de pêches épicées au vin rouge

Samedi

Petit-déjeuner

Super jus de légumes

Œuf à la coque

Pain d'épeautre grillé

Kéfir

Thé vert au gingembre

Déjeuner

Tempeh mariné

Aubergine à l'ail et au thym

Fromage de chèvre

Dîner

Tartare de saumon au citron vert et à l'aneth

Salade verte

Sorbet instantané aux framboises

Dimanche

Petit-déjeuner

Crêpes levées à l'épeautre avec myrtilles

Yogourt de chèvre

Thé vert

Déjeuner

Mousse de saumon

Raita de concombres au cumin

Salade de tomates au curry

Surprise aux fruits rouges

Dîner

Côtelettes d'agneau grillées

Courgettes farcies

Pastèque

Automne pour le groupe AB

Lundi

PETIT-DÉJEUNER

Raisins

Porridge aux flocons d'avoine avec raisins secs et cannelle

Lait à demi écrémé

Chicorée avec cardamome

DÉJEUNER

Salade de tomates

Sardines grillées

Purée de pommes de terre

DÎNER

Omelette aux champignons

Salade de roquette avec noix et huile de noix

Poire

Mardi

PETIT-DÉJEUNER

Figues fraîches

Pain essène et mozzarella

Thé vert

DÉJEUNER

Salade de cresson

Foie de veau

Carottes braisées

Yogourt

DÎNER

Quenelles de chèvre frais

Salade d'épinards à l'huile de noix

Raisins

Mercredi

PETIT-DÉJEUNER

1/2 pamplemousse

Œuf brouillé sur pain de seigle grillé

Infusion de cynorhodon

DÉJEUNER

Salade de fenouil

Lentilles

Riz basmati

Fromage de chèvre ou de brebis

DÎNER

Maquereau grillé

Purée de céleri-rave et de persil

Crumble (croustade) aux mirabelles

Jeudi

PETIT-DÉJEUNER

Prunes

Crack-pain de seigle avec **Fromage de chèvre à l'estragon et à l'échalote**

Thé vert au gingembre

DÉJEUNER

Salade de haricots verts au basilic

Côtelettes d'agneau grillées

Carottes braisées

Poire

DÎNER

Lotte en papillote

Chou-fleur à la vapeur avec **Sauce au persil**

Pommes au four avec épices et raisins secs

Vendredi

Petit-déjeuner

Raisins
Yogourt avec noix et figues sèches
Thé à la réglisse

Déjeuner

Escalope de dinde grillée
Carottes, fenouil et oignons braisés
Tarte aux pommes d'automne

Dîner

Salade frisée avec pommes et noix
Moules
Frites au four

Samedi

Petit-déjeuner

Super jus de légumes
Pain d'épeautre grillé avec fromage de chèvre et tomate
Chicorée et cardamome

Déjeuner

Salade de scarole
Poisson vapeur
Pommes de terre vapeur et **Aïoli**
Framboises

Dîner

Lapin aux herbes de Provence
Fenouils braisés
Poires au jus d'agrumes et au Grand Marnier

Dimanche

Petit-déjeuner

Crêpes levées à l'épeautre avec compote de pommes
Yogourt de brebis
Thé vert

Déjeuner

Salade de poires, noix et parmesan
Rôti de chevreuil
Purée de céleri-rave et persil
Tarte aux quetsches

Dîner

Soupe d'hiver aux haricots de Soissons
Pain de seigle et fromage

Hiver pour le groupe AB

Lundi

PETIT-DÉJEUNER

½ pamplemousse
Porridge aux flocons d'avoine avec cannelle et raisins secs
Lait écrémé
Thé vert

DÉJEUNER

Salade de betterave crue
Maquereau grillé
Purée de pommes de terre
Yogourt de chèvre

DÎNER

Foie de veau
Légumes d'hiver rôtis
Poires
Étoiles à la cannelle

Mardi

PETIT-DÉJEUNER

Compote de pruneaux
Pain de seigle grillé **Fromage de chèvre à l'estragon et à l'échalote**
Thé vert au gingembre

DÉJEUNER

Escalope de dinde grillée
Brocoli à l'ail et au gingembre
Compote de pommes

DÎNER

Potage aux légumes
Filets de poisson au four avec échalotes et gingembre
Fenouil braisé
Raisins

Mercredi

PETIT-DÉJEUNER

1 tranche d'ananas
Pain d'épeautre avec beurre d'arachide et miel
Yogourt de soja
Chicorée

DÉJEUNER

Bouillon de dinde chinois
Brochettes de tofu mariné au thym et à la marjolaine
Riz basmati
Légumes sautés à l'huile d'olive

DÎNER

Salade de mâche
Lapin aux citrons confits
Riz sauvage
Pomme au four

Jeudi

PETIT-DÉJEUNER

Papaye avec jus de citron vert
Œuf brouillé
Crack-pain au seigle
Infusion de feuilles de framboisier

Déjeuner

Salade de fenouil
Lentilles
Épinards avec raisins de Corinthe et pignons
Fromage

Dîner

Velouté au brocoli
Côtelettes d'agneau grillées
Endives braisées
Poires au jus d'agrumes et au Grand Marnier

Vendredi

Petit-déjeuner

2 kiwis
Pain d'épeautre grillé avec miel
Yogourt de chèvre
Infusion de cynorhodon

Déjeuner

Salade d'hiver avec noix, pruneaux et abricots secs
Poisson vapeur et **Sauce au persil**
Pommes de terre vapeur

Dîner

Omelette
Carottes, fenouil et oignons braisés
Compote de pommes

Samedi

Petit-déjeuner

Super jus de légumes
Galettes d'avoine et fromage de chèvre
Chicorée et cardamome

Déjeuner

Faisan rôti
Purée de céleri-rave avec persil
1 tranche d'ananas frais
1 morceau de Gâteau de Noël aux fruits secs

Dîner

Bortsch (à l'agneau)
Pain d'épeautre
Fromage de chèvre
Pommes au four avec raisins secs et gingembre

Dimanche

Petit-déjeuner

Crêpes levées à l'épeautre
Fromage de chèvre à l'estragon et à l'échalote
Thé vert

Déjeuner

Salade de mâche
Agneau braisé aux oignons et au citron
Pommes de terre au safran
Tarte aux pommes, aux noix et au sirop d'érable

Dîner

Soupe d'hiver aux haricots de Soissons
Salade de poires et gingembre
Étoiles à la cannelle

Sept jours de menus convenant à tous les groupes sanguins

Voici sept jours de menus qui conviennent à tous les groupes sanguins. De prime abord, on pourrait penser que préparer des menus pour tous les groupes sanguins est impensable. C'est tout à fait possible à condition d'aborder la situation avec un esprit créatif et un désir d'offrir des repas santé pour tous.

Attention ! Ces menus convenant à tous ne devraient pas être servis régulièrement, car à chaque groupe il manquera de nombreux aliments bénéfiques qui agissent tels des « médicaments ».

Jour 1

Petit-déjeuner

½ pamplemousse
1 œuf brouillé
Pain essène
Thé vert

Déjeuner

Gravlax avec pain d'épeautre grillé
Salade verte
Carottes râpées
Fraises

Dîner

Velouté au brocoli
Cabillaud grillé
Fenouil braisé
Salade de pêches épicées au vin rouge

Jour 2

Petit-déjeuner

1 tranche d'ananas frais
Pain d'épeautre grillé avec **Fromage de chèvre à l'estragon et à l'échalote**
Infusion de menthe poivrée

Déjeuner

Escalope de dinde grillée
Carottes, fenouil et oignons braisés
Poire

Dîner

Salade de betteraves crues
Lotte en papillote
Épinards au beurre clarifié
Pommes au four

Jour 3

Petit-déjeuner

1 pomme
1 œuf à la coque
Pain essène
Chicorée

Déjeuner

Salade de fenouil
Thon grillé avec **Sauce au gingembre et au tamari**
Riz basmati
Pêche

Dîner

Salade de mâche
Galettes d'oignons
Légumes d'hiver rôtis
Figues et noix

Jour 4

Petit-déjeuner

Cerises
Fromage blanc avec mélasse et noix
Infusion de cynorhodon

Déjeuner

Boulettes de dinde
Purée de céleri-rave et persil
Riz complet basmati
Raisins

Dîner

Salade de poisson, riz, épinards crus et oignons rouges
Crumble (croustade) aux mirabelles

Jour 5

Petit-déjeuner

Salade de fruits frais : pomme, poire et pamplemousse
1 œuf brouillé
Thé vert

Déjeuner

Filets de poisson au four avec échalotes et gingembre
Épinards au beurre clarifié
Riz basmati
1 tranche d'ananas frais

Dîner

Bouillon de dinde chinois
Sardines grillées
Légumes au romarin

Jour 6

Petit-déjeuner

Super jus : carottes, céleri, betterave, citron et gingembre
Pain essène avec mozzarella
Chicorée avec cardamome

Déjeuner

Salade de haricots verts
Rôti d'autruche
Purée de courgettes
Quinoa

Dîner

Tartare de saumon au jus de citron vert et à l'aneth
Salade verte
Pain d'épeautre
Sorbet instantané aux framboises

Jour 7

Petit-déjeuner

Crêpes levées à l'épeautre avec fromage blanc de brebis et myrtilles
Thé vert au gingembre

Déjeuner

Mousse de saumon
Taboulé au quinoa
Salade d'épinards à l'huile de noix
Surprise aux fruits rouges
Vin

Dîner

Soupe d'hiver aux haricots de Soissons
Salade verte de saison
Pommes au four avec raisins et gingembre

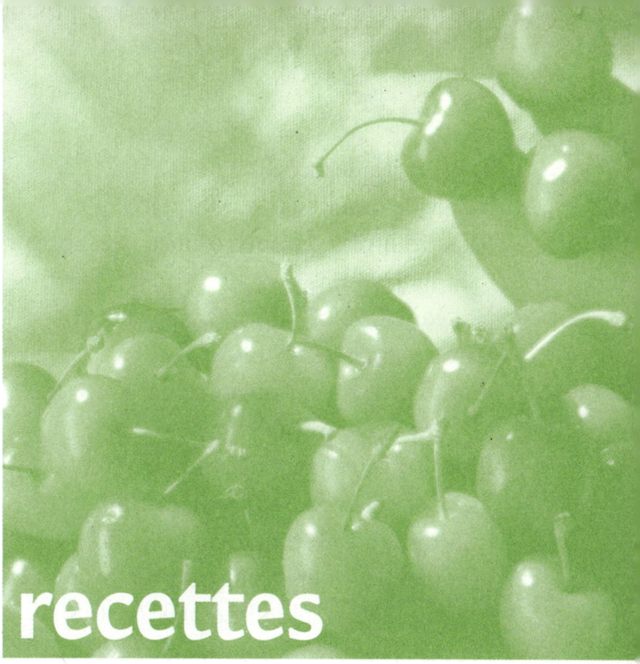

Liste des recettes

Les potages et les soupes	O	A	B	AB
Bortsch (p. 70)	+		+	+
Velouté au brocoli (p. 72)	+	+	+	+
Potage glacé à l'avocat (p. 73)		+		
Bouillon de poulet ou de dinde chinois (p. 74)	+	+	+	+
Soupe au miso (p. 75)	+	+		+
Soupe de haricots noirs et sauce à la coriandre (p. 78)	+	+		
Soupe d'hiver aux haricots de Soissons (p. 79)	+	+	+	+
Soupe de haricots écossés aux oignons (p. 80)	+	+	+	+

Les salades	O	A	B	AB
Salade de betteraves, noix et feta (p. 87)	+	+	+	+
Raita de concombres aux graines de cumin grillées (p. 88)		+	+	+
Salade de fenouil (p. 89)	+	+	+	+
Salade de poisson, riz, épinards crus et oignons rouges (p. 90)	+	+	+	+
Salade de haricots verts (p. 91)	+	+	+	+
Salade de lentilles au fenouil, au persil et à la coriandre (p. 92)		+		+
Poivrons marinés (p. 93)	+		+	
Salade de poires, noix et parmesan (p. 94)	+	+	+	+
Taboulé de quinoa (p. 95)	+	+	+	+
Salade de betteraves crues (p. 96)	+	+	+	+
Salade d'épinards à l'huile de noix (p. 97)	+	+	+	+

Tofu en salade (p. 98)	+	+		+
Salade de tomates au curry (p. 99)	+			+
Salade d'hiver avec noix, pruneaux et abricots secs (p. 99)	+	+	+	+

Les légumes	**O**	**A**	**B**	**AB**
Carottes braisées (p. 102)	+	+	+	+
Carottes, fenouil et oignons braisés (p. 103)	+	+	+	+
Fenouil braisé (p. 104)	+	+	+	+
Brocoli à l'ail et au gingembre (p. 105)	+	+	+	+
Purée de céleri-rave et persil (p. 106)	+	+	+	+
Aubergine à l'ail et au thym (p. 107)	+		+	+
Légumes de fin de séjour (p. 108)	+	+	+	+
Légumes sautés à l'huile d'olive (p. 108)		+	+	+
Petits pois et oignons nouveaux (p. 109)	+	+	+	+
Galettes d'oignons (p. 110)	+	+	+	+
Frites au four (p. 111)			+	+
Légumes d'hiver rôtis (p. 112)	+	+	+	+
Pommes de terre marinées au jus de citron et au safran (p. 113)			+	+
Épinards au beurre clarifié (p. 114)	+	+	+	+
Épinards avec raisins de Corinthe et pignons (p. 115)	+	+	+	+
Fleurs de courgettes farcies (p. 116)	+	+	+	+
Courgettes farcies (p. 117)	+			+
Légumes au romarin (p. 118)	+	+	+	+
Riz sauvage (p. 119)	+	+		+
Beignets de fleurs de courgettes (p. 120)	+	+	+	+
Purée de courgettes (p. 120)	+	+	+	+

Le fromage de chèvre	**O**	**A**	**B**	**AB**
Crêpes au fromage de chèvre et sauce verte (p. 122)	+	+	+	+
Quenelles de chèvre frais (p. 123)	+	+	+	+
Fromage de chèvre à l'estragon et à l'échalote (p. 124)	+	+	+	+

Les escargots	**O**	**A**	**B**	**AB**
Escargots à la marjolaine et aux échalotes (p. 126)	+	+		+
Escargots, sauce à la coriandre ou au basilic (p. 126)	+	+		+

Le poisson	O	A	B	AB
Filets de poisson au four avec échalotes et gingembre (p. 129)		+	+	+
Darnes de cabillaud au yogourt et aux épices (p. 130)	+	+	+	+
Bars sauvages (p. 131)	+	+		
Gravlax (p. 132)	+	+	+	+
Thon grillé (p. 133)	+	+	+	+
Thon mariné grillé (p. 134)	+	+	+	+
Lotte en papillote (p. 134)	+	+	+	+
Mousse de saumon (p. 135)	+	+	+	+
Tartare de saumon au citron vert et à l'aneth (p. 136)	+	+	+	+

La viande, la volaille et le gibier	O	A	B	AB
Bœuf braisé (p. 139)	+		+	
Agneau braisé aux oignons et au citron (p. 140)	+		+	+
Épaule d'agneau marinée (p. 141)	+		+	+
Osso-buco (p. 142)	+		+	
Steak tartare (p. 143)	+		+	
Poulet aux citrons confits (p. 144)	+	+		
Poulet à l'estragon (p. 145)	+	+		
Poulet avec citron, sauge et ail (p. 146)	+	+		
Pintade à la sauge (p. 147)	+	+		
Rôti de chevreuil mariné (p. 148)	+		+	
Rôti de chevreuil (p. 149)	+		+	
Steaks d'autruche avec échalotes et vin (p. 149)	+	+	+	+
Lapin aux herbes de Provence (p. 150)	+		+	+
Lapin aux citrons confits (p. 151)	+		+	+
Canard sauvage (p. 151)	+			

Le tofu et le tempeh	O	A	B	AB
Brochettes de tofu mariné au thym et à la marjolaine (p. 154)	+	+		+
Tempeh mariné (p. 155)	+	+		+
Tofu mariné (p. 156)	+	+		+
Tempeh à la poêle (p. 156)	+	+		+

Les sauces	O	A	B	AB
Aïoli (p. 159)	+	+	+	+
Sauce à la coriandre (p. 160)	+	+	+	+

	O	A	B	AB
Sauce au gingembre et au tamari (p. 161)	+	+	+	+
Sauce au yogourt de soja et à l'aneth (p. 161)	+	+		+
Sauce au persil (p. 162)	+	+	+	+
Vinaigrette d'été (p. 163)	+	+	+	+
Vinaigrette (p. 163)	+	+	+	+
Sauce au basilic (p. 164)	+	+	+	+

Les desserts	**O**	**A**	**B**	**AB**
Tarte aux pommes, aux noix et au sirop d'érable (p. 167)	+	+	+	+
Tarte aux pommes d'automne (p. 168)	+	+		
Délice au chocolat (p. 169)	+	+	+	+
Salade de poires au gingembre (p. 169)	+	+	+	+
Tarte aux quetsches (p. 170)	+	+	+	+
Crumble (croustade) aux mirabelles (p. 171)	+	+	+	+
Salade de pêches épicées au vin rouge (p. 171)	+	+	+	+
Poires au jus d'agrumes et au Grand Marnier (p. 172)	+	+	+	+
Sorbet instantané aux mangues (p. 173)	+		+	
Sorbet instantané aux framboises (p. 173)	+	+	+	+
Crêpes levées au sarrasin ou à l'épeautre (p. 174)	+	+	+	+
Surprise aux fruits rouges (p. 175)	+	+	+	+

Les boissons	**O**	**A**	**B**	**AB**
Chicorée avec cardamome (p. 177)	+	+	+	+
Boisson au miso (p. 177)	+	+		+
Thé vert au gingembre (p. 178)	+	+	+	+
Super jus de légumes pour le groupe O (p. 181)	+	+	+	+
Super jus de légumes pour le groupe A (p. 182)	+	+	+	+
Super jus de légumes pour le groupe B (p. 183)	+	+	+	+
Super jus de légumes pour le groupe AB (p. 183)	+	+	+	+

Les gâteaux festifs	**O**	**A**	**B**	**AB**
Gâteau d'anniversaire (p. 185)			+	
Gâteau aux trois gingembres (p. 187)	+	+	+	+
Gâteau de mariage (p. 190)			+	
Gâteau Williamsburg de Virginie (p. 191)			+	

Les recettes de Noël	O	A	B	AB
Sablés aux amandes et aux raisins (p. 194)	+		+	
Gâteau de Noël aux fruits secs (p. 195)	+		+	
Leckerli aux noisettes (p. 196)	+	+		
Étoiles à la cannelle (p. 197)	+	+		+

Les recettes de base	O	A	B	AB
Bouillon de poulet ou de dinde (p. 200)	+	+	+	+
Bouillon de poisson (p. 201)	+	+	+	+
Bouillon de légumes (p. 202)	+	+	+	+
Beurre clarifié (p. 203)	+	+	+	+
Marinade pour gibier (p. 205)	+	+	+	+
Mayonnaise (p. 206)	+	+	+	+
Citrons confits (p. 207)	+	+	+	+
Pâte brisée fine (p. 208)	+	+	+	+

Bibliographie

BAKHRU, H. K. *Foods That Heal,* Inde, Orient Paperbacks, 1992.

BAKHRU, H. K. *Herbs That Heal,* Inde, Orient Paperbacks, 1996.

BENET, Sula. *How To Live to be 100,* É.-U., Dial Press, 1976.

BLAND, Jeffrey S. Ph.D. *Genetic Nutritioneering,* É.-U., Keats, 1999.

CARPER, Jean, *The Miracle Heart,* É.-U., Harper Paperback, 2000.

CARPER, Jean. *Food Your Miracle Medecine,* É.-U., Harper Perennial, 1994.

CARPER, Jean. *Les aliments pour rester jeunes,* Montréal, Les Éditions de l'Homme, 1997.

CARPER, Jean. *Les aliments qui guérissent,* Montréal, Les Éditions de l'Homme, 1990.

CHEVALLIER, Andrew. *The Encyclopedia of Medicinal Plants,* Royaume-Uni, Dorling Kindersley, 1996.

CICHOKE, Dr Anthony J. *The Complete Book of Enzyme Therapy,* É.-U., Avery, 1999.

COLBORN, Theo ; Dianne DUMANOSKY et John PETERSON MYERS. *Our Stolen Future,* É.-U., Dutton, 1996.

D'ADAMO, P. *4 groupes sanguins, 4 modes de vie,* Paris, Michel Lafon, 2002.

D'ADAMO, P. *4 groupes sanguins, 4 régimes,* Paris, Michel Lafon, 1999, 2002.

D'ADAMO, P., É.-U., *4 groupes sanguins, 4 régimes : menus et recettes,* Paris, J'ai lu, 2010.

EADES, Dr Michael et Mary Dan EADES, *Protein Power,* É.-U., Bantam, 1996.

ERASMUS, Udo. *Fats That Heal Fats That Kill,* Canada, Alive Books, 1993.

EWIN, Jeannette. *The Plants we Need to Eat,* Royaume-Uni, Thorsons, 1997.

FALLON, Sally. *Nourishing Traditions,* É.-U., New Trends Pub, 1999.

FULDER, Stephen, Ph.D. *The Ginger Book,* É.-U., Avery, 1996.

GOLAN, Dr Ralph. *Optimal Wellness,* É.-U., Ballantine Books, 1995.

KENTON, Leslie et Susannah KENTON. *Raw Energy,* Royaume-Uni, Vermillion, 1994.

MITSCHER, Lester A, Ph.D. *The Green Tea Book,* É.-U., Avery, 1998.

MULOT, Marie-Antoinette. *Secrets d'une herboriste,* France, Éditions du Dauphin, 1999.

MURRAY, Michael T. *The Healing Power of Foods,* É.-U., Prima Publishing, 1993.

MURRAY, Michael T. *The Healing Power of Herbs,* É.-U., Prima Publishing, 1995.

PIERRE, Michel et LIS, Michel. *Au bonheur des plantes,* France, Le Pré au Clercs, 1992.

ROSS, Julia. *The Diet Cure,* Grande-Bretagne, Michael Joseph, 2000.

SEARS, Barry, Ph.D. *Le juste milieu dans votre assiette,* Montréal, Les Éditions de l'Homme, 1997, 2003.

SIMONSOHN, Barbara. *L'ananas, «roi des fruits»,* France, Librairie de Médicis, 2000.

SMALL, Ernest. *Culinary Herbs,* The National Research Council of Canada, 1997.

TIERRA, Michael. *The Way of Herbs,* É.-U., Pocket Books (Simon & Schuster), 1998.

VALNET, Dr Jean. L'aromathérapie, France, Maloine, 1990.

WILLIAMS, Xandria. *The Liver Detox Plan,* Royaume-Uni, Vermillion, 1998.

WUNDERLICH, Ray C. *Sugar and Your Health,* É.-U., Good Health Publications, 1982.

Adresses utiles

Karen Vago
4, rue Thiers
78100 Saint-Germain-en-Laye
France
Tél. : +33 (0) 1 39 73 46 45 (pour la France)
011 +33 1 39 73 46 45 (pour le Canada)
Courriel : karen@nutritionK21.com
Sites Web : www.NutritionK21com : Informations sur la santé, les groupes sanguins et les consultations. Inscription à la *newsletter* Info Santé de Karen Vago.
www.4groupessanguins : Produits et suppléments formulés par le Dr Peter D'Adamo, test pour connaître votre statut sécréteur.

Pour plus d'informations sur les travaux du Dr Peter D'Adamo :
D'Adamo Personalized Nutrition®
213, Danbury Road
Wilton, CT 06897
USA
Tél. : +1-877-ABO-TYPE
Tél. : +1-203 761 0042 (international)
Site Web : www.4yourtype.com

NAP4EU Ltd : Distributeur européen des produits du Dr Peter D'Adamo
59, Bridge Street

Dollar, FK14 7DQ
UK
Tél. : +44 1259 743255
Courriel : info@right4eu.com
Site Web : www.right4eu.com

ABO Essentials : Distributeur canadien des produits du Dr Peter D'Adamo
3845, boul. Lakeshore Ouest, bur. 612
Toronto (Ontario) M8W 4Y3
Canada
Tél. : + 1 866 373-6476
Tél.: + 1 416 255-1788 (international)
Site Web : www.ABOessentials.com

Les noix et l'huile de noix biologique mentionnée dans ce livre peuvent être commandées chez :
Magali et Serge Charruau
26190 Saint Jean-en-Royans
France
Tél. : + 33 (0) 475475391
Courriel : serge.charruau@wanadoo.fr

Index

Table des matières

Suivez les Éditions de l'Homme sur le Web

Consultez notre site Internet et inscrivez-vous
à l'infolettre pour rester informé en tout temps de nos publications
et de nos concours en ligne. Et croisez aussi vos auteurs préférés et
l'équipe des Éditions de l'Homme sur nos blogues !

www.editions-homme.com

Achevé d'imprimer au Canada
sur papier Enviro 100 % recyclé